"十二五"普通高等教育本科国家级规划教材

供临床、预防、基础、口腔、麻醉、影像、药学、检验、护理、法医等专业使用

组织学与胚胎学

第 3 版

主　　编　张　琳　汪　琳

副主编　叶晓霞　程　欣　李　臻　闫　媛

编　　委（按姓氏笔画排序）

丁晓慧	沈阳医学院	王　广	暨南大学
王　旸	温州医科大学	王雪儿	南方医科大学
王燕舞	武汉大学	叶晓霞	广东医科大学
田洪艳	吉林医药学院	闫　媛	南方医科大学
苏中静	汕头大学	杜宝玲	广州医科大学
李　臻	中国人民解放军空军军医大学	李宏莲	华中科技大学
李美香	南华大学衡阳医学院	李艳萍	广东药科大学
杨桂枝	四川大学华西医学中心	汪　琳	武汉大学
张　敏	南方医科大学	张　琳	南方医科大学
张征宇	广州医科大学	陈英华	南方医科大学
罗孟成	武汉大学	周　雯	海南医学院
秦丽娜	中山大学中山医学院	莫发荣	广西医科大学
黄绵波	南方医科大学	程　欣	暨南大学
蔡新华	新乡医学院	廖　敏	温州医科大学

科　学　出　版　社

北　京

内 容 简 介

本教材是"十二五"普通高等教育本科国家级规划教材，由全国18所医学院校的28位多年从事本科教学一线工作的教授编写。全书共26章，插图380余幅。本教材根据医学类相关专业的培养目标和学生的知识基础，对组织学与胚胎学的基本内容作了全面系统、简明扼要的阐述。在第2版基础上，每个章节增补了思维导图、本章节科研的最新进展，适当拓宽了内容的广度和深度，并更新了一些传统插图，添加了一些新的模式图。全文图像清晰真实、标识准确，更利于学生对微细结构的理解和认识。书末列出了中英文名词对照索引，方便学生阅读和复习时的检索查找。

本教材适合医学院校本科生使用。

图书在版编目（CIP）数据

组织学与胚胎学/张琳，汪琳主编. —3 版. —北京：科学出版社，2023.12
"十二五"普通高等教育本科国家级规划教材
ISBN 978-7-03-077004-2

Ⅰ.①组…　Ⅱ.①张…②汪…　Ⅲ.①人体组织学–高等院校–教材 ②人体胚胎学–高等院校–教材　Ⅳ.① R32

中国国家版本馆 CIP 数据核字（2023）第 213109 号

责任编辑：胡治国/责任校对：周思梦
责任印制：张　伟/封面设计：陈　敬

科学出版社 出版
北京东黄城根北街 16 号
邮政编码：100717
http://www.sciencep.com

北京汇瑞嘉合文化发展有限公司　印刷
科学出版社发行　各地新华书店经销
*
2005 年 3 月第 一 版　开本：787×1092　1/16
2023 年 12 月第 三 版　印张：18
2023 年 12 月第九次印刷　字数：532 000
定价：99.00 元
（如有印装质量问题，我社负责调换）

前　言

本教材的第 2 版出版已经 13 年多，蒙读者垂青，本教材被国内诸多高校作为核心课程教材，并被教育部评定为"十二五"普通高等教育本科国家级规划教材。鉴于组织学与胚胎学的迅速发展和我国医学本科及高职高专教育改革和发展的需要，在科学出版社的全力支持下，来自全国 18 所医学院校的 28 位教授齐心协力，对第 2 版教材进行了修订和补充。本版教材保留了原来的基本框架，紧紧围绕医学专业学生的培养目标，精选教学内容，突出学科基本理论知识，适当地向学科前沿发展，向医学实际方面延伸。本次的再版修订，主要体现在以下几个方面：①删减每章节文首的英文要点与概述，增加了基于系统思考的知识建构策略-思维导图。通过思维导图把各级主题的关系用相互隶属与相关的层级表现出来，帮助学生提高"把知识记住"的效率并加深学生对知识的理解。②删减每章节文末的英文复习题，增加了插入框，其中的内容旨在介绍相应章节学科在基础研究或临床治疗的重要进展，以帮助学生提高学习兴趣、理解知识点、获取最新信息及应用新知识。③针对第 2 版部分图片模糊不清、图片陈旧等问题，本版教材图片在清晰度、准确性等方面都得到了相应提高，图片量达到了 380 余幅，力求体现文字内容与插图的完美统一。④提供全文章节对应的 PPT 课件，既利于学生自学，又可供教师参考。

本教材在编写过程中，编者们付出了辛勤的努力，但受能力所限，书中仍会存在诸多不足之处，恳请同行专家和使用本教材的师生不吝赐教，提出宝贵的意见。

张　琳

2023 年 7 月

目　　录

第 1 章　组织学绪论

思维导图

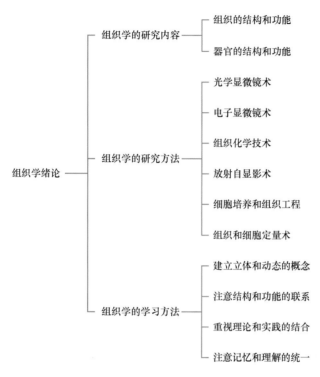

一、组织学的研究内容

组织学（histology）是生物医学科学的一个主要分支，是研究机体正常微细结构及其相关功能的科学。微细结构是指在显微镜下才能清晰观察的结构。显微镜有普通光学显微镜（light microscope，LM，简称光镜）和电子显微镜（electron microscope，EM，简称电镜），所以，微细结构也分为光镜结构和电镜结构。光镜结构用长度单位微米（μm）来度量；电镜结构又称超微结构（ultrastructure），常用纳米（nm）来度量。1nm=1×10^{-3}μm=1×10^{-9}m。

组织学主要研究机体的各种组织（tissue）和器官（organ）的微细结构。组织由细胞（cell）和细胞外基质（extracellular matrix）两种成分构成。细胞是机体的结构和功能单位，其数量众多，结构、代谢和功能各异。细胞外基质由细胞产生，构成细胞生存的微环境。细胞和细胞外基质的结构和功能决定于其中的生物大分子，尤其是核酸、酶、蛋白质和蛋白聚糖等。由形态和功能相同或相似的细胞群以及数量不等的细胞外基质构成组织。按其结构和功能，人体的组织可分为4种基本类型：上皮组织、结缔组织、肌组织和神经组织。这些组织按一定的方式有机地组合，构成器官，各种器官都具有一定的大小和形态结构，并执行特定的功能。如果器官中央有大的空腔，称空腔性器官，如心、胃、膀胱等；如无大的空腔，称实质性器官，如肝、脾、肾等。由一些结构上连续或功能上相关的器官组成系统（system），完成连续的生理活动，如循环系统、消化系统、内分泌系统和生殖系统等。

二、组织学的研究方法

组织学的发展与其研究方法的进展有关，熟悉组织学的研究工具和方法是理解和掌握组织结构的前提。以下简单介绍常用的组织学研究方法。

（一）光学显微镜术（light microscopy）

应用光镜观察组织切片是组织学研究的主要技术，光镜的放大率可达 1500 倍左右，分辨率约为 0.2μm。

1. 普通光学显微镜术（conventional light microscopy） 由于组织和器官太厚，不能直接在显微镜下观察，所以制备能使光线透过的组织切片是组织学研究的基本方法，主要步骤包括取材和固定、包埋和切片、染色等。首先，迅速取动物或人体的新鲜组织块，用甲醛、多聚甲醛、乙醇等固定剂固定，使组织内的蛋白质凝固或沉淀，以尽量保持组织原有的结构。然后，分别用乙醇和二甲苯将固定后的组织块脱水、透明，并用石蜡包埋，制成有一定硬度的组织蜡块，再用切片机（microtome）将其切成 5～10μm 厚的组织切片，贴于载玻片上。上述方法称石蜡切片法（paraffin sectioning）。也可使组织块快速冷冻变硬，进行冷冻切片，以保存蛋白质（包括酶）的活性。此外，常将血液、体液、培养的悬浮细胞等液体状材料直接涂于玻片上制成涂片；将疏松结缔组织或肠系膜等撕成薄片，铺在载玻片上制成铺片；将骨和牙等硬组织磨为薄片，称磨片。

染色的目的是使不同的微细结构呈现出不同的颜色，以利于镜下观察。组织学中最常用的染色方法是苏木精-伊红染色法（hematoxylin-eosin staining），简称 HE 染色法（图 1-1）。苏木精为碱性染料，将细胞核中的染色质和细胞质中的核糖体等酸性物质染成蓝紫色；伊红为酸性染料，将细胞质和细胞外基质中的碱性成分染成红色。组织结构与碱性染料亲和力强、易被染色的特性称为嗜碱性（basophilia）；与酸性染料亲和力强、易被染色的特性称为嗜酸性（acidophilia）；若与两种染料的亲和力都不强，则称为中性（neutrophilia）。另外，某些结构如肥大细胞的胞质颗粒，当用甲苯胺蓝等蓝色染料染色时呈紫红色，称为异染性（metachromasia）。当用硝酸银染色时，有些组织结构可直接使银离子还原为银颗粒而呈黑色，称为亲银性（argentaffin）；有些组织结构需要加入还原剂才能显色，称为嗜银性（argyrophilia）。

2. 特殊光学显微镜术（specific light microscopy） 为了观察经过荧光染料染色或标记的组织和细胞，需用荧光显微镜。荧光显微镜术（fluorescence microscopy）常以紫外光为光源，激发标本中的荧光物质产生荧光，通过观察荧光的分布与强弱来测定被检物质（图 1-2）。相差显微镜术（phase contrast microscopy）主要用于观察体内分离或体外培养的活细胞的形态结构。光线通

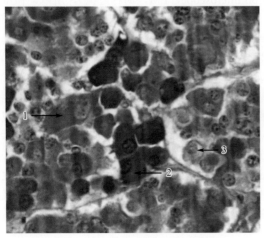

图 1-1　HE 染色垂体远侧部光镜图

1. 嗜酸性细胞；2. 嗜碱性细胞；3. 嫌色细胞

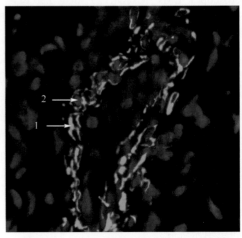

图 1-2　人真皮微血管中膜的免疫荧光图

1. 平滑肌肌动蛋白（绿色荧光）；2. 细胞核（蓝色荧光）

过细胞内具有不同折射率的结构时，其速度和方向发生改变，应用相差显微镜将这种改变转换为光密度差异，使活细胞的不同结构反差明显，并具有立体感（图1-3）。激光扫描共聚焦显微镜（confocal scanning laser microscopy）术应用激光和计算机对细胞内部进行光学断层扫描，产生活细胞或组织切片的三维图像，可进行一系列亚细胞水平的结构和功能研究，如测定细胞内 DNA、RNA、Ca^{2+}、pH、膜电位、细胞间通信等（图1-4）。

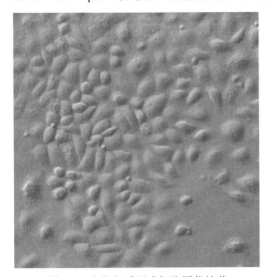

图1-3　小鼠角质形成细胞原代培养
（相差显微镜）

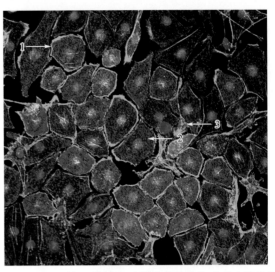

图1-4　小鼠原代黑色素细胞激光共聚焦免疫荧光染色图
1. 鬼笔环肽 Phalloidin（绿色）；2. 酪氨酸酶 Tyrosinase（红色）；
3. 细胞核 Hoechst（蓝色荧光）

（二）电子显微镜术（electron microscopy）

电镜不同于光镜之处是用电子束代替可见光，用电磁场代替玻璃透镜。电镜的分辨率约为0.2nm，可放大几万倍到几十万倍。电镜中最常用的是透射电镜和扫描电镜。

1. 透射电镜术（transmission electron microscopy）　透射电镜术是用电子束穿透标本，经过电磁场的汇聚、放大后，在荧光屏上显像或照相后观察。由于电子束穿透力弱，故经过固定的电镜标本需制成超薄切片（50～80nm），并用重金属盐如枸橼酸铅和乙酸铀等染色。被重金属染色的结构，电子束散射较多，射落到荧光屏上的电子少，图像暗，称电子密度高；反之，称电子密度低（图1-5）。

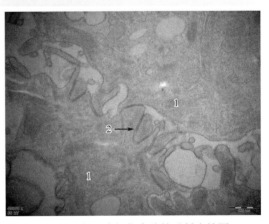

图1-5　人眼睑部位皮肤的透射电镜图
1. 棘细胞；2. 桥粒

2. 扫描电镜术（scanning electron microscopy）　扫描电镜术用于观察细胞、组织和器官表面的立体微细结构。将小块组织经固定、脱水、干燥后，在其表面喷镀薄层碳膜和金属膜。扫描电镜发射的细电子束在样品表面按顺序逐点移动扫描，使样品表面金属膜发射出电子（称二次电子），二次电子信号被探测器收集，经过放大，在荧光屏上成像，图像清晰，富有立体感（图1-6）。

（三）组织化学技术（histochemistry）

组织化学技术是应用化学反应、物理学反应或免疫学反应等原理检测组织和细胞的化学成分并进行定位和定量的技术。组织细胞中的糖类、脂类、蛋白质、酶、核酸等均可与相应试剂反应，最后形成有色反应终产物或电子致密物，应用光镜或电镜进行观察。

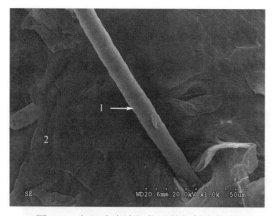

图 1-6　人眼睑皮肤部位毛的扫描电镜图
1. 毛干；2. 表皮角质层

1. 一般组织化学（classical histochemistry）

（1）多糖（polysaccharide）：常用过碘酸希夫（periodic acid Schiff, PAS）反应显示多糖。过碘酸是一种强氧化剂，可将糖分子中的乙二醇基氧化成乙二醛基；后者再与希夫试剂（无色亚硫酸品红）结合，形成不溶性紫红色反应产物。多糖和糖蛋白均呈 PAS 反应阳性（图 1-7）。

（2）脂类（lipids）：常用苏丹染料、油红 O、尼罗蓝等脂溶性染料染色，使脂类显色。也可用四氧化锇固定兼染色，脂肪酸或胆碱可使四氧化锇还原为二氧化锇而呈黑色（图 1-8）。

（3）核酸（nucleic acid）：DNA 可用 Feulgen 反应显示。用稀盐酸处理切片，使 DNA 水解，打开脱氧核糖与嘌呤碱基之间的连接键，暴露醛基，再与希夫试剂作用，形成紫红色反应产物。还可用甲绿派若宁染色同时显示 DNA 和 RNA，甲绿与细胞核的 DNA 结合呈蓝绿色，派若宁与核仁及胞质内的 RNA 结合呈红色。

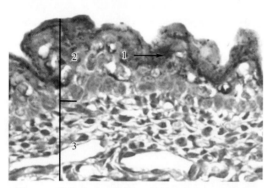

图 1-7　胎鼠皮肤光镜图　多糖染色（PAS 染色）
1. 表皮中糖类（紫色）；2. 表皮；3. 真皮

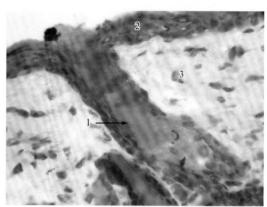

图 1-8　皮脂腺光镜图　油红 O 染色
1. 皮脂腺分泌脂类（红色）；2. 表皮；3. 真皮

（4）酶类（enzymes）：细胞内酶的种类甚多，如水解酶、氧化还原酶、合成酶与转移酶等。酶组织化学技术的基本原理是：在适当的温度和 pH 条件下，酶催化其特异性底物水解、氧化等，形成初级反应产物；然后用捕获剂捕获该反应产物，在酶存在的部位形成不溶性、有颜色的或电子致密的反应终产物，在光镜或电镜下观察（图 1-9）。

2. 免疫组织化学（immunohistochemistry）　免疫组织化学是根据免疫学原理，应用带有可见标记的特异性抗原-抗体反应，检测组织、细胞中多肽和蛋白质等抗原物质的一种技术，其特异性强，敏感度高。进行免疫组织化学染色时，首先要获得被检多肽或蛋白质的特异性抗体，其次要对抗体进行标记。常用的标记物有荧光染料，如异硫氰酸荧光素（fluorescein isothiocyanate, FITC）、过氧化物酶（peroxidase）、生

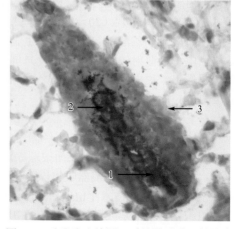

图 1-9　毛乳头光镜图　碱性磷酸酶活性染色
1. 毛乳头碱性磷酸酶（红色）；2. 黑素颗粒；3. 毛乳头

物素（biotin）和胶体金（colloidal gold）等。按其基本原理，免疫组织化学技术分为直接法和间接法（图1-10）。在直接法中，待检抗原的特异性抗体（又称初次抗体，primary antibody）被标记，用该标记抗体直接孵育标本以检测其中的抗原成分。该方法简单，特异性强，但敏感性较差。在间接法中，初次抗体不标记；使用与初次抗体种属相同的抗体的 Fc 段（有种属特异性）作为抗原免疫动物，制备再次抗体（secondary antibody），并对再次抗体进行标记。染色时，顺次以初次抗体和标记的再次抗体处理标本，在抗原存在的部位形成抗原-初次抗体-标记再次抗体复合物，以达到检测该抗原的目的。间接法因再次抗体的放大作用而敏感性较高。

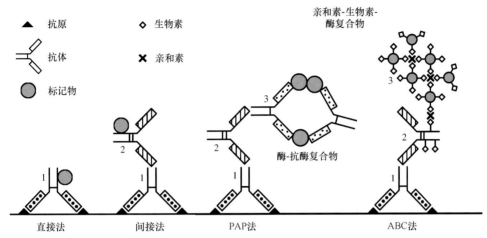

图 1-10 免疫组织化学的基本原理

间接法：1. 不标记的初次抗体；2. 标记的再次抗体。PAP 法：1. 不标记的初次抗体；2. 不标记的再次抗体；3. 标记的 PAP 复合物。
ABC 法：1. 不标记的初次抗体；2. 生物素标记的再次抗体；3. 标记的亲和素-生物素-酶复合物

目前常用的一种间接法是过氧化物酶-抗过氧化物酶法（peroxidase-antiperoxidase complex method，PAP method），其敏感性很高。在 PAP 法中，初次抗体和再次抗体均不标记，但需制备 PAP 复合物。染色时，顺次以初次抗体、再次抗体和 PAP 复合物孵育标本，最后以 H_2O_2-二氨基联苯胺（DAB）显示过氧化物酶，即可检测标本中的抗原成分。近年来，利用生物素（biotin）与抗生物素蛋白（avidin）的高亲和力，建立了更为敏感的抗生物素蛋白-生物素-过氧化物酶复合物法（avidin-biotin-peroxidase complex method，ABC method）（图1-10，图1-11）。

如果用胶体金标记再次抗体，则可在电镜下检测组织细胞的抗原成分。胶体金具有很高的电子密度，且不影响背景结构（图1-12）。

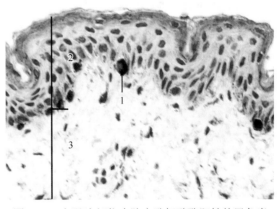

图 1-11 人眼睑部位皮肤中酪氨酸酶阳性的黑色素细胞，ABC 法

1. 黑色素细胞；2. 表皮；3. 真皮

3. 原位杂交组织化学（in situ hybridization histochemistry） 简称原位杂交，是一种在组织细胞原位进行的核酸分子杂交技术，用以研究基因在染色体上的定位，或编码某种蛋白质的 mRNA 在胞质中的表达，其敏感度高，特异性强。原位杂交的原理是根据碱基互补原则，用一条碱基序列已知、经特定标记的核苷酸链为探针，与组织切片、细胞爬片或染色体标本中的待检 DNA 片段或 mRNA 进行杂交，然后显示标记物（图1-13）。常用的探针有 DNA 探针、RNA 探针和寡核苷酸探针；常用标记物有 FITC、地高辛、生物素、放射性核素（如 ^3H、^{35}S 等）。如果待检核酸

含量很低，可先在标本上进行聚合酶链反应（polymerase chain reaction，PCR）或逆转录PCR扩增，然后再进行原位杂交。

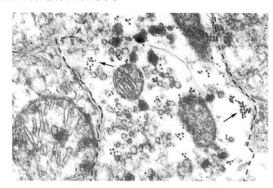

图 1-12　电镜免疫组织化学图

胶体金标记抗体示狒狒下丘脑酪氨酸羟化酶阳性轴突内的金颗粒（箭头）

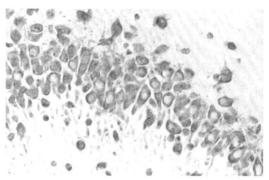

图 1-13　原位杂交光镜图

地高辛标记蛋白激酶 C（PKC）β_1 寡核苷酸探针，示大鼠海马锥体细胞内 $PKC\beta_1$ mRNA

4. 凝集素组织化学（lectin histochemistry）　细胞表面的糖链或寡糖与细胞的识别、分化、成熟、恶性变等有关。这些糖链不能用 PAS 反应区别，而凝集素（lectin）组织化学可敏感地鉴别和定位这些糖链。凝集素是主要来源于植物种子的蛋白质，不同的凝集素如刀豆球蛋白、麦芽凝集素等可与不同的糖链特异性结合。检测糖链时，先将凝集素用荧光物质等标记，使其与标本上的特异性糖链结合，再用荧光显微镜等显示该凝集素。也可不标记凝集素，而用抗凝集素抗体和免疫组织化学技术显示结合在糖链上的凝集素。

（四）放射自显影术（autoradiography）

放射自显影术通过研究活细胞对放射性核素（如 ^3H、^{14}C、^{32}P、^{35}S、^{131}I 等）的摄入和代谢过程来显示该细胞的功能状态。首先，将放射性核素标记的物质注入动物体内，让动物存活一定时间；然后，取材与制片，并在切片上涂以薄层感光乳胶，置暗处曝光，细胞内放射性核素产生的射线使乳胶感光，银离子被还原为银颗粒；最后，经显影、定影、复染后在显微镜下观察银粒的分布和数量。如可用 ^3H 标记胸腺嘧啶核苷研究 DNA 合成及其增殖状况。

（五）细胞培养与组织工程（cell culture and tissue engineering）

活的细胞、组织和器官都可在体外适当条件下培养生长。目前，大都分离和纯化组织中某种细胞进行培养，称为细胞培养（cell culture）。细胞培养必须严防微生物污染，培养液要有适合细胞生长的营养物质、生长因子、pH、渗透压、O_2 和 CO_2 浓度、温度等。经长期培养而成的细胞群体，称为细胞系（cell line）；用细胞克隆或单细胞培养出的纯种细胞，称为细胞株（cell strain）。这些细胞系或细胞株可置于液氮内长期冻存，随时可取出复苏，进行实验。培养的活细胞需用相差显微镜观察（图1-14）。细胞培养不仅可以直接研究细胞的行为，如生长、分化、代谢、形态和功能变化，还可以研究各种理化因子（如激素、生长因子、药物、毒物、辐射等）对细胞的影响。

组织工程（tissue engineering）是用细胞培养在体外模拟构建机体组织或器官的技术。组织工程的基本方法是：取少量自体或异体组织，分离、培养种子细胞；应用人工合成的有机高分子聚合物（如聚羟基乙酸和聚乳酸）或天然的细胞外基质成分（如胶原和纤维蛋白），制备有一定形状和

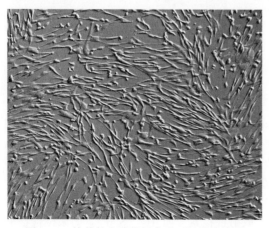

图 1-14　培养的人脐带间充质干细胞光镜图

空间结构的三维支架；将种子细胞种植到支架上，在体外培养或植入体内；细胞生长增殖，并不断分泌细胞外基质，从而形成有一定结构和功能的组织或器官，用于组织修复（图 1-15）。目前，已开展了许多人造组织和器官的研制，如皮肤、软骨、骨、肌腱、角膜、神经、血管、气管等，其中组织工程皮肤和软骨已获得成功，并用于临床。

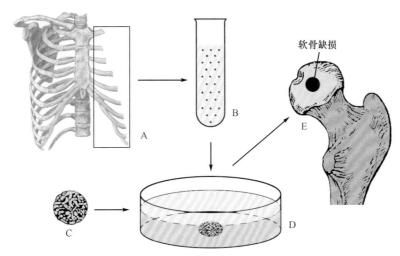

图 1-15　软骨组织工程的基本方法

A. 获取软骨；B. 分离、培养软骨细胞；C. 制备支架；D. 将软骨细胞种植于支架；E. 将细胞-支架复合物植入组织缺损处

（六）组织和细胞的定量术（quantitative techniques of tissues and cells）

随着生命科学的不断深入，各种定量技术日益广泛地应用于组织学研究。例如，应用显微分光光度计，以各种物质分子对光的选择性吸收为基础，可在显微镜下对生物样品中的化学物质进行定量分析。形态计量术（morphometry）运用数学和统计学原理，对组织和细胞进行二维和三维形态学测量研究，其中三维立体结构的研究又称体视学（stereology）。目前，广泛应用图像分析仪（image analyzer）进行形态计量研究。将切片或照片图像通过摄影机显示在监视器屏幕上，根据各像素的大小、位置、灰度（明暗程度），可快速准确地获得各种形态参数，如细胞的截面积、直径、周长等，或组织细胞内某种物质的相对含量。

流式细胞术（flow cytometry）是近年建立的细胞分类和定量技术，应用流式细胞仪（flow cytometer）对单个细胞进行快速定量测定，可进行细胞周期各时相细胞的比例和细胞内 DNA、RNA、蛋白质的含量分析，淋巴细胞亚群的分离和定量，杂交细胞等的分选等。其工作原理是分离被检细胞，并进行荧光染色或标记，然后使单细胞液流快速通过该仪器的激光照射分析区，被检细胞产生不同的荧光信号并转变为电脉冲，分别输入计算机内贮存，同时显示于示波器屏幕上，即可获得该细胞群体中不同类型细胞的有关数据。

三、组织学的学习方法

组织学是一门重要的医学基础课。随着科学技术的发展，组织学的内容不断更新和发展，并与其他相关学科交叉渗透。学好组织学，理解人体微细结构的基本知识，才能更好地分析和理解人体的正常生理、病理过程。学好生理学和病理学等其他医学基础课程和临床课程。在组织学的学习中应该注意以下几个问题。

（一）建立立体与动态的概念

组织切片和显微图片显示的是组织和细胞在某一时刻的平面结构，同一细胞因取材时间的不同其结构可能不同，同一结构因切面的不同也可呈现不同的图像。如饱食和饥饿时肝细胞中糖原颗粒的多少和分布不同，血管在横切和斜切时的形状不同。学习时要全面观察，善于思维，从大量静止的结构中发现其动态变化规律，从不同切面的二维结构中抽象出其立体结构，这样才能真正理解和掌握人体的微细结构。

（二）注意结构与功能的联系

人体是一个结构与功能的统一体，任何结构都有其相应的功能，而任何功能也必定有其结构基础。如神经细胞有丰富的粗面内质网与发达的高尔基复合体，其合成蛋白质的功能必定旺盛；凡具有较强吞噬功能的细胞，必然含有较多的溶酶体，以消化吞噬物。虽然组织学以研究形态结构为主，但如能时时联系功能，既可增加学习兴趣，又可深入理解和记忆组织细胞的结构。

（三）重视理论与实践的结合

组织学的实践性很强，要求学生能在显微镜下识别机体的主要组织和器官。因此在学习组织学理论的同时，要重视实验课。要认真、仔细地观察组织切片、电镜照片、各种多媒体课件，要动眼看、动脑想、动手画，以加强对理论知识的理解与记忆。通过理论与实践的结合，提高观察问题、分析问题和解决问题的能力。

（四）注重记忆和理解的统一

学习是一种艰苦的脑力劳动。因此，要有吃苦耐劳、勤奋钻研的精神。但也不要死背硬记，而应摸索出适合自己的学习技巧。在学习中，要坚持课前预习，课后复习；注意前后联系，归纳总结，找出共性，牢记个性；对一些相关结构可采用对比法来比较其异同，对比时可用列表法，也可用图解法等学习方法，从而达到事半功倍的效果。这样才能学得主动，学得扎实，取到良好的学习效果。

21世纪的组织学技术

从细胞的发现和细胞学说的建立起始，组织学发展迄今已有300余年历史。随着科技的进步，组织学研究技术的发展也方兴未艾。原位杂交技术（in situ hybridization）可精确定位RNA在细胞或组织中的表达，基因检测的数量也从1～2个发展到十余个。随着单细胞测序技术的空前发展，空间转录组学（spatial transcriptomics）技术的出现，更将组织中RNA的空间定位信息扩展到了转录组水平。与此同时，在组织中定位基因组DNA遗传及表观修饰信息的空间基因组学（spatial genomics）技术和检测蛋白表达的空间蛋白质组学（spatial proteomics）技术也应运而生。近年来，空间多组学（spatial multi-omics）技术的快速发展，更为在组织层面同时提供基因组DNA遗传及表观修饰、RNA转录调控和蛋白翻译表达等信息提供了可能。这些新技术的发展，将使组织学不仅停留在形态学研究的层面，更将在组织器官正常生理功能和疾病发生发展的分子机制研究中大放异彩。

（张　琳）

第 2 章　上 皮 组 织

思维导图

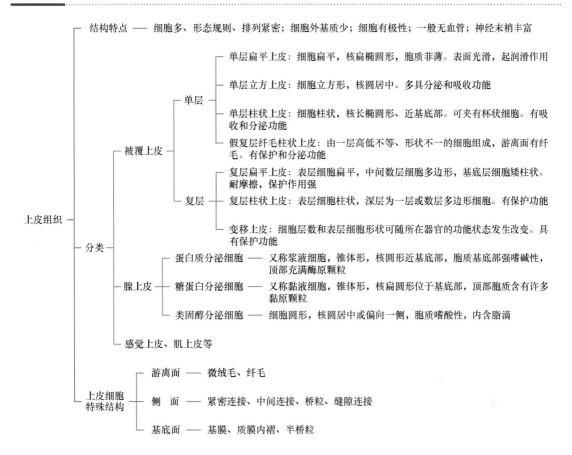

上皮组织（epithelial tissue）又称上皮（epithelium），由密集排列的上皮细胞和少量细胞外基质组成。上皮细胞朝向体表或体内各种管、腔、囊腔面的一侧为游离面；游离面对侧与深部结缔组织相连的一面为基底面；上皮细胞之间的连接面为侧面。上皮细胞有极性（polarity），其各个面的结构和功能具有明显差异。上皮组织内常有丰富的感觉神经末梢，一般无血管，其所需营养由深部结缔组织内的血管透过基膜供给。

上皮组织具有保护、吸收、分泌、排泄、感觉等功能。根据功能，上皮组织主要分为被覆上皮和腺上皮。被覆上皮以保护功能为主，腺上皮具有分泌功能。此外，体内还有少量具有感受刺激的感觉上皮、具有收缩功能的肌上皮等。

一、被覆上皮

被覆上皮（covering epithelium）分布广泛，覆盖在体表或衬于体内各种管、腔及囊性器官的内外表面。根据上皮细胞的排列层数，被覆上皮可分为单层上皮和复层上皮。根据单层上皮的细胞形态或复层上皮的表层细胞形态，可将上皮进一步分为扁平、立方、柱状等多种类型。被覆上皮的主要类型和分布见表 2-1。

表 2-1　被覆上皮的分类及分布

上皮类型		主要分布
单层上皮	单层扁平上皮	内皮：心脏、血管、淋巴管的腔面
		间皮：胸膜、腹膜、心包膜的表面
		其他：肺泡、肾小囊壁层等
	单层立方上皮	甲状腺滤泡壁、肾小管等
	单层柱状上皮	胃、肠、子宫等腔面
	假复层纤毛柱状上皮	呼吸管道等腔面
复层上皮	复层扁平上皮	未角化的：口腔、食管、阴道、角膜等
		角化的：皮肤表皮
	复层柱状上皮	眼睑结膜、男性尿道等
	变移上皮	肾盂、肾盏、输尿管、膀胱等腔面

（一）单层扁平上皮

单层扁平上皮（simple squamous epithelium）又称单层鳞状上皮，很薄，仅由一层扁平细胞组成。从表面观察，细胞呈不规则形或多边形，核呈椭圆形，位于细胞中央。细胞边缘呈锯齿状，彼此相互嵌合。从垂直切面观察，细胞扁薄，胞质很少，仅含核处略厚（图 2-1A）。衬于心脏、血管和淋巴管腔面的单层扁平上皮称为内皮（endothelium）（图 2-1B），内皮细胞很薄，游离面光滑，有利于血液、淋巴液的流动和物质交换。衬于胸膜、腹膜和心包膜表面的单层扁平上皮称为间皮（mesothelium）（图 2-1C），其游离面湿润光滑，有利于内脏器官活动。

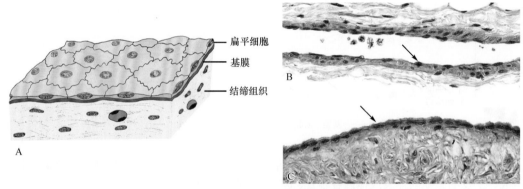

图 2-1　单层扁平上皮模式图和光镜图
A. 立体结构模式图；B. 内皮（血管）；C. 间皮（脾表面被膜）。箭头示游离面

（二）单层立方上皮

单层立方上皮（simple cuboidal epithelium）由一层近似立方形的细胞组成（图 2-2）。从表面观察，细胞呈多边形。从垂直切面观察，细胞呈立方形，核圆，位于细胞中央。细胞游离面常有微绒毛。这种上皮分布于肾泌尿小管、甲状腺滤泡和某些外分泌腺导管处，多具有分泌和吸收功能。

（三）单层柱状上皮

单层柱状上皮（simple columnar epithelium）由一层高柱状细胞组成。从表面观察，细胞呈六角形或多边形。从垂直切面观察，细胞呈柱状，核椭圆形，多靠近细胞基底部（图 2-3）。此上皮主要分布在胃、肠、胆囊、子宫等器官的腔面，具有分泌和吸收功能。在小肠和大肠的单层柱状上皮内还散在分布有杯状细胞（goblet cell），其底部狭窄，顶部膨大，形似高脚酒杯；细胞底部含深染的三角形或扁圆形细胞核，顶部胞质内充满了黏原颗粒，颗粒中含黏蛋白（一种糖蛋白，PAS

反应阳性），分泌后与水结合形成黏液，对上皮起润滑和保护作用。

位于子宫和输卵管等器官腔面的单层柱状上皮，细胞游离面有纤毛，称单层纤毛柱状上皮（simple ciliated columnar epithelium）。位于小肠腔面的单层柱状上皮，细胞游离面有密集的微绒毛，光镜下称为纹状缘（striated border）（图 2-3C）。

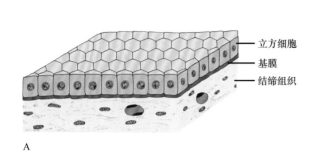
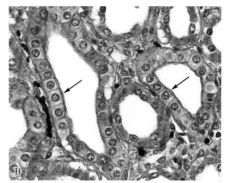

图 2-2　单层立方上皮模式图和光镜图

A. 立体结构模式图；B. 肾集合管（高倍）。箭头示游离面

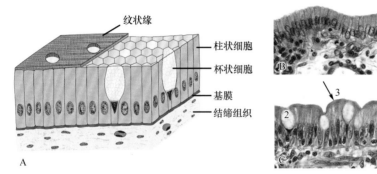

图 2-3　单层柱状上皮模式图和光镜图

A. 立体结构模式图；B. 胆囊黏膜上皮（高倍）；C. 小肠黏膜上皮（高倍）。1. 柱状细胞；2. 杯状细胞；3. 纹状缘

（四）假复层纤毛柱状上皮

假复层纤毛柱状上皮（pseudostratified ciliated columnar epithelium）由几种形态不同、高矮不一的细胞组成。由于细胞核的位置不在同一水平，垂直切面上观察貌似复层，但这些细胞基底部均附着于基膜上，故实为单层上皮（图 2-4）。该上皮由柱状细胞、杯状细胞、梭形细胞和锥体形细胞等组成，其中柱状细胞最多，其细胞顶端到达上皮游离面，有大量纤毛。这种上皮主要分布在呼吸管道腔面，具有保护和分泌功能。

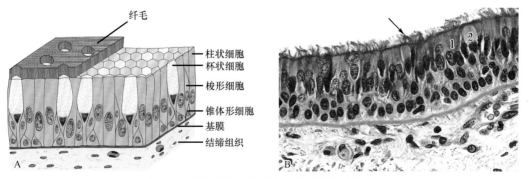

图 2-4　假复层纤毛柱状上皮模式图和光镜图

A. 立体结构模式图；B. 气管黏膜上皮（高倍）。1. 柱状细胞；2. 杯状细胞；箭头示纤毛

（五）复层扁平上皮

复层扁平上皮（stratified squamous epithelium）由多层细胞组成，因表层细胞呈扁平鳞片状，又称复层鳞状上皮。从垂直切面看，细胞形态不一。紧靠基膜的基底层细胞为立方形或矮柱状，以上为数层多边形细胞，再向上细胞逐渐变扁为梭形，表层为扁平细胞（图2-5）。其中，基底层细胞具有干细胞特点，分裂增殖能力旺盛，不断新生的细胞渐向浅层推移，以补充表层脱落的细胞。这种上皮基底面与深部结缔组织的连接处凹凸不平、相互嵌合，增加了两者的接触面积，既有利于上皮的营养供应，也使连接更加牢固。

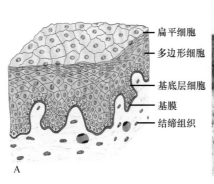
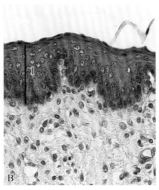
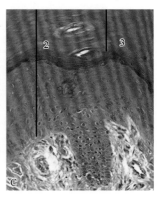

图 2-5　复层扁平上皮模式图和光镜图

A. 立体结构模式图；B. 食管黏膜（高倍）；C. 手指皮（高倍）。1. 未角化复层扁平上皮；2. 角化复层扁平上皮；3. 角质层

根据上皮的浅层细胞是否角化，复层扁平上皮又可分为两种：角化复层扁平上皮（keratinized stratified squamous epithelium）和未角化复层扁平上皮（nonkeratinized stratified squamous epithelium）。角化复层扁平上皮构成皮肤的表皮，其浅层细胞的核消失，胞质内充满角蛋白，细胞干硬并不断脱落。未角化复层扁平上皮衬贴在口腔、食管和阴道等腔面，浅层细胞有核，表面湿润，含角蛋白少。复层扁平上皮有耐摩擦和阻止异物侵入等功能，受损伤后有很强的再生修复能力。

（六）复层立方和复层柱状上皮

复层立方和复层柱状上皮较少见。复层立方上皮表层细胞呈立方形，主要分布于汗腺导管、女性尿道开口处等。复层柱状上皮由多层细胞组成，表层为排列较整齐的柱状细胞，深层为一层或数层多边形细胞，主要分布于眼睑结膜、男性尿道膜部等处。

（七）变移上皮

变移上皮（transitional epithelium）分布于肾盂、肾盏、输尿管和膀胱的内表面，由基底细胞、中间层细胞和表层细胞组成，其细胞形状和层数可随器官的收缩与扩张状态而变化（图2-6）。如

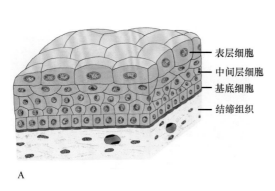
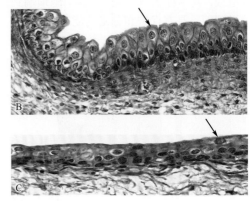

图 2-6　变移上皮模式图和光镜图

A. 立体结构模式图；B. 膀胱空虚态（高倍）；C. 膀胱充盈态（高倍）。箭头示盖细胞

膀胱空虚时，上皮较厚，细胞层数较多；基底细胞呈矮柱状或立方形；中间层细胞呈多边形；表层细胞呈大立方形，胞质丰富，偶见双核，一个细胞可覆盖几个中间层细胞，故称盖细胞。膀胱充盈时，上皮变薄，细胞层数减少，往往只有2～3层细胞，表层细胞呈扁梭形。

二、腺上皮和腺

以分泌功能为主的上皮称为腺上皮（glandular epithelium）。以腺上皮为主要成分构成的器官称为腺（gland）。

（一）腺的发生和分类

腺大多起源于内胚层或外胚层，也有部分来自中胚层的原始上皮。这些上皮细胞分裂增殖形成细胞索，并向深层结缔组织内生长，逐渐分化为腺（图2-7）。在演变过程中，若细胞索与表层上皮始终保持联系，并分化形成中空的导管和末端具有分泌功能的腺细胞，腺细胞分泌物经导管排到体表或器官腔面，则称之为外分泌腺（exocrine gland），如汗腺、乳腺和唾液腺等。若深陷的细胞索与表面上皮的联系消失，不形成导管，随后存留于结缔组织中的细胞团索内建立毛细血管网，并且细胞出现分泌功能，其分泌物直接排入周围的毛细血管，随血液循环到达作用的靶器官或靶细胞，则称之为内分泌腺（endocrine gland），如甲状腺、肾上腺和垂体等。

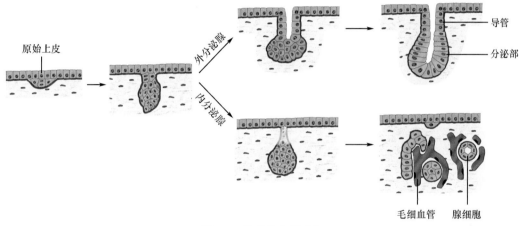

图2-7 腺的发生模式图

（二）腺细胞的分类

无论是外分泌腺还是内分泌腺，根据分泌物性质的不同，腺细胞主要可分为以下几种。

1. 蛋白质分泌细胞（protein secretory cell） 大多呈锥体形或柱状，核圆形，位于细胞中央或近基底部。基底部胞质呈强嗜碱性，顶部胞质充满嗜酸性的膜包分泌颗粒，称为酶原颗粒（zymogen granule）。电镜下，细胞基底部胞质中有密集排列的粗面内质网，核上区有发达的高尔基复合体和电子密度高的分泌颗粒。具有这些结构特点的腺细胞能够合成和分泌蛋白质（图2-8），其分泌物为富含酶或酶原的较稀薄浆液，故又称为浆液细胞（serous cell）。胰腺腺泡的细胞就是一种典型的浆液细胞。

2. 糖蛋白分泌细胞（glycoprotein-secretory cell） 多呈锥体形或柱状，顶部胞质含有许多较大的分泌颗粒，称黏原颗粒，PAS染色呈紫红色，但HE染色时，因黏原颗粒常被溶解，使其胞质着色浅，呈泡沫状或空泡状。细胞核常呈扁圆形，被黏原颗粒挤到细胞基底部。电镜下，细胞基底部有较多粗面内质网和游离核糖体，核上方高尔基复合体发达，顶部胞质中含有丰富的膜包分泌颗粒（图2-9）。具有上述结构特点的腺细胞分泌物黏稠，主要成分是糖蛋白，可与水结合形成黏液，故又称为黏液细胞（mucous cell）。黏液覆盖在上皮游离面，起润滑保护作用。杯状细胞就是散在分布于上皮中的一种典型黏液细胞。

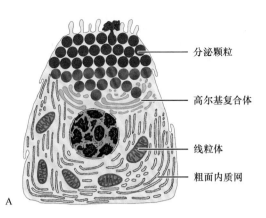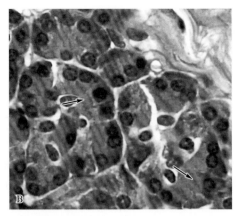

图 2-8　蛋白质分泌细胞模式图和光镜图

A. 电镜结构模式图；B. 胰腺腺泡（高倍）。箭头示浆液细胞

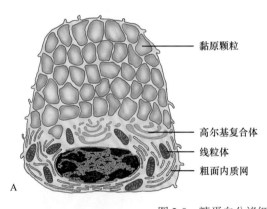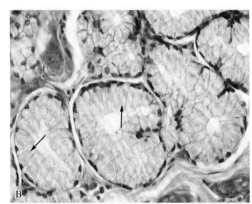

图 2-9　糖蛋白分泌细胞模式图和光镜图

A. 电镜结构模式图；B. 十二指肠腺（高倍）。箭头示黏液细胞

3. 类固醇分泌细胞（steroid-secretory cell） 多呈圆形或多边形，核圆，位于细胞中央，胞质嗜酸性，常含许多小脂滴，HE 染色时可因脂滴被溶解而使胞质呈泡沫状。电镜下，胞质中滑面内质网丰富，高尔基复合体发达，并有丰富的管状嵴线粒体，富含脂类小泡，但无分泌颗粒（图 2-10）。此类细胞以脂类小泡中的胆固醇和甘油三酯为原料，在滑面内质网和线粒体酶的共同参与下合成类固醇激素。睾丸、卵巢和肾上腺皮质的内分泌细胞属于典型的类固醇分泌细胞。

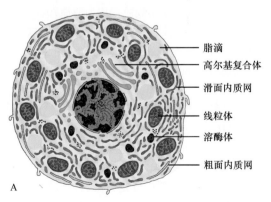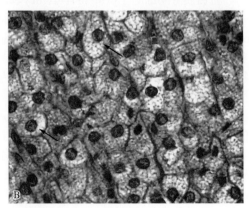

图 2-10　类固醇分泌细胞模式图和光镜图

A. 电镜结构模式图；B. 肾上腺束状带（高倍）。箭头示类固醇分泌细胞

（三）外分泌腺的结构与分类

根据组成腺的细胞数目，外分泌腺可分为单细胞腺和多细胞腺。分泌黏液的杯状细胞为典型的单细胞腺。人体内绝大多数外分泌腺为多细胞腺，一般由分泌部和导管两部分组成。

1. 分泌部（secretory portion） 由一层腺细胞围成，中央有腔。泡状和管泡状的分泌部常称腺泡（acinus）。腺泡的形态结构因种类、分泌物性质、功能状态不同而有明显差异。浆液性腺泡由浆液细胞构成；黏液性腺泡由黏液细胞构成；混合性腺泡由两种腺细胞共同构成，常以黏液细胞为主，少量浆液细胞在腺泡末端聚集，切片上呈半月状，故称浆半月（serous demilune）（图 2-11）。在汗腺、乳腺等腺体的分泌部，腺细胞与基膜之间还分布有肌上皮细胞（myoepithelial cell），胞体扁平多突起，胞质内有微丝，其收缩有助于腺泡分泌物的排出。

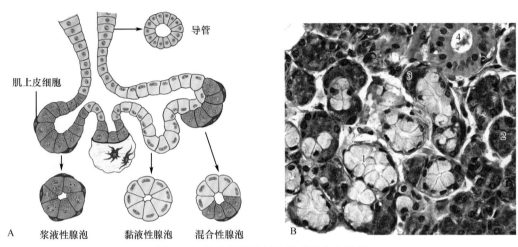

图 2-11 外分泌腺的结构模式图和光镜图

A. 外分泌腺结构模式图；B. 下颌下腺（高倍）。1. 黏液性腺泡；2. 浆液性腺泡；3. 浆半月；4. 导管

2. 导管（duct） 由单层或复层上皮围成，一端与分泌部相连，另一端开口于体表或有腔器官的腔面。导管为排出分泌物的管道，有的还兼有分泌或吸收功能。

3. 外分泌腺的分类 根据腺细胞分泌物的性质，外分泌腺可分为浆液性腺、黏液性腺和混合性腺。根据腺细胞分泌物的排出方式，外分泌腺又可分为 3 种：①局浆分泌腺，腺细胞中分泌物以胞吐方式排出或小分子物质直接透过细胞膜释放，如胰腺外分泌部、肠腺等；②顶浆分泌腺，腺细胞胞质中的分泌颗粒聚集在细胞顶部，连同包在其周围的细胞膜和少量胞质一起排出，如乳腺、顶泌汗腺等；③全浆分泌腺，成熟的腺细胞内充满分泌物，分泌时整个细胞崩溃解体，连同分泌物一起排出，如皮脂腺等。根据导管有无分支，外分泌腺可分为无分支的单腺和有分支的复腺。按分泌部的形状和导管的分支情况，又可进一步分为单管状腺、单泡状腺、复管状腺、复泡状腺和复管泡状腺等（图 2-12）。

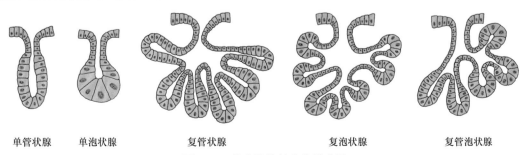

| 单管状腺 | 单泡状腺 | 复管状腺 | 复泡状腺 | 复管泡状腺 |

图 2-12 外分泌腺的分类模式图

三、上皮细胞的特殊结构

上皮细胞具有极性，在其游离面、侧面和基底面常形成一些特殊结构，与其功能相适应。除了上皮组织，其他组织的细胞表面也可见这些特殊结构，如肌细胞、结缔组织细胞、神经细胞、神经胶质细胞、骨细胞等。

（一）上皮细胞的游离面

1. 微绒毛（microvillus） 是上皮细胞游离面的细胞膜和细胞质共同伸出的微细指状突起，直径约 0.1μm，在电镜下才能清晰见到。微绒毛内有许多纵行微丝（microfilament），一端附着于微绒毛顶部，另一端附着于终末网（terminal web）（图 2-13）。终末网是微绒毛基部胞质中与细胞表面平行的微丝网，末端附着于细胞侧面的中间连接处，起固定微绒毛的作用。这些微丝以类似于骨骼肌纤维肌丝滑动的方式，使微绒毛缩短或伸长。小肠上皮表面分布有密集排列的微绒毛，构成光镜下的纹状缘（图 2-3C）；而肾近曲小管上皮细胞游离面被覆有密集排列的微绒毛，构成光镜下的刷状缘（brush border）。微绒毛可显著增加细胞表面积，有利于细胞对物质的吸收和转运。

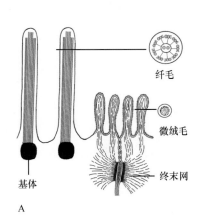
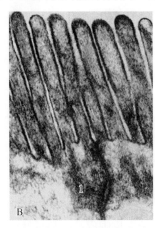
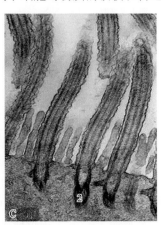

图 2-13　上皮细胞游离面特殊结构模式图和电镜图
A. 超微结构模式图；B. 微绒毛；C. 纤毛。1. 终末网；2. 基体

2. 纤毛（cilium） 是上皮细胞游离面伸出的指状突起，比微绒毛粗而长，能定向摆动。纤毛一般长 5～10μm，直径 0.3～0.5μm，故光镜下可见。电镜下，纤毛内含纵行微管（microtubule），中央为 2 条单独微管，周围为 9 组二联微管（图 2-13）。微管下行终止于电子密度高的基体，基体的结构与中心粒基本相同。微管与纤毛的摆动有关，可使纤毛整体产生麦浪状的协调摆动。例如呼吸管道大部分的腔面为有纤毛的上皮（图 2-4），其借助纤毛的定向摆动，可把黏液及吸附的灰尘颗粒或细菌等推至咽部排出。

有些上皮细胞游离面伸出的细长突起，虽然类似纤毛，但不能运动，其结构与微绒毛结构相同，称静纤毛。主要分布在附睾的上皮。内耳、味觉及听觉器官的毛细胞也有静纤毛。

（二）上皮细胞的侧面

上皮细胞排列紧密，细胞间隙很窄，细胞间以钙黏蛋白等互相结合。相邻上皮细胞的侧面，还分化形成一些特殊结构以加强细胞间的连接或相互沟通，称为细胞连接（cell junction）。细胞连接普遍存在，以柱状上皮细胞间的连接最为典型。细胞连接可分为紧密连接、中间连接、桥粒和缝隙连接（图 2-14）。

1. 紧密连接（tight junction） 又称闭锁小带，位于上皮细胞侧面的顶端，呈带状环绕细胞。电镜下，此处相邻细胞膜外层形成间断融合，融合处细胞间隙消失，非融合处存在 10～15nm 的细胞间隙。观察紧密连接的最佳方法是利用冷冻蚀刻技术劈开细胞膜的双层脂质，透射电镜下观察，紧密连接处细胞膜内的膜蛋白颗粒排列成 2～4 条线性结构，交错形成网格状嵴。在相邻细胞的连接面上，这种网格状嵴互相吻合、紧密相贴，蛋白颗粒相对接，封闭了细胞间隙。所以，紧密连接可阻挡大分子物质通过细胞间隙，具有屏障作用。

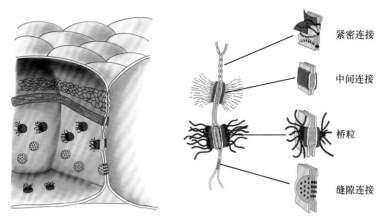

图 2-14　上皮细胞侧面特殊结构模式图

2. 中间连接（intermediate junction） 又称黏着小带，常位于紧密连接下方，呈带状环绕上皮细胞顶部。此处细胞膜上有钙黏蛋白，为跨膜的细胞黏附分子。电镜下，相邻细胞间有15～20nm 的间隙，内有钙黏蛋白的胞外部分构成中等电子密度的丝状物，连接相邻细胞的膜。在两细胞膜的胞质面，钙黏蛋白的胞内部分形成薄层致密物质，胞质内的横行微丝附着其上，微丝形成终末网。中间连接有黏着作用，还具有保持细胞形状和传递细胞收缩力的作用。

3. 桥粒（desmosome） 又称黏着斑，多位于中间连接的深部，呈斑点状，大小不等。电镜下，相邻细胞间隙宽 20～30nm，间隙内有钙黏蛋白胞外部分构成的低电子密度丝状物，丝状物在细胞间隙中央交织成一条致密的中间线，与细胞膜相平行。在细胞膜的胞质面，有较厚的致密物质构成附着板。胞质中有许多直径为 10nm 的张力丝（中间丝的一种，又称角蛋白丝）附着于板上，并呈袢状返回胞质，发挥固定和支持作用。桥粒像铆钉一样把细胞牢固连接在一起，在易受摩擦的表皮、食管等处的复层扁平上皮中特别发达。

4. 缝隙连接（gap junction） 电镜下，连接处相邻细胞膜高度平行，细胞间隙很窄，仅 2～3nm，间隙内有许多间隔大致相等、电子密度较高的连接点。冷冻蚀刻法显示，相邻细胞膜上有规律分布的柱状颗粒，称为连接子（connexon），它们聚集成大小不等的斑状。每个连接子由 6 个杆状的连接蛋白围成，中央形成直径约 2nm 的中央小管。连接子贯穿细胞膜并突出于细胞表面，相邻细胞膜中的连接子彼此对接，中央小管相互通连，成为细胞间直接交通的管道。在钙离子等因素的作用下，管道可开放或闭合，供细胞相互交换一些离子和小分子物质，从而实现细胞间传递化学信息，故缝隙连接又称为通信连接（communication junction）。缝隙连接处电阻较低，有利于细胞间传递电冲动，在肌组织和神经组织中也广泛存在。

以上四种细胞连接，如两种或两种以上同时存在，称为连接复合体（junctional complex）。细胞连接的状态与数量常随器官发育阶段和功能状态的不同而发生改变。如在生精过程中，随着精原细胞的分化，睾丸支持细胞间的紧密连接可开放和重建。

（三）上皮细胞的基底面

1. 基膜（basement membrane） 是上皮细胞基底面与深部结缔组织之间的一层连续均质状薄膜。在 HE 染色切片中一般不易分辨，但假复层纤毛柱状上皮和复层扁平上皮的基膜较厚，可呈粉红色（图 2-4）。用 PAS 染色，基膜呈紫红色；用镀银染色，基膜呈黑色。电镜下，基膜由靠近上皮的基板（basal lamina）和与结缔组织相连的网板（reticular lamina）构成（图 2-15A）。基板由上皮细胞分泌产生，厚 50～100nm，可分为透明层和致密层。透明层紧贴上皮基底面，较薄，电子密度较低；致密层位于透明层下方，较厚，电子密度较高。基板的主要化学成分是糖蛋白，包括层粘连蛋白、Ⅳ型胶原蛋白、硫酸肝素蛋白聚糖等。网板由结缔组织中的成纤维细胞分泌产生，较厚，由网状纤维和无定形基质构成，有时也含有少许胶原纤维。在毛细血管内皮下、肌细胞和某些神经胶质细胞的周围，基膜仅由基板构成。

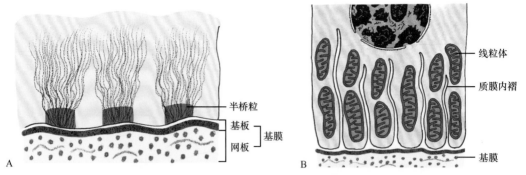

图 2-15　上皮细胞基底面特殊结构模式图
A. 基膜和半桥粒；B. 质膜内褶

基膜对上皮细胞起支持、连接和固着作用。同时，它还是一种半透膜，具有选择性通透作用，有利于上皮与深部结缔组织之间的物质交换。基膜还能引导上皮细胞迁移，影响细胞增殖和分化，对细胞代谢和信号传导等也具有重要作用。

2. 质膜内褶（plasma membrane infolding）　由上皮细胞基底面细胞膜向胞质内折叠形成。内褶与细胞基底面垂直，光镜下呈嗜酸性条纹，称为基底纵纹。电镜下可见褶间胞质内含有许多与其平行排列的长杆状线粒体（图 2-15B）。质膜内褶可扩大细胞基底面的表面积，有利于水和离子的迅速转运，主要分布于肾小管等处。

3. 半桥粒（hemidesmosome）　位于上皮细胞基底面细胞膜的内侧，是桥粒结构的一半（图 2-15A），质膜内也有附着板，张力丝附着其上，折成袢状返回胞质，主要作用是将上皮细胞固着在基膜上。

四、上皮细胞的更新与再生

上皮组织具有较强的再生能力。放射自显影研究显示，上皮组织内存在少量未分化的干细胞。正常情况下，上皮的表层细胞不断衰老、死亡和脱落，其中的干细胞不断增殖分化补充，不同的上皮细胞其再生与更新速率有所不同。例如，人小肠的上皮细胞每 4～6 天更新一次，皮肤的复层扁平上皮约 28 天更新一次，这是生理性再生。此外，上皮细胞还有较强的修复能力。当上皮组织发生炎症或创伤时，其周围未受损的上皮细胞能迅速增殖分化，新生的细胞移向损伤表面，形成新的上皮、修复损伤，这是病理性再生。

癌

癌是指来源于上皮组织的恶性肿瘤。来源于表皮或皮肤附属器的恶性肿瘤通常称为鳞状细胞癌，来源于腺上皮的恶性肿瘤通常称为腺癌。癌多见于成年人，其发病率随年龄增长而增加。在我国每年新发恶性肿瘤中，80% 以上是上皮组织来源的癌，包括发病率排名前五位的肺癌、胃癌、结直肠癌、肝癌和乳腺癌。

根据分化程度，可将癌分为高、中、低分化和未分化癌。高分化癌常具有原发细胞特有的形态和行为特点，通常恶性程度低。而未分化癌与原发细胞形态差异大，恶性程度高，单纯用形态学分析很难判断其组织来源，但由于其来源于上皮，均有产生角蛋白的特性，因而常通过免疫组织化学方法检测胞质角蛋白来帮助确诊。

（叶晓霞）

第 3 章 结 缔 组 织

思维导图

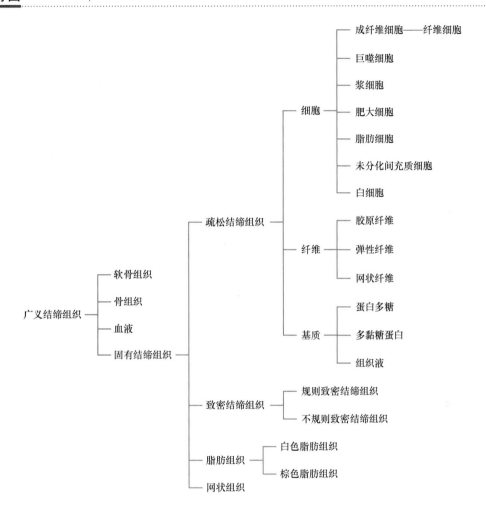

结缔组织（connective tissue）是人体内分布最广泛的一类组织。结缔组织由多种细胞和丰富的细胞外基质（extracellular matrix）组成，其特点是细胞成分较少，细胞外基质相对较多，细胞无极性，分散在大量的细胞外基质内。细胞的类型和数量随结缔组织的类型不同而有差异。细胞外基质由细胞产生，包括纤维、基质及基质内的组织液，参与构成细胞生存的微环境（microenvironment），起支持、营养和保护细胞的作用，并能调节细胞的增殖、分化、运动和信息沟通。

根据细胞和纤维的种类及基质的状态不同，广义的结缔组织包括固有结缔组织（connective tissue proper）、软骨组织、骨组织和血液。固有结缔组织是构成器官的基本成分，又可分为疏松结缔组织、致密结缔组织、脂肪组织和网状组织等。

机体内还存在介于疏松结缔组织和致密结缔组织之间的过渡类型，如消化管固有层的结缔组织纤维比较纤细，可称为细密结缔组织；分布于卵巢皮质和子宫内膜基底层的结缔组织细胞密集，可称为细胞性结缔组织（cellular connective tissue）。还有一种胚胎性结缔组织（embryonic connective tissue），分布于脐带及胎盘绒毛内，其结构为少量细胞和纤维包埋在大量胶样黏性基质中，因此也称为黏液组织（mucous tissue）或华通胶（Wharton jelly）。

结缔组织中含有丰富的血管。在结缔组织内，细胞通过组织液与血液之间进行物质交换。除此之外，结缔组织还具有连接、支持、保护、防御、修复和储水等多方面的功能。

所有的结缔组织都是由胚胎时期的间充质演变而来的。间充质（mesenchyme）是胚胎时期填充在外胚层和内胚层之间散在的中胚层组织，由间充质细胞及液体状的基质组成，无纤维成分。间充质细胞呈星形（图 3-1），有许多胞质突起，胞质弱嗜碱性，核较大，卵圆形，核仁明显，相邻细胞的突起彼此连接成网。

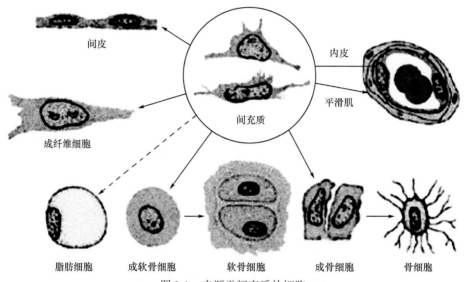

图 3-1　来源于间充质的细胞

间充质细胞的分化程度低，不但能分化为多种结缔组织细胞，还能分化为内皮细胞和平滑肌细胞等（图 3-1）。

一、疏松结缔组织

疏松结缔组织的结构松散，呈蜂窝状，故又称蜂窝组织（areolar tissue）。它广泛分布在器官、组织及细胞之间，起连接、支持、营养和保护等作用。构成疏松结缔组织的细胞种类多，纤维较少，细胞和纤维散在分布于大量基质内（图 3-2）。

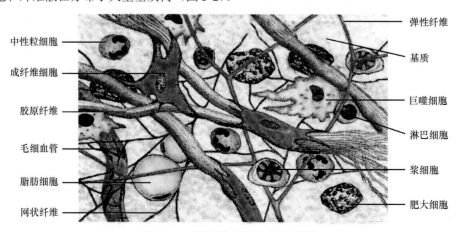

图 3-2　疏松结缔组织结构模式图

（一）细胞

疏松结缔组织内的细胞可分为两类：一类为相对固定的细胞，包括成纤维细胞、脂肪细胞和未分化间充质细胞；另一类为可游走的细胞，包括浆细胞、巨噬细胞、肥大细胞和从血液内迁移而来的白细胞。

1. 成纤维细胞（fibroblast）　是疏松结缔组织内数量最多的细胞，胞体较大，扁平，有长突起，胞质着色浅，呈弱嗜碱性，核较大，卵圆形，可见核仁（图 3-3）。电镜下，可见成纤维细胞的胞质内粗面内质网和核糖体丰富，高尔基复合体发达（图 3-4）。

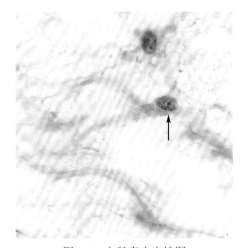

图 3-3　大鼠真皮光镜图

箭头所示为成纤维细胞

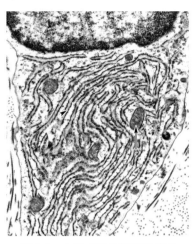

图 3-4　人类成纤维细胞电镜图

箭头示线粒体，三角形示粗面内质网

成纤维细胞的功能是形成纤维和基质。成纤维细胞能合成和分泌胶原蛋白和弹性蛋白等蛋白质及糖胺聚糖和糖蛋白等物质，其中的胶原蛋白构成胶原原纤维和网状纤维，弹性蛋白构成弹性纤维，其他物质即糖胺聚糖和糖蛋白则是基质的主要成分。在机体遭受创伤时，成纤维细胞产生纤维和基质的功能增强，能加速伤口的愈合，但也容易形成瘢痕。

处于功能静止状态的成纤维细胞称为纤维细胞（fibrocyte），细胞较小，呈梭形；胞质内细胞器不发达，核着色深，核仁不明显。当机体需要时（如创伤修复），静止状态的纤维细胞能转变为活跃的成纤维细胞，执行其合成和分泌功能。

在伤口愈合过程中，还可观察到一种特殊的成纤维细胞——肌成纤维细胞（myofibroblast）。这种细胞具有成纤维细胞的形态特点，但含有许多肌丝，能像平滑肌一样收缩，有利于伤口的愈合。

2. 巨噬细胞（macrophage）　疏松结缔组织内的巨噬细胞又称组织细胞（histocyte），由血液中的单核细胞分化而来。细胞形态不规则，有一些短而钝的突起，胞质嗜酸性，内含空泡或颗粒状物质；核较小，染色深。电镜下，可见细胞表面有许多皱褶及伪足样突起，胞质内含发达的高尔基复合体、丰富的溶酶体、微丝和微管，以及一些吞噬的异物颗粒（图 3-5）。

淋巴细胞分泌的一些细胞因

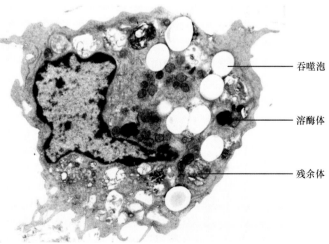

吞噬泡

溶酶体

残余体

图 3-5　巨噬细胞电镜图

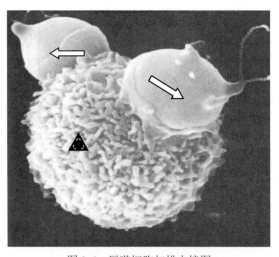

图 3-6　巨噬细胞扫描电镜图

箭头示正在被吞噬的衰老的红细胞，三角形示密集的微绒毛

子及某些细菌产生的一些化学物质，作用于巨噬细胞，可使巨噬细胞向产生这些物质的部位做定向运动，巨噬细胞的此种性能称为趋化性（chemotaxis），此类化学物质称为趋化因子（chemotactic factor）。在趋化因子的作用下，固定的巨噬细胞活化为游走的巨噬细胞，以利于巨噬细胞执行其功能。巨噬细胞具有以下功能。

（1）吞噬作用（phagocytosis）：巨噬细胞有很强的吞噬功能，能将细菌、异物或衰老的细胞（图 3-5，图 3-6）等吞噬，形成吞噬体，然后与初级溶酶体融合，形成次级溶酶体。溶酶体酶能将被吞噬的异物消化或降解，不能降解的物质则形成残余体。

（2）抗原呈递（antigen presentation）作用：巨噬细胞吞噬抗原物质后，除了其内的溶酶体酶能对抗原物质进行分解处理外，还能将抗原信息传递给 T、B 淋巴细胞，激活 T、B 淋巴细胞的免疫反应，最终清除抗原物质。

（3）分泌生物活性物质：巨噬细胞能分泌多种生物活性物质，如溶菌酶（lysozyme）能分解细菌的细胞壁而杀死细菌，肿瘤坏死因子（tumor necrosis factor，TNF）可杀死肿瘤细胞，红细胞生成素（erythropoietin，EPO）可促进红细胞生成，集落刺激因子（colony stimulating factor，CSF）可促进造血干细胞增殖，血管内皮生长因子（vascular endothelial growth factor，VEGF）可促进血管内皮细胞增生，凝血因子及血小板激活因子可促进凝血，补体（complement）、干扰素（interferon）、白细胞介素 1（interleukin-1，IL-1）等则可调节和参与免疫反应。

3. 浆细胞（plasma cell）　由 B 细胞受抗原刺激后转化而来。细胞呈圆形或椭圆形，胞质嗜碱性，核周胞质着色浅，形成淡染区；核偏向细胞的一侧，异染色质呈块状聚集在核膜内侧，核仁明显，整个核呈车轮状（图 3-2）。电镜下，可见浆细胞的胞质内有大量平行排列的粗面内质网和发达的高尔基复合体（图 3-7）。

B 淋巴细胞受抗原信息刺激后转化为淋巴母细胞，后者再经分裂和分化，形成浆细胞，其寿命只有 3 天左右。浆细胞能产生抗体（antibody），参与体液免疫反应。抗体也称免疫球蛋白（immunoglobulin，Ig），分五大类，分别称为 IgA、IgD、IgE、IgG 和 IgM，每一类又包括许多种特异性不同的抗体。一种浆细胞只能产

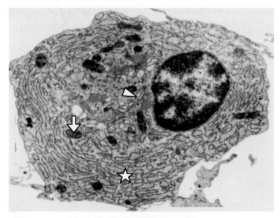

图 3-7　浆细胞电镜图

三角形示高尔基复合体，箭头示线粒体，五角星示粗面内质网

生一种特异性的抗体。抗体与抗原的特异性结合，可消除抗原对机体的危害；同时还可加速巨噬细胞对抗原物质的吞噬和清除。

4. 肥大细胞（mast cell）　是疏松结缔组织内较常见的细胞，起源于骨髓的多能干细胞。肥大细胞较大，呈圆形或椭圆形，胞质内充满粗大的水溶性、嗜碱性和异染性（metachromasia）颗粒（图 3-2）。电镜下，肥大细胞表面有微绒毛及颗粒状隆起，胞质内颗粒呈旋涡状（图 3-8）。

肥大细胞的胞质内含有白三烯（leukotriene），颗粒内含有组胺（histamine）、肝素（heparin）和嗜酸性粒细胞趋化因子。

肥大细胞多沿小血管和小淋巴管分布，当它受到某些因素影响时，可释放白三烯及颗粒内容物。其中白三烯和组胺可引起毛细血管扩张和通透性增加、小支气管黏膜水肿和平滑肌收缩等，从而引起局部或全身的过敏反应（anaphylatic reaction），如哮喘、过敏性鼻炎、荨麻疹和过敏性休克等。肝素具有抗凝血的作用。嗜酸性粒细胞趋化因子（ECF-A）可吸引血液内的嗜酸性粒细胞向过敏反应部位集结，而嗜酸性粒细胞具有抗过敏的功能，可减轻过敏反应。能致肥大细胞释放白三烯和脱颗粒（degranulation）的抗原物质称为过敏原

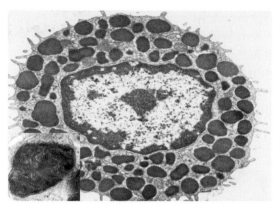

图 3-8　兔肥大细胞电镜图

（allergen），常见的过敏原有花粉、某些药物及异体蛋白质等。肥大细胞释放白三烯和颗粒内容物所引起的过敏反应是一种特异性免疫反应。当过敏原（抗原）首次进入机体时，巨噬细胞即对其进行吞噬和处理，并将抗原信息呈递给 B 淋巴细胞。B 淋巴细胞接受抗原信息的刺激后，转化为浆细胞，浆细胞产生抗体 IgE。肥大细胞膜上有 IgE 受体（receptor），能与 IgE 结合，二者结合后，机体即处于致敏状态。当相同的过敏原再次进入机体，过敏原便可与肥大细胞膜上的 IgE 结合（抗原-抗体结合），启动肥大细胞释放白三烯和颗粒内容物（脱颗粒），引起过敏反应（图 3-9）。

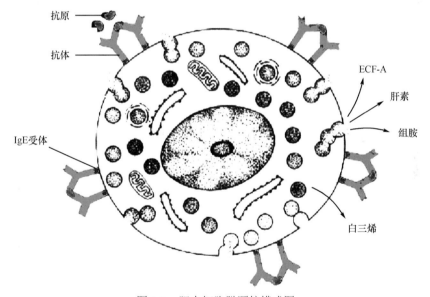

图 3-9　肥大细胞脱颗粒模式图

5. 脂肪细胞（adipocyte，fat cell）　体积较大，呈圆形或椭圆形，胞质内含有脂滴。脂肪细胞能合成和储存脂肪，参与机体的脂质代谢。

6. 未分化间充质细胞（undifferentiated mesenchymal cell）　在成体的结缔组织内还保留有一些未分化间充质细胞，它们保持着间充质细胞分化潜能，在炎症和创伤修复时可增殖和分化为成纤维细胞、脂肪细胞及平滑肌细胞。

7. 白细胞（white blood cell，leukocyte）　来自血液的各种白细胞，以中性粒细胞，嗜酸性粒细胞和淋巴细胞多见，主要行使防御功能。

（二）纤维

疏松结缔组织中含有 3 种纤维：胶原纤维、弹性纤维和网状纤维。三种纤维交织在一起，包

埋于基质之中。

1. 胶原纤维（collagenous fiber） 是三种纤维中分布最广泛、含量最多的一种纤维。新鲜的胶原纤维肉眼观呈白色，故又称为白纤维。在 HE 染色的标本中，胶原纤维被染成粉红色，粗细不等，直径 1～20μm，成束分布，呈波浪状，并交织成网（图 3-2，图 3-10）。电镜下，胶原纤维由更细的胶原原纤维（collagen fibril）组成，胶原原纤维有明暗相间的横纹，横纹周期为 60～70nm（图 3-11）。胶原原纤维的化学成分是胶原蛋白（collagen），由 3 条 α-多肽链排列成三股螺旋组成，这种分子构型使得胶原纤维具有韧性好、抗拉力强的特性。胶原纤维主要由成纤维细胞产生。此外，软骨细胞、成骨细胞、网状细胞和平滑肌细胞也能产生胶原纤维。

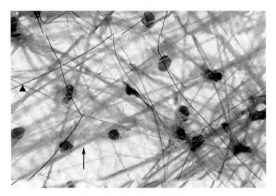

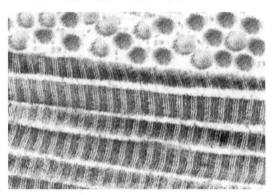

图 3-10 鼠肠系膜铺片光镜图（复合染色）

箭头示胶原纤维，三角形示弹性纤维

图 3-11 胶原纤维横纵断面电镜图

2. 弹性纤维（elastic fiber） 新鲜的弹性纤维肉眼观呈黄色，故又称为黄纤维。在 HE 染色的标本中，也呈红色，但折光性比胶原纤维强，两者不易鉴别；用特殊染色则能清晰地显示弹性纤维，如地衣红染色的弹性纤维呈深棕红色。弹性纤维较细，直径 0.2～1μm，交织排列成网（图 3-2，图 3-10）。电镜下，弹性纤维由均质状的弹性蛋白（elastin）和微原纤维（microfibril）束组成，直径约为 10nm（图 3-12）。弹性蛋白分子能任意卷曲，分子间借共价键连接成网。在外力作用下，卷曲的弹性蛋白分子能解折叠拉长 25 倍；外力消除后，弹性蛋白分子能迅速恢复为卷曲状态。弹性纤维可由成纤维细胞、软骨细胞和平滑肌细胞产生。弹性纤维和胶原纤维交织在一起，使疏松结缔组织既有弹性又有韧性，既有利于组织和器官保持形态和位置的相对固定，又具有一定的可塑性。

3. 网状纤维（reticular fiber） 在 HE 染色的标本中不易被鉴别，可用银染显示。将网状纤维浸入银盐内，可见棕黑色网状纤维细而短，有分支，互相交织成网（图 3-2，图 3-13），故网状纤维又称嗜银纤维（argyrophilic fiber）。电镜下其结构与胶原纤维相同，也由具有 60～70nm 的周期性横纹的胶原原纤维组成。网状纤维的嗜银性是因其表面被覆较多的蛋白多糖和糖蛋白之故。网状纤维主要分布于网状组织，以及结缔组织与其他组织交界处。

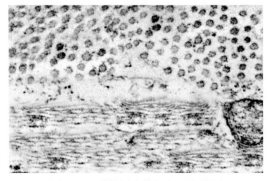

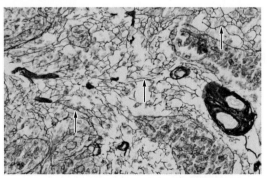

图 3-12 弹性纤维横纵断面电镜图

图 3-13 犬淋巴结光镜图（硝酸银染色）

箭头示网状纤维

（三）基质

疏松结缔组织的基质为无定形的凝胶状，填充在细胞和纤维之间，其化学成分主要为蛋白多糖和结构性糖蛋白。

1. 蛋白多糖（proteoglycan） 蛋白多糖由蛋白质和糖胺聚糖（glycosaminoglycan，GAG）结合而成。蛋白质包括连接蛋白和核心蛋白，糖胺聚糖包括透明质酸（hyaluronic acid）、硫酸软骨素（chondroitin sulfate）、硫酸角质素（keratan sulfate）、硫酸乙酰肝素（heparan sulfate）和肝素等。

蛋白多糖以透明质酸为中心，形成一种稳定的蛋白多糖聚合体。透明质酸是一种线状的长链大分子，拉直可达 25μm 长，由其构成蛋白多糖聚合体的主干。其他糖胺聚糖则与核心蛋白相连，构成蛋白多糖亚单位，通过连接蛋白与透明质酸结合在一起。由此构成的蛋白多糖聚合体曲折盘绕，形成多微孔的筛状结构，称为分子筛（molecular sieve）（图3-14）。该分子筛只允许小于其微孔的物质通过，对大于其微孔的颗粒状物质如细菌等则具有屏障作用。癌细胞和溶血性链球菌分泌的透明质酸酶能分解透明质酸，使分子筛的结构遭到破坏，屏障作用丧失，致使癌细胞和细菌等能向四周扩散。蛋白多糖聚合体上还结合着许多亲水基团，能结合大量水分子，形成细胞外"储水库"。

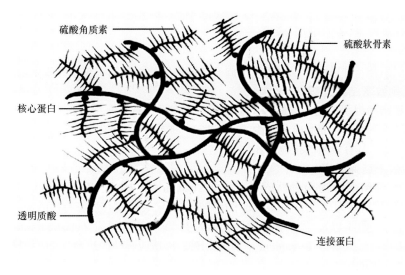

图 3-14　分子筛结构模式图

2. 结构性糖蛋白（structure glycoprotein） 基质中的结构性糖蛋白主要包括纤维粘连蛋白（fibronectin，FN）、层粘连蛋白（laminin，LN）、腱蛋白（tenascin，TN）和软骨粘连蛋白（chondronectin）等。它们除了参与基质分子筛的构成外，还通过其连接和介导作用影响细胞的附着和移动，并参与调节细胞的生长和分化。在疏松结缔组织的基质中，主要的结构性糖蛋白是纤维粘连蛋白。

纤维粘连蛋白由两条多肽链组成，每一肽链上有若干特定的功能区，能分别与细胞、胶原纤维和肝素等结合，在这些物质之间起中介作用。纤维粘连蛋白还能黏附细菌等抗原物质，启动巨噬细胞对抗原物质的特异性吞噬作用。

3. 组织液（tissue fluid） 由从毛细血管动脉端渗出的水和一些小分子物质（如氨基酸、葡萄糖和电解质等）所组成，而后通过毛细血管静脉端或毛细淋巴管再吸收入血液或淋巴内。正常情况下，组织液不断地生成，又不断地被吸收，始终保持动态平衡（图3-15）。一旦组织液形成的动态平衡遭到破坏，基质中的组织液含量就会增多或减少，导致组织水肿或脱水。组织液是细胞生存的内环境，是细胞摄取营养物质和排出代谢产物的场所，细胞只有通过组织液才能与血液之间进行物质交换。

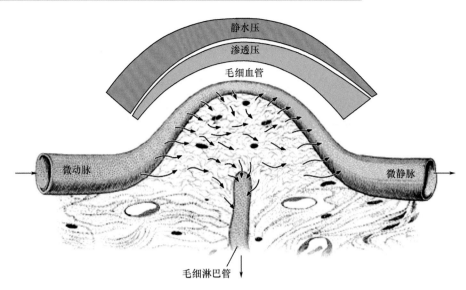

图 3-15 组织液形成模式图

二、致密结缔组织

致密结缔组织是一种以纤维成分为主的固有结缔组织，可分为不规则和规则两种。

（一）不规则致密结缔组织

不规则致密结缔组织的结构与疏松结缔组织基本相同，特点是纤维较粗大，纵横交织，排列紧密，纤维之间间隙很小，细胞成分较少（图 3-16）。主要分布于皮肤的真皮、硬脑膜、巩膜及一些器官的被膜等处，具有很强的抗拉力作用。

（二）规则致密结缔组织

规则致密结缔组织分为两种，一种以胶原纤维为主，构成肌腱（muscle tendon）和腱膜（aponeurosis），结构特点为成束的胶原纤维平行排列，纤维束之间有形态特殊的成纤维细胞，称为腱细胞（tenocyte）（图 3-17）。另一种以弹性纤维为主，又称弹性组织（elastic tissue），粗大的弹性纤维平行排列成束，形成韧带（ligament），如黄韧带，以适应脊柱的运动；或成层排列，如大动脉的中膜，以缓冲血流的压力。

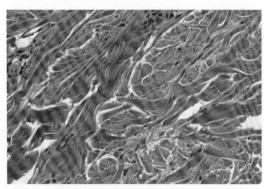

图 3-16 不规则致密结缔组织（皮肤真皮）光镜图
（图片由南方医科大学提供）

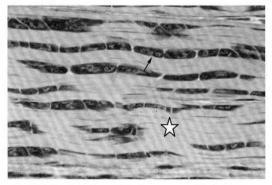

图 3-17 肌腱纵切面光镜图（副品红-甲苯胺蓝染色）
五角星示成束的胶原纤维，箭头示腱细胞

三、脂肪组织

脂肪组织是一种以脂肪细胞为主要成分的结缔组织。光镜下，许多脂肪细胞聚集在一起，疏松结缔组织将其分隔成小叶。按其形态结构和功能的不同，脂肪组织可以分为两种类型：一种呈黄色（在某些哺乳动物呈白色），称为黄（白）色脂肪组织；另一种呈棕色，称为棕色脂肪组织。

（一）黄（白）色脂肪组织

黄色脂肪组织的脂肪细胞大多只含一个大脂滴，故又称单泡脂肪细胞（unilocular adipose cell）。单泡脂肪细胞呈圆形、椭圆形或多边形，在石蜡切片、HE 染色的标本上，脂肪细胞内的脂滴被乙醇和二甲苯等脂溶剂所溶解而呈空泡状，胞核和少量胞质被挤向细胞的一侧，整个细胞呈印戒状外观（图 3-18）。电镜下，可见脂肪细胞胞质中含有一个大的脂滴，无膜包裹；此外，还含有大量的线粒体、少量的游离核糖体和内质网，偶尔可见高尔基复合体、溶酶体、微丝和微管等。

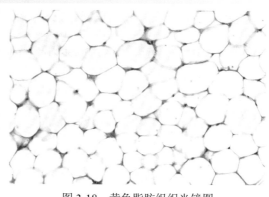

图 3-18　黄色脂肪组织光镜图
（图片由南方医科大学提供）

黄色脂肪组织主要分布于皮下、肾上腺周围、子宫周围和骨髓腔等处，是体内的"能量储存库"，为机体活动提供化学能，并对脏器起支持和保护作用。

黄色脂肪组织在调节机体的能量平衡中起重要作用，并能调节和影响机体的许多生理和病理过程。脂肪细胞膜上有胰岛素（insulin）、糖皮质激素（glucocorticoid）和去甲肾上腺素（noradrenaline）的受体，这些物质能调节脂肪的摄取和释放。脂肪细胞还能分泌瘦素（leptin），调节食欲。黄色脂肪组织代谢失衡，将导致肥胖（obesity）或脂肪萎缩，这两种病变都与一些疾病的发生相关如心血管疾病、糖尿病等。

（二）棕色脂肪组织

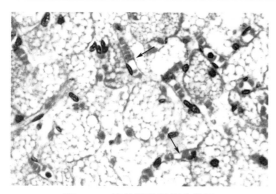

图 3-19　棕色脂肪组织光镜图
箭头示毛细血管

棕色脂肪组织呈棕色是由于脂肪细胞内含有大量线粒体及间质内有丰富的血管所致。棕色脂肪细胞呈圆形或多边形，直径一般为 10～20μm，大者可达 60μm；胞核呈圆形或椭圆形，位置不定，多在中央或偏中央位；胞质中含有多个分散的脂滴（图 3-19）、大量线粒体和丰富的糖原颗粒，以及分散在这些结构之间的其他细胞器。由于棕色脂肪细胞胞质中含有多个脂滴，又称为多泡脂肪细胞（multilocular adipose cell）。

新生儿时期，棕色脂肪分布比较广泛，随着年龄的增长，棕色脂肪逐渐减少，仅见于肩胛间区和主动脉周围。成人的肾周围仍可看到棕色脂肪组织呈岛状分布，外周由黄色脂肪组织包绕。棕色脂肪的主要功能是为机体提供能量。

四、网 状 组 织

网状组织由网状细胞（reticular cell）和网状纤维构成。网状细胞呈星状多突起，相邻细胞的突起互相连接成网；胞核较大，圆形或卵圆形，着色浅，核仁明显（图 3-20）。由网状细胞产生的网状纤维，沿网状细胞的胞体和突起分布，也交织成网。

网状组织在体内不单独存在，而是参与构成造血组织和淋巴组织，为血细胞的发生和淋巴细胞的发育提供适宜的微环境，并在其中起调节作用。

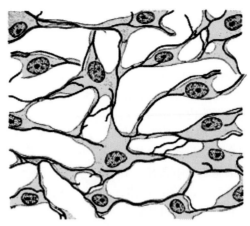

图 3-20　网状组织模式图

可见被网状细胞胞质包绕的网状纤维

生酮饮食

生酮饮食是一个高脂肪、低碳水化合物、蛋白质和其他营养素搭配的饮食方法。从 20 世纪初开始用于治疗儿童难治性癫痫，其有效性和安全性得到国际公认。生酮饮食模拟人体饥饿状态，维持较低的葡萄糖水平，促进脂肪代谢产生酮体作为机体能量来源。大脑的供能不再来自葡萄糖，转而由脂肪酸代谢产生的酮体和肝脏中的生酮氨基酸提供能量，可以有效地降低癫痫发作的频率。近年来，有人将生酮饮食法应用到减肥中，取得良好的效果。适量蛋白质能给人们一定的饱腹感，有效控制饥饿。酮体会抑制食欲，改变控制食欲的激素水平，也能降低血糖，改善心脏功能。但不当的生酮饮食也会带来肝、肾功能的损害，引发低血糖、高血脂等问题。因此，如果想采用生酮饮食减肥，一定要在医生的指导下进行，不要盲目使用。

（张征宇）

第 4 章 软骨和骨

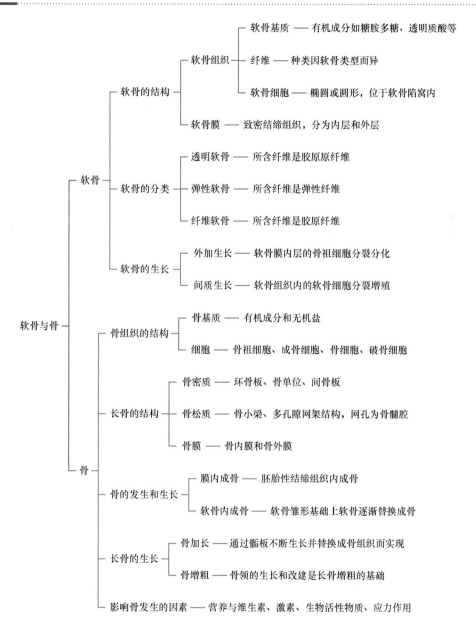

软骨组织和骨组织是一类固态的结缔组织，与其他固有结缔组织一样，也由细胞、纤维和基质构成。以软骨组织为主构成软骨器官，以骨组织为主构成骨器官。本章主要讲述软骨和骨的结构和功能，以及软骨的生长和骨的发生。

一、软 骨

（一）软骨的结构

软骨（cartilage）由软骨组织及其周围的软骨膜构成。软骨组织由软骨基质、纤维和软骨细胞构成。除关节软骨外，软骨表面均被覆一层致密结缔组织，即软骨膜（perichondrium）。软骨膜可分为内层和外层，外层纤维多，较致密，主要起保护作用；内层细胞和血管多，较疏松，其中的梭形骨祖细胞可增殖分化为软骨细胞，使软骨生长。

（二）软骨组织

1. 软骨基质（cartilage matrix） 呈固态，其化学组成与疏松结缔组织的基质相似，但糖胺聚糖以硫酸软骨素含量最高；也以透明质酸分子为主干，形成分子筛结构。在 HE 染色时呈嗜碱性。基质内的小腔称为软骨陷窝（cartilage lacuna），软骨细胞即位于此陷窝中。软骨陷窝周围的基质呈强嗜碱性，称为软骨囊（cartilage capsule），其硫酸软骨素含量高。软骨组织内无血管，但基质富含水分，渗透性好，因而软骨膜内血管中的营养物质可渗透进入软骨组织。

2. 纤维（fiber） 包埋在基质中，使软骨具有韧性或弹性。因软骨的类型不同，纤维的种类各异，据此可对软骨进行分类。

3. 软骨细胞（chondrocyte） 位于软骨陷窝中。幼稚的软骨细胞位于软骨组织周边部，细胞较小，呈扁圆形，单个分布。深部细胞逐渐成熟变大，呈椭圆形或圆形，并成群分布于陷窝内，每群 2～8 个细胞，但每个细胞均有各自的软骨陷窝和软骨囊，它们来自一个母细胞，称为同源细胞群（isogenous group）。成熟软骨细胞的核为圆形或卵圆形，染色浅，可见 1～2 个核仁，细胞质呈弱嗜碱性（图 4-1）。电镜下，胞质内有大量的粗面内质网和发达的高尔基复合体，还有少量的线粒体及一些糖原颗粒和脂滴（图 4-2）。软骨细胞合成和分泌软骨组织的纤维和基质。

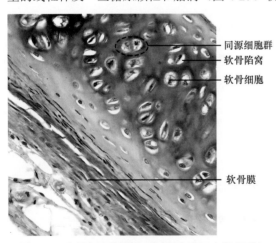

图 4-1 透明软骨光镜图（图片由武汉大学提供）

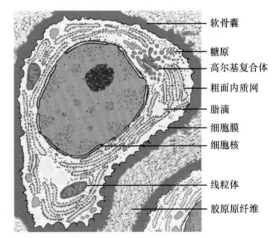

图 4-2 透明软骨超微结构模式图

（三）软骨的分类

根据所含纤维的不同，软骨可分为透明软骨、弹性软骨和纤维软骨 3 种类型。

1. 透明软骨（hyaline cartilage） 因新鲜时呈乳白色、半透明状，故而得名。分布较广，包括肋软骨、关节软骨、呼吸道软骨等。透明软骨是胚胎早期的主要支架成分，随着胎儿发育逐渐被骨取代。透明软骨具有较强的抗压性，有一定的弹性和韧性，但在外力作用下较其他类型软骨更易断裂。透明软骨中的纤维是胶原原纤维，由 Ⅱ 型胶原蛋白组成。胶原原纤维很细，直径为 10～20nm，无明显的周期性横纹，其折光率近似于基质，因而在光镜下与基质不易区分。

2. 弹性软骨（elastic cartilage） 分布于耳郭、外耳道、咽鼓管及会厌等处，因有较强的弹性而得名，新鲜时呈黄色。其结构与透明软骨相似，主要特点是软骨基质中含有大量交织成网的弹性纤维（图4-3），在软骨中部更为密集。基质的嗜碱性弱于透明软骨。

3. 纤维软骨（fibrocartilage） 分布于椎间盘、关节盘、耻骨联合等处，新鲜时呈不透明的乳白色。纤维软骨的结构介于规则致密结缔组织和透明软骨之间，一般无软骨膜。软骨基质中含平行或交织排列的胶原纤维束，因此具有很强的韧性。软骨基质较少，呈弱嗜碱性。软骨细胞较小而少，常成行分布于纤维束之间（图4-4）。

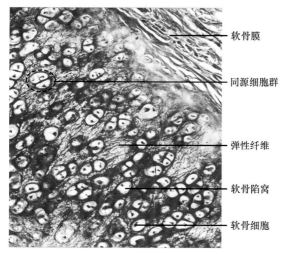

图4-3 弹性软骨光镜图（Gomori 醛品红染色）
（图片由武汉大学提供）

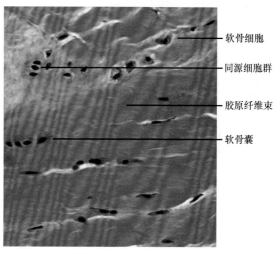

图4-4 纤维软骨光镜图（图片由武汉大学提供）

（四）软骨的生长

1. 外加生长（appositional growth） 外加生长是软骨膜内的骨祖细胞增殖分化，向软骨组织表面添加新的软骨细胞，后者合成和分泌纤维和基质，使软骨从表面向外扩大，又称软骨膜下生长。

2. 间质生长（interstitial growth） 间质生长是软骨组织内的软骨细胞分裂增殖，并合成和分泌纤维及基质，使软骨从内部生长扩大，又称软骨内生长。

二、骨

骨由骨组织、骨膜和骨髓等构成，具有运动、保护和支持作用，骨髓是血细胞发生的部位。此外，骨组织是人体重要的钙、磷储存库，体内99%的钙和85%的磷储存于骨内。

（一）骨组织的结构

骨组织（osseous tissue）是骨的结构主体，由骨细胞和骨基质组成，其特点是细胞外基质中有大量骨盐沉积，使得骨组织十分坚硬。

1. 骨基质（bone matrix） 简称骨质，即骨组织中钙化的细胞外基质，包括有机成分和无机成分，含水极少。有机成分包括大量胶原纤维和少量无定形基质。胶原纤维占有机成分的90%，主要由Ⅰ型胶原蛋白组成。基质的主要成分是蛋白多糖及其复合物，具有黏合纤维的作用。骨基质中还有多种糖蛋白，如骨钙蛋白、骨粘连蛋白、骨桥蛋白和钙结合蛋白等，它们在骨的钙化、钙离子的传递和平衡、细胞与骨基质的黏附等方面各有作用。无机成分又称骨盐（bone mineral），约占骨组织干重的65%，主要有钙、磷和镁等。骨盐的存在形式主要是羟基磷灰石结晶（hydroxyapatite crystal），呈细针状，长10～20nm，沿胶原原纤维长轴规则排列并与之紧密结合，这种结合使骨基质既坚硬又有韧性。

最初形成的细胞外基质无骨盐沉积，称类骨质（osteoid）。类骨质经钙化后转变为骨基质。钙化（calcification）是无机盐有序地沉积于类骨质的过程。

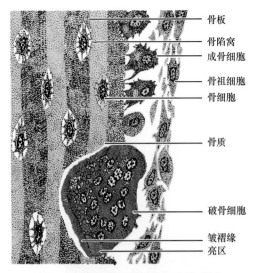

骨板
骨陷窝
成骨细胞
骨祖细胞
骨细胞

骨质

破骨细胞

皱褶缘
亮区

图 4-5　骨组织的骨板和细胞模式图

骨基质的结构形成经历了编织骨和板层骨的转变。编织骨（woven bone）是胚胎时期和 5 岁以内儿童的骨基质结构形式。其主要结构特点是胶原纤维呈无规则交织状排列。以后编织骨经过改建而逐渐被板层骨取代。板层骨（lamellar bone）是以骨板形式存在的骨组织。骨板（bone lamella）内有大量平行排列的胶原纤维，同一层骨板内的纤维相互平行，而相邻骨板的纤维则相互垂直，这种排列方式如同多层木质胶合板，可有效增加骨的强度（图 4-5）。

2. 骨组织的细胞　骨组织的细胞类型包括骨祖细胞、成骨细胞、骨细胞和破骨细胞，前三种细胞实际上是骨形成细胞的不同分化和功能状态，而破骨细胞的来源不同，它主要参与骨的吸收。骨细胞数量最多，包埋于骨基质内，其余三种分布在骨组织表面（图 4-5）。

（1）骨祖细胞（osteoprogenitor cell）：由间充质细胞分化而来，是骨组织的干细胞，位于骨膜内。细胞小，呈梭形；胞质少，弱嗜碱性，仅含少量核糖体和线粒体；胞核染色淡，呈椭圆形或细长形。骨祖细胞着色浅淡，在切片中不易分辨。当骨生长、改建或骨折修复时，骨祖细胞功能活跃，不断增殖分化为成骨细胞。

（2）成骨细胞（osteoblast）：位于成骨活跃的骨组织表面，常单层排列，胞体较大，呈立方形或矮柱状。细胞表面有许多细小突起，可与邻近的成骨细胞或骨细胞的突起形成缝隙连接，以协调众多细胞的功能活动。胞核位于远离骨组织的一端，大而圆，染色浅淡，核仁明显；胞质呈嗜碱性。电镜下可见大量粗面内质网、丰富的游离核糖体和发达的高尔基复合体。

成骨细胞有活跃的分泌功能，合成和分泌骨基质的有机成分，形成未钙化的细胞外基质，即类骨质。同时，成骨细胞以细胞膜出芽方式向类骨质中释放一些膜包小泡，称为基质小泡（matrix vesicle）。基质小泡直径为 25～200nm，膜上有钙结合蛋白和碱性磷酸酶等，泡内有细小的钙盐结晶等。基质小泡在类骨质钙化的起始过程中有重要的作用。钙盐结晶释放进入类骨质后，成为羟基磷灰石结晶的晶核，使骨盐沉积范围逐渐扩大、融合，最终类骨质钙化。钙结合蛋白和碱性磷酸酶在钙化过程中也起到重要作用。除了产生类骨质外，成骨细胞还分泌多种细胞因子，调节骨组织的形成和吸收，促进骨组织的钙化。成骨细胞产生类骨质后，自身被包埋其中，随着分泌能力逐渐减弱，其胞体不断变小，突起逐渐延长，最终转变为骨细胞。

成骨细胞并非持续处于活跃状态，当成骨细胞相对静止时，其细胞突起逐渐减少甚至消失，细胞变得扁平，紧贴在骨组织表面，称为骨被覆细胞（bone lining cell）。当骨组织成骨功能重新活跃时，骨被覆细胞又可恢复为活跃状态的成骨细胞。因此，两者实为同一种细胞的不同功能状态。

（3）骨细胞（osteocyte）：是一种多突起的细胞，单个分散于骨板之间或骨板内。骨细胞的胞体所在的腔隙称骨陷窝（bone lacuna），突起所在的腔隙称骨小管（bone canaliculus）。骨细胞的结构和功能与其成熟度有关。未成熟的骨细胞位于类骨质中，其形态结构与成骨细胞相似，也具有产生类骨质的能力，使骨陷窝壁增添新的骨基质。随着类骨质的钙化，骨细胞逐渐成熟。成熟的骨细胞较小，呈扁椭圆形，有许多细长突起，胞质弱嗜碱性或嗜酸性，细胞器相对较少。相邻骨细胞的突起形成缝隙连接，以传递细胞间的信息和沟通细胞间的代谢活动。相邻骨陷窝通过骨小管彼此连通，骨陷窝和骨小管内含组织液，可营养骨细胞并带走代谢产物。骨细胞有一定的成骨和溶骨作用，对骨基质的更新和维持有重要作用，并参与调节维持钙、磷平衡。

（4）破骨细胞（osteoclast）：数量较少，常位于骨组织表面被吸收形成的小凹陷内。破骨细胞来源于骨髓，一般认为由单核细胞融合而成。故破骨细胞是一种多核巨细胞，直径 30～100μm，形态不规则，含 2～100 个细胞核。光镜下，破骨细胞的胞质呈泡沫状，强嗜酸性（图 4-6）。功能活跃的破骨细胞具有明显的极性，贴近骨基质的一侧有皱褶缘（ruffled border）。在其周围有一道环形的胞质区，此区含多量微丝而无其他细胞器，电子密度低，称亮区（clear zone）。皱褶缘的胞质内含大量溶酶体和吞饮泡，泡内含骨盐晶状体及解体的有机成分（图 4-6）。亮区紧贴骨组织表面，构成一堵环行胞质围墙包围皱褶缘，使所包围区内的水解酶及枸橼酸、乳酸等有机酸的浓度升高，溶解骨质，溶解产物经皱褶缘吸收。破骨细胞的主要功能是溶解和吸收骨质，参与骨组织的重建和维持血钙的平衡。

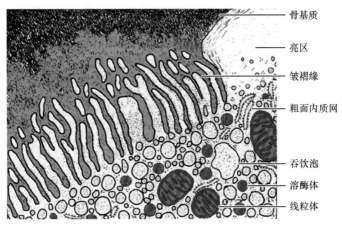

图 4-6　破骨细胞超微结构模式图

（二）长骨的结构

长骨由密质骨、松质骨、骨膜、关节软骨、骨髓、血管和神经等构成。

1. 密质骨（compact bone）　又称骨密质，分布于长骨的骨干和骨骺的外侧面，其中的骨板紧密结合，结构致密，仅有一些小的管道，含血管和神经等。密质骨中的骨板排列十分规律，按骨板的排列方式可分为环骨板、骨单位和间骨板。

（1）环骨板（circumferential lamella）：是环绕骨干外表面和内表面的骨板，分别称为外环骨板和内环骨板。外环骨板较厚，数层至十多层，较整齐地环绕骨干排列。内环骨板较薄，仅由几层骨板组成，不如外环骨板平整，与骨髓腔面一致（图 4-7）。横向穿越外环骨板和内环骨板的小管称为穿通管（perforating canal），又称福尔克曼管（Volkmann canal）。穿通管与纵向走行的中央管相通，它们都是小血管和神经的通道，均含组织液。

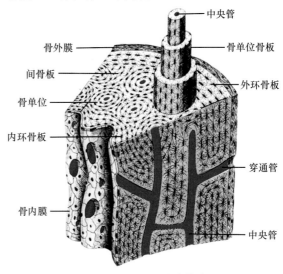

图 4-7　长骨骨干结构模式图

（2）骨单位（osteon）：又称哈弗斯系统（Haversian system），位于内、外环骨板之间，数量最多，是密质骨的主要结构单位。骨单位呈圆筒状，长 0.6～2.5mm，直径 30～70μm，其长轴与骨干长轴平行。骨单位中轴为纵行的中央管（central canal），又称哈弗斯管（Haversian canal）；周围为 4～20 层同心圆排列的骨单位骨板（osteon lamella），又称哈弗斯骨板（Haversian lamella），其内的胶原纤维呈螺旋走行，相邻两层骨板的胶原纤维方向互为直角。因骨板层数不等，故骨单位粗细不一。中央管内有血管、神经纤维和结缔组织，来自与其相通的穿通管（图 4-7，图 4-8）。

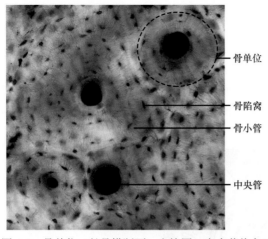

图 4-8　骨单位（长骨横断面）光镜图（大力紫染色）

骨单位表面有一层黏合质，是含骨盐较多而胶原纤维很少的骨基质，在横断面的骨磨片上呈折光较强的轮廓线，称黏合线（cement line）。伸向骨单位表面的骨小管，在黏合线以内折返，一般不与相邻骨单位的骨小管相通。骨单位内的骨小管相互通连，最内层的骨小管开口于中央管。因此，同一骨单位内的骨细胞都接受来自其中央管的营养供应。

（3）间骨板（interstitial lamella）：是原有的骨单位或内、外环骨板被吸收后残留的部分，填充于骨单位之间或骨单位与环骨板之间。间骨板呈扇形或不规则形，其中无血管通道（图 4-7，图 4-8）。

2. 松质骨（spongy bone）　分布于长骨两端的骨骺和骨干的内侧面，是大量针状或片状的骨小梁（bone trabecula）相互交织形成的多孔隙网架结构，网孔为骨髓腔，其中充满红骨髓。骨小梁也是板层骨，由几层平行排列的骨板和骨细胞构成，表层骨板的骨小管开口于骨髓腔，骨细胞从中获得营养并排出代谢产物。

3. 骨膜　除关节面以外，骨的内、外表面均覆有骨膜，分别称为骨内膜和骨外膜，通常所说的骨膜指骨外膜。骨外膜（periosteum）为致密结缔组织，较厚，可分为两层。外层主要含粗大的胶原纤维束，相互交织成网，有些纤维穿入外环骨板，称穿通纤维（perforating fiber），其作用是将骨外膜固定于骨；内层结构疏松，纤维少，含骨祖细胞、小血管和神经等。骨内膜（endosteum）较薄，衬于骨髓腔面、穿通管和中央管的内表面、骨小梁的表面，纤维细而少，主要由一层扁平的骨祖细胞构成。骨膜的主要功能是保护和营养骨组织，并为骨的生长或修复提供干细胞。骨膜中的骨祖细胞具有成骨和成软骨的双重潜能，临床上利用骨膜移植治疗骨折、骨和软骨的缺损。

（三）骨的发生、生长和再生

骨由胚胎时期的间充质发生，骨发生（osteogenesis）有两种不同方式，即膜内成骨和软骨内成骨，但骨组织发生的基本过程相似。出生后骨仍继续生长发育，直到成年才停止加长和加粗，但骨的改建持续终身，改建速度随年龄的增长而逐渐减慢。

1. 骨组织发生的基本过程

（1）骨组织的形成首先形成类骨质，即骨祖细胞增殖分化为成骨细胞，成骨细胞产生类骨质，并被包埋其中，转变为骨细胞；继而类骨质钙化成骨基质，形成骨组织。

（2）骨组织形成和吸收同时存在，处于动态平衡。骨组织的吸收骨组织形成的同时，原有骨组织的某些部位又可被吸收，即骨组织被侵蚀溶解，在此过程中破骨细胞起主要作用。破骨细胞贴附于骨组织的表面，分泌有机酸和溶酶体酶，溶解骨盐和降解有机成分。目前认为，成骨细胞和破骨细胞通过相互调控、共同协作，使骨形成各种特定的形态，保证骨的生长发育与个体的生长发育相适应。

2. 骨发生的方式

（1）膜内成骨（intramembranous ossification）：是指在间充质分化形成的胚胎性结缔组织膜内成骨的过程。顶骨、额骨、枕骨、颞骨、下颌骨和锁骨等扁骨和不规则骨以此方式发生。在将要成骨的部位，间充质细胞增殖、密集成膜状，其中某处的间充质细胞首先分化为骨祖细胞，进而分化为成骨细胞，后者在此生成骨组织。首先形成骨组织的部位称骨化中心（ossification center），成骨过程由骨化中心向四周扩展（图 4-9）。最初的骨组织为针状的初级骨小梁，并连接成网，构成初级松质骨，其周围的间充质分化为骨膜。此后，骨进一步生长并改建，如顶骨的内、外表面形成密质骨，即内板和外板，其间由松质骨构成板障。另外，顶骨外表面以成骨为主，使顶骨不断生长，内表面以骨的吸收为主，使顶骨的曲度逐渐变小，从而使颅腔增大，以适应脑的发育。

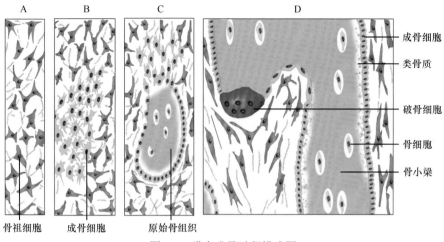

图 4-9　膜内成骨过程模式图

（2）软骨内成骨（endochondral ossification）：是指在预先形成的软骨雏形的基础上，将软骨逐步替换为骨。人体的大多数骨，如四肢骨、躯干骨和部分颅底骨等以此种方式发生。这种成骨方式比膜内成骨复杂。现以长骨的发生为例，简述如下（图 4-10）。

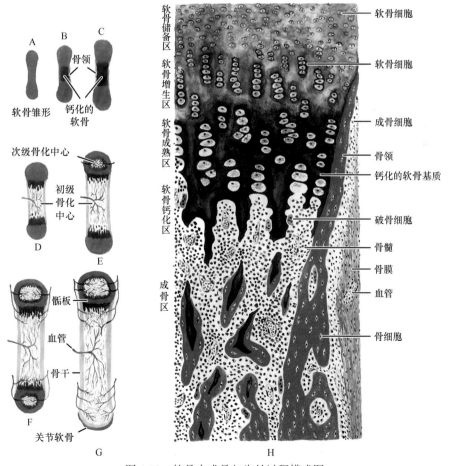

图 4-10　软骨内成骨与生长过程模式图

1）软骨雏形形成：在将要形成长骨的部位，间充质细胞聚集、分化为骨祖细胞，后者再分化为软骨细胞。软骨细胞产生软骨基质，把自身埋于其中，周围间充质分化为软骨膜，于是形成透明软骨。其外形与将要形成的长骨相似，故称软骨雏形（cartilage model）。

2）骨领形成：在软骨雏形的中段周围部，软骨膜内层的骨祖细胞增殖分化为成骨细胞，后者贴附在软骨组织表面形成薄层初级松质骨，犹如领圈包绕软骨雏形中段，故名骨领（bone collar）。骨领形成后，其表面的软骨膜改称骨外膜。

3）初级骨化中心和骨髓腔形成：在骨领形成的同时，软骨雏形中央的软骨细胞停止分裂，体积增大，并分泌碱性磷酸酶，使软骨基质钙化，软骨细胞随之凋亡。骨外膜的血管连同间充质及破骨细胞、骨祖细胞等穿过骨领，进入钙化的软骨区。破骨细胞溶解吸收钙化的软骨基质，形成许多不规则的隧道，称为初级骨髓腔。随后，由骨祖细胞分化而来的成骨细胞贴附于残留的钙化软骨基质表面生成骨组织，形成以钙化软骨基质为中轴、表面附以骨组织的过渡型骨小梁（transitional bone trabecula），或称混合性骨小梁。这个区域为软骨内首先骨化的区域，称初级骨化中心（primary ossification center）。

初级骨化中心形成后，骨化将继续向软骨雏形两端扩展，过渡型骨小梁不久被破骨细胞溶解吸收，使初级骨髓腔融合成为一个较大的骨髓腔。在此过程中，雏形两端的软骨不断增生，邻接骨髓腔处则不断骨化，从而使骨不断加长。

4）次级骨化中心与骨骺形成：次级骨化中心（secondary ossification center）大多在出生后数月至数年出现在长骨两端的软骨中央，此处将形成骨骺。成骨过程与初级骨化中心相似，但骨化从中央向四周呈放射状进行，最终大部分软骨被初级松质骨取代，使骨干两端变成骨骺。骨骺通过改建，内部变为松质骨，表面变为薄层密质骨，关节面保留薄层透明软骨，即关节软骨。骨骺与骨干之间也保留一层软骨，称骺板（epiphyseal plate）或生长板（growth plate），是长骨继续增长的结构基础。

3. 长骨的生长　在骨的发生过程中和发生后，骨仍不断生长，具体表现在骨加长和骨增粗两个方面。

（1）骨加长：通过骺板的不断生长并替换成骨组织而实现。这种替换过程与初级骨化中心的形成过程类似，但变化的顺序性和区域性更明显。从骨骺端到骨干的骨髓腔，骺板依次分为代表成骨活动的 5 个区域。

1）软骨储备区（reserving cartilage zone）：软骨细胞较小，呈圆形或椭圆形，分散存在，软骨基质弱嗜碱性。

2）软骨增生区（proliferating cartilage zone）：软骨细胞呈扁平形，增殖活跃，形成的同源细胞群纵向排列成软骨细胞柱。

3）软骨成熟区（maturing cartilage zone）：软骨细胞肥大，仍呈柱状排列，但软骨细胞柱之间的软骨基质变薄。

4）软骨钙化区（calcifying cartilage zone）：软骨细胞变大、变圆，胞质呈空泡状，胞核固缩，最后凋亡；有的细胞消失，留下空洞状的软骨陷窝，其内可见破骨细胞。软骨基质钙化，呈强嗜碱性。

5）成骨区（ossification zone）：成骨细胞在钙化的软骨基质表面成骨，形成过渡型骨小梁，骨小梁之间为初级骨髓腔。

以上各区的变化是连续进行的，而且软骨的增生、退化及成骨在速率上保持平衡。这就保证了在骨干长度增加的同时，骺板能保持一定厚度。到 17～20 岁时，骺板的软骨细胞停止分裂，骺软骨逐渐完全被骨组织取代，在长骨的骨干和骨骺之间留下线性痕迹，称为骺线（epiphyseal line）。此后，骨不能继续纵向生长。

（2）骨增粗：骨领的生长和改建是长骨增粗的基础。骨外膜内层的骨祖细胞不断分化为成骨细胞，在骨干表面添加新的骨组织，使骨干变粗。而在骨干的内表面，破骨细胞吸收骨小梁，使骨髓腔横向扩大。骨干外表面的新骨形成速度略快于骨干内部的吸收速度，这样骨干的密质骨逐渐增厚（图 4-11）。人到 30 岁左右，长骨不再增粗。

在生长过程中，骨依然进行着一系列改建活动，外形和内部结构不断变化。骨的改建持续终身，从而使骨和整个机体的发育和生理功能相适应，也使得骨组织具有十分明显的年龄性变化特点。

4. 影响骨生长发育的因素 骨的生长发育除受遗传因素的控制外，也受营养与维生素、激素、生物活性物质和应力作用等因素的影响。

（1）营养与维生素：维生素 D 能促进小肠对钙、磷的吸收，提高血钙和血磷水平，有利于类骨质的钙化。儿童期缺乏维生素 D 或饮食中缺钙，可导致佝偻病，成人缺乏则引起骨软化症。维生素 A 能协调成骨细胞和破骨细胞的活动，维持骨的正常生长和改建。维生素 C 与成骨细胞合成胶原纤维和基质有关，严重缺乏时骨干的密质骨变薄变脆，骨折后愈合缓慢。

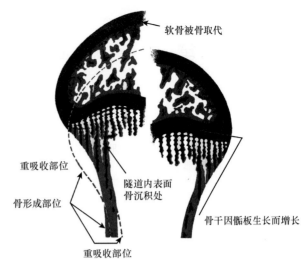

图 4-11　长骨外形改建模式图

（2）激素：生长激素和甲状腺激素促进骺板软骨的生长和成熟，若生长发育期这两种激素分泌过少，可引起侏儒症或呆小症；儿童期生长激素分泌过多，可导致巨人症，成年期生长激素分泌过多可致肢端肥大症。甲状旁腺激素激活骨细胞和破骨细胞的溶骨作用，分解骨盐，释放钙离子入血；降钙素则抑制骨盐溶解，并刺激骨祖细胞分化为成骨细胞，增强成骨活动，使血钙入骨形成骨盐。雌激素和雄激素能增强成骨细胞的活动，参与骨的生长和成熟。雌激素不足特别是绝经后妇女成骨细胞处于不活跃状态，而破骨细胞的活动相对增强，可导致骨质疏松症。

（3）生物活性物质：近年发现骨内存在一些生物活性物质，包括生长因子和细胞因子等，这些物质多由成骨细胞分泌，也可来自骨外组织，它们可激活或抑制成骨细胞和破骨细胞，并表现出旁分泌或自分泌作用，与骨的发生、生长和改建密切相关。

（4）应力作用：应力为结构对外部加载负荷的反应，骨的发生和生长与骨的受力状态密切相关。实验表明，骨处于生理范围内的应力作用下，以骨形成为主，而在低应力下以骨吸收为主。

锻炼与骨骼增强

锻炼可增强骨骼质量一直受到广泛认同，比如锻炼可促进青少年的骨骼生长，增加骨密度，增强骨骼承受外力的能力，改善老年人的骨质疏松等。但是，锻炼是如何实现增强骨骼的仍是一个有争议的话题。2018 年，美国达纳·法伯癌症研究所和哈佛大学医学院的研究人员发表在 Cell 期刊上的一项研究发现，锻炼可诱导小鼠骨骼肌中的鸢尾素（irisin）激活，该激素通过其在骨细胞的受体—整合素 αV 促进下游基因骨硬化蛋白（sclerostin）表达，进而在小鼠骨骼重吸收和重建中发挥重要作用。在人类，骨硬化蛋白是一种调节骨骼结构的重要的细胞因子。因此，该研究从分子水平为锻炼可增强骨骼质量提供了科学解释，也为人们在未来开发新的防治骨质疏松症（osteoporosis）的疗法提供了潜在靶标。

（罗孟成　刘　镕）

第 5 章　血液和血细胞发生

思维导图

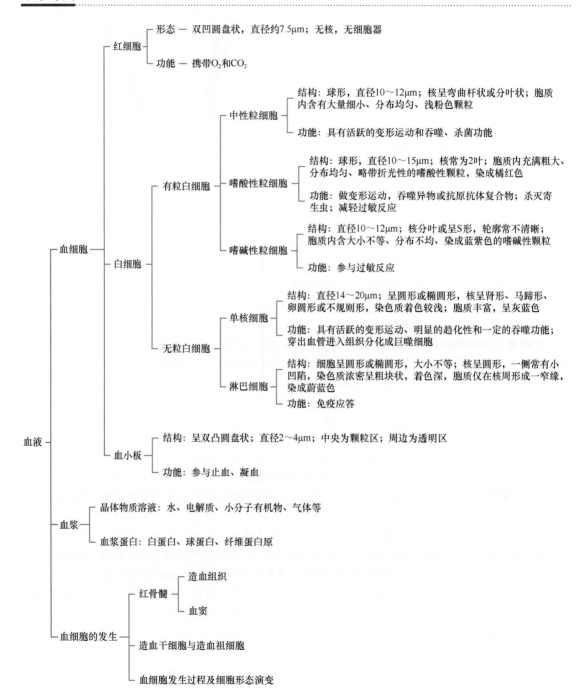

红细胞
- 形态 — 双凹圆盘状，直径约7.5μm；无核，无细胞器
- 功能 — 携带O_2和CO_2

白细胞
- 有粒白细胞
  - 中性粒细胞
    - 结构：球形，直径10~12μm；核呈弯曲杆状或分叶状；胞质内含有大量细小、分布均匀、浅粉色颗粒
    - 功能：具有活跃的变形运动和吞噬、杀菌功能
  - 嗜酸性粒细胞
    - 结构：球形，直径10~15μm；核常为2叶；胞质内充满粗大、分布均匀、略带折光性的嗜酸性颗粒，染成橘红色
    - 功能：做变形运动，吞噬异物或抗原抗体复合物；杀灭寄生虫；减轻过敏反应
  - 嗜碱性粒细胞
    - 结构：直径10~12μm；核分叶或呈S形，轮廓常不清晰；胞质内含大小不等、分布不均、染成蓝紫色的嗜碱性颗粒
    - 功能：参与过敏反应
- 无粒白细胞
  - 单核细胞
    - 结构：直径14~20μm；呈圆形或椭圆形，核呈肾形、马蹄形、卵圆形或不规则形，染色质着色较浅；胞质丰富，呈灰蓝色
    - 功能：具有活跃的变形运动、明显的趋化性和一定的吞噬功能；穿出血管进入组织分化成巨噬细胞
  - 淋巴细胞
    - 结构：细胞呈圆形或椭圆形，大小不等；核呈圆形，一侧常有小凹陷，染色质浓密呈粗块状，着色深，胞质仅在核周形成一窄缘，染成蔚蓝色
    - 功能：免疫应答

血小板
- 结构：呈双凸圆盘状；直径2~4μm；中央为颗粒区；周边为透明区
- 功能：参与止血、凝血

血浆
- 晶体物质溶液：水、电解质、小分子有机物、气体等
- 血浆蛋白：白蛋白、球蛋白、纤维蛋白原

血细胞的发生
- 红骨髓
  - 造血组织
  - 血窦
- 造血干细胞与造血祖细胞
- 血细胞发生过程及细胞形态演变

　　血液（blood）是循环流动在心血管系统内的液态组织，由血浆（plasma）与血细胞（blood cell）组成。健康成人循环血容量约 5L，占体重的 7%。血浆相当于结缔组织的细胞外基质，约占血液容积的 55%，主要成分是水（占 90%），其余为血浆蛋白（包括白蛋白、球蛋白、补体蛋白和纤维蛋白原等）、酶、脂蛋白、激素、维生素、无机盐和各种代谢产物等。血液流出血管后，溶解状态的纤维蛋白原转变为不溶状态的纤维蛋白（相当于结缔组织的纤维），血液凝固成血块，血块周围析出淡黄色透明的液体，称血清（serum）（相当于结缔组织的基质）。在盛有血液的试管内加入抗凝剂（如肝素、枸橼酸钠），有形成分经自然沉淀或离心后，血液可分为 3 层：上层为淡黄色的血浆（占 55%），下层为红细胞（占 45%），中间的薄层为白细胞和血小板。

　　正常生理情况下，血浆的物理特性（比重 1.050～1.060，pH 7.3～7.4，渗透压 313mOsm/L，黏滞性 1.6～2.4）和化学成分保持相对稳定。血细胞主要在骨髓生成。血液中的血细胞陆续衰老死亡，骨髓则源源不断地输出新生细胞，形成动态平衡。血细胞的形态、数量、百分比和血红蛋白含量的测定结果称为血常规（表 5-1）。患病时，血常规常有显著变化，成为诊断疾病的重要指标。血细胞形态结构的光镜观察，通常采用瑞特（Wright）或吉姆萨（Giemsa）染色的血涂片。

表 5-1　血细胞分类和计数的正常值

血细胞	正常值	白细胞	正常值
红细胞	男：（4.0～5.5）×10^{12}/L	中性粒细胞	50%～70%
	女：（3.5～5.0）×10^{12}/L	嗜酸性粒细胞	0.5%～3%
白细胞	（4.0～10）×10^{9}/L	嗜碱性粒细胞	0%～1%
血小板	（100～300）×10^{9}/L	单核细胞	3%～8%
		淋巴细胞	25%～30%

一、红　细　胞

　　红细胞（erythrocyte，red blood cell，RBC）是血液中数量最多的一种细胞，直径约 7.5μm，呈双凹圆盘状。中央较薄，周边较厚，血涂片标本显示中央染色较浅，周边较深（图 5-1～图 5-3）。这种形态与同体积球形结构相比，表面积增大 25%，细胞内任何一点距细胞表面都不超过 0.85μm，有利于细胞内外气体的迅速交换。

　　成熟的红细胞无细胞核，也无细胞器，胞质内的主要成分是血红蛋白（hemoglobin，Hb）。血红蛋白是含铁的蛋白质，约占红细胞重量的 33%，使红细胞呈红色，具有与 O_2 和 CO_2 结合的能力。当血液流经肺时，由于肺内 O_2 分压高，CO_2 分压低，血红蛋白即释放 CO_2 而与 O_2 结合；当血液流经其他器官的组织时，血红蛋

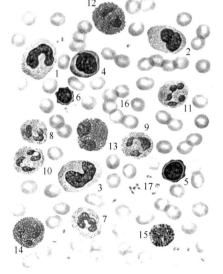

图 5-1　外周血细胞模式图

1～3. 单核细胞；4～6. 淋巴细胞；7～11. 中性粒细胞；
12～14. 嗜酸性粒细胞；15. 嗜碱性粒细胞；16. 红细胞；
17. 血小板

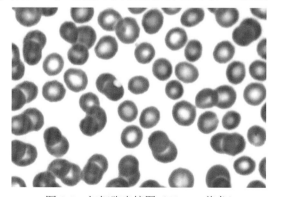

图 5-2　红细胞光镜图（Giemsa 染色）

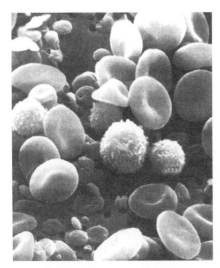

图 5-3　人红细胞扫描电镜图

白可释放所携带的 O_2 并结合 CO_2。正常成人血液中血红蛋白含量，男性为 120～150g/L，女性为 110～140g/L。红细胞的数量及血红蛋白的含量可随生理功能而改变。如婴儿高于成人，运动时高于安静状态，高原地区居民高于平原地区居民。一般说红细胞数 $<3.0\times10^{12}/L$，血红蛋白 $<100g/L$，则为贫血（anemia）。此时常伴有红细胞大小与形态的改变，如巨幼红细胞贫血时红细胞平均直径 $>9\mu m$，小红细胞贫血时红细胞平均直径 $<6\mu m$。缺铁性贫血的红细胞，因血红蛋白含量降低，以致中央淡染区明显扩大。

红细胞有一定的弹性和可塑变形性，能顺利通过比它直径小的毛细血管，这是因为红细胞膜固定在一个能变形的圆盘状网架结构上，称红细胞膜骨架（erythrocyte membrane skeleton），其主要成分是血影蛋白（spectrin）和肌动蛋白等。遗传性球形红细胞增多症的血影蛋白分子结构异常，球形红细胞在通过脾时，极易被巨噬细胞吞噬清除，导致先天性溶血性贫血。红细胞正常形态的维持需要 ATP 提供能量，当 ATP 缺乏时，可导致细胞膜结构改变，圆盘状变为棘球形。血浆渗透压对红细胞的形态影响极大。血浆渗透压降低，过量水分进入红细胞内，可导致细胞肿胀、破裂，血红蛋白溢出，称溶血（hemolysis）。溶血后残留的红细胞膜囊称血影（erythrocyte ghost）。蛇毒、溶血性细菌、毒素、脂溶剂等也能引起溶血。

红细胞的细胞膜中有一类镶嵌蛋白质，即血型抗原 A 和（或）血型抗原 B，构成人类的 ABO 血型抗原系统，同时血液中存在异型血的天然抗体。血型鉴定在临床输血中具有重要意义。若错配血型，首次输血即可导致抗原抗体结合，引起溶血。

红细胞的平均寿命为 120 天。衰老的红细胞在功能活动与理化性质上都发生变化，如酶活性下降、血红蛋白变性、膜脆性增加、表面电荷发生改变、结合氧的能力降低且容易破碎。衰老的红细胞在肝、脾和骨髓等处被巨噬细胞吞噬。同时由红骨髓生成和释放相同数量红细胞进入外周血液，维持红细胞数量的相对恒定。刚进入外周血的红细胞胞质内尚残留部分核糖体，用煌焦油蓝染色呈细网状，故称网织红细胞（reticulocyte）。网织红细胞在血流中经过 1～3 天后完全成熟，核糖体消失。成人网织红细胞占红细胞总数的 0.5%～1.5%。外周血网织红细胞的数量可作为了解红骨髓造血功能的一种指标。当骨髓造血功能发生障碍时，网织红细胞计数降低；如果贫血患者的网织红细胞计数增加，说明治疗有效。

二、白 细 胞

白细胞（leukocyte，white blood cell，WBC）为无色有核的球形细胞，体积比红细胞大。白细胞从骨髓入血后一般于 24 小时内，以变形运动方式穿过微血管壁或毛细血管管壁，进入结缔组织或淋巴组织，发挥防御和免疫功能。血液中白细胞数量无显著性别差异，但婴幼儿稍多于成人，并可受运动、饮食及妇女经期等生理因素的影响。根据白细胞胞质内有无特殊颗粒，可将其分为有粒白细胞和无粒白细胞两大类。有粒白细胞依其特殊颗粒的嗜色性，分为中性粒细胞、嗜酸性粒细胞和嗜碱性粒细胞。无粒白细胞分为单核细胞与淋巴细胞。

1. 中性粒细胞（neutrophilic granulocyte，neutrophil） 是数量最多的白细胞。细胞直径 10～12μm，核呈弯曲杆状或分叶状，分叶核一般为 2～5 叶，2～3 叶核多见，叶间有细丝相连，核染色较深，不易见到核仁。在某些疾病情况下，如机体受到严重的细菌感染时，杆状核与 2 叶核的细胞增多，称核左移；骨髓造血功能低下时，4～5 叶核的细胞增多，称核右移。胞质染成淡粉红色，含有许多细小、分布均匀的颗粒。其中呈淡紫色的为嗜天青颗粒（azurophilic granule），占颗粒总数的 20%，电镜下颗粒较大，呈圆形或椭圆形，电子密度高，直径 0.6～0.7μm，是一种溶酶体，含酸性磷酸酶和髓过氧化物酶等，能消化分解吞噬的异物。呈淡红色的为特殊颗粒（specific granule），占颗粒总数的 80%，电镜下体积小，呈哑铃状或椭圆形，中等电子密度，是一种分泌颗粒，内含碱性磷酸酶、吞噬素、溶菌酶等，具有杀菌作用（图 5-4，图 5-5）。

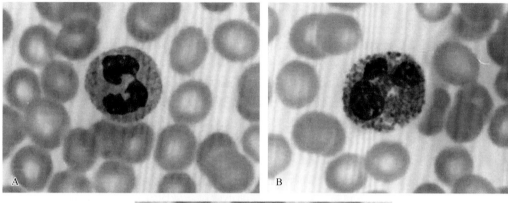

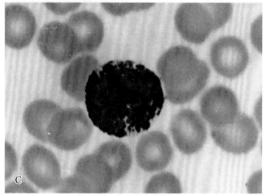

图 5-4　三种粒细胞光镜图（Giemsa 染色）

A. 中性粒细胞；B. 嗜酸性粒细胞；C. 嗜碱性粒细胞

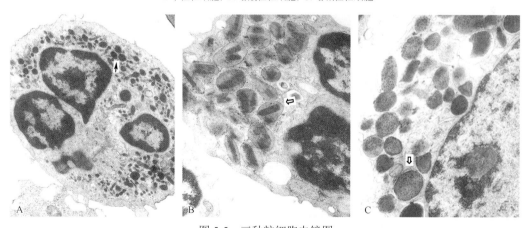

图 5-5　三种粒细胞电镜图

A. 中性粒细胞；B. 嗜酸性粒细胞；C. 嗜碱性粒细胞。⇧. 特殊颗粒；↑. 嗜天青颗粒

中性粒细胞具有活跃的变形运动和吞噬功能。当机体某一部位受到细菌等病原微生物侵犯时，中性粒细胞受细菌产物与感染组织释放的某些化学物质的趋化作用，以变形运动穿出血管，聚集到细菌侵犯部位的组织内，吞噬细菌，形成吞噬体。吞噬体与特殊颗粒和溶酶体融合，细菌即被颗粒内的各种水解酶、氧化酶、溶菌酶等杀死，并消化分解。当机体受到某些细菌感染时，白细胞总数增加，中性粒细胞的比例也显著提高。由此可见，中性粒细胞在体内具有重要的防御作用。中性

粒细胞在吞噬细菌后，自身也死亡成为脓细胞。中性粒细胞在血液停留 6～8 小时，在组织中存活 2～3 天。

2. 嗜酸性粒细胞（eosinophilic granulocyte，eosinophil） 呈球形，直径 10～15μm，核常为 2 叶，胞质内充满粗大、分布均匀、略带折光性的嗜酸性颗粒，染成橘红色。电镜下，可见颗粒有膜包被，呈圆形或椭圆形，内含细颗粒状基质和方形或长方形的致密结晶状体。嗜酸性颗粒是一种特殊的溶酶体，除含一般溶酶体酶外，还含有组胺酶、芳基硫酸酯酶和阳离子蛋白等（图 5-4，图 5-5）。嗜酸性粒细胞也能做变形运动，并具有趋化性，可吞噬异物或抗原抗体复合物；释放的多种溶酶体酶具有杀菌作用；阳离子蛋白对寄生虫具有很强的杀灭作用。在发生过敏反应的部位，其释放的组胺酶能分解组胺，芳基硫酸酯酶能灭活白三烯，从而减轻过敏反应。因此，在过敏性疾病或寄生虫感染时，血液中嗜酸性粒细胞增多。嗜酸性粒细胞在血液中停留 6～8 小时，进入组织中可生存 8～12 天。

3. 嗜碱性粒细胞（basophilic granulocyte，basophil） 数量最少，呈球形，直径 10～12μm，核分叶或呈 S 形，着色浅淡，轮廓常不清晰，胞质内含大小不等、分布不均、染成蓝紫色的嗜碱性颗粒。电镜下，可见颗粒有膜包被，颗粒中充满细小微粒，呈均匀分布，有些颗粒内可见板层状或指纹状结构，颗粒内含肝素、组胺、嗜酸性粒细胞趋化因子等；细胞也可合成并分泌白三烯（图 5-4，图 5-5）。嗜碱性粒细胞与肥大细胞的分泌物质基本相同，作用也相似，主要参与炎症反应和过敏反应。嗜碱性粒细胞在组织中可存活 10～15 天。

4. 单核细胞（monocyte） 是体积最大的白细胞，直径 14～20μm，呈圆形或椭圆形，核呈肾形、马蹄形、卵圆形或不规则形，染色质呈细网状，着色较浅，胞质丰富，呈灰蓝色，内含细小的嗜天青颗粒（图 5-6）。电镜下，细胞表面有皱褶和短微绒毛，胞质内含许多溶酶体和吞噬体。溶酶体即嗜天青颗粒，内含过氧化物酶、酸性磷酸酶、非特异性酯酶和溶菌酶等。

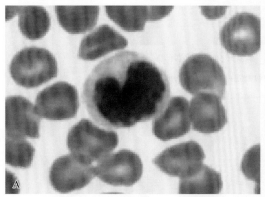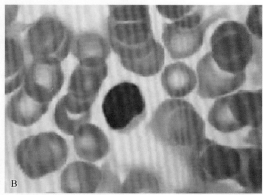

图 5-6 单核细胞与淋巴细胞光镜图（Giemsa 染色）

A. 单核细胞；B. 淋巴细胞

单核细胞具有活跃的变形运动、明显的趋化性和一定的吞噬功能。骨髓生成的单核细胞进入血液循环，停留 1～5 天后穿出血管进入组织分化成巨噬细胞。血液与骨髓中的单核细胞和器官组织内的巨噬细胞共同构成单核吞噬细胞系统（mononuclear phagocytic system，MPS）。单核细胞与巨噬细胞能消灭入侵机体的病原微生物，吞噬异物，消除机体衰老损伤的细胞，参与机体免疫反应，还能分泌多种生物活性物质参与机体造血调控。

5. 淋巴细胞（lymphocyte） 细胞呈圆形或椭圆形，大小不等，依其体积可分为大、中、小三种类型。外周血中大部分为直径 6～8μm 的小淋巴细胞，小部分为 9～12μm 的中淋巴细胞，大淋巴细胞直径为 13～20μm，只存在于淋巴组织中。小淋巴细胞的核呈圆形，一侧常有小凹陷，染色质浓密呈粗块状，着色深，胞质仅在核周形成很薄的一圈，染成蔚蓝色，含少量粗大的嗜天青颗粒（图 5-6）。中淋巴细胞的核染色质略稀疏，着色略浅，有的可见核仁，胞质较多，含嗜天青颗粒。电镜下，淋巴细胞胞质内主要含丰富的核糖体，少量溶酶体、线粒体、粗面内质网和高尔基复合体等。

淋巴细胞是体内功能与分类最为复杂的细胞群。根据发生来源、形态特点、表面标志与功能等不同，可分为三大类。

（1）胸腺依赖淋巴细胞（thymus-dependent lymphocyte）：简称 T 细胞，产生于胸腺，占外周血淋巴细胞总数的 75%，参与细胞免疫，并具有调节免疫应答的作用。

（2）骨髓依赖淋巴细胞（bone marrow-dependent lymphocyte）：简称 B 细胞，产生于骨髓，占外周血淋巴细胞总数的 10%～15%，受抗原刺激后增殖分化为浆细胞，产生抗体参与体液免疫。

（3）大颗粒淋巴细胞（large granular lymphocyte）：包括 K 细胞（killer cell）和 NK 细胞（natural killer cell），为中淋巴细胞，溶酶体较多。K 细胞借助其 Fc 受体与抗体的 Fc 段结合，进而杀伤靶细胞，NK 细胞不需抗体存在，也不需抗原刺激即能杀伤某些肿瘤细胞。现认为 K 细胞与 NK 细胞可能是同一种细胞不同的功能表型。

淋巴细胞是机体主要的免疫细胞，在机体防御疾病过程中发挥关键作用。

三、血　小　板

血小板（blood platelet）是骨髓中巨核细胞脱落下来的胞质小块，呈双凸圆盘状，当受到机械或化学刺激时，可伸出小突起，呈不规则形。血小板直径 2～4μm，表面有完整的胞膜，无细胞核，中央有蓝紫色的血小板颗粒，称颗粒区（granulomere），周边胞质呈均质浅蓝色，称透明区（hyalomere）（图 5-7）。电镜下，血小板表面有较厚的一层糖衣，为吸附的血浆蛋白，含有多种凝血因子。透明区含有微管和微丝，参与血小板形状的维持和变形。颗粒区含有特殊颗粒、致密颗粒和少量溶酶体。特殊颗粒又称 α 颗粒，体积较大，中等电子密度，

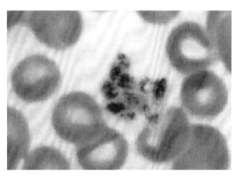

图 5-7　血小板光镜图（Giemsa 染色）

其中央有高密度的核心，内含血小板因子Ⅳ、血小板源性生长因子、凝血酶敏感蛋白等。致密颗粒体积较小，外包被膜，内容物电子密度高，与膜之间有窄的间隙，内含 5-羟色胺、ADP、ATP、钙离子和肾上腺素等。血小板还含有两套小管系统：开放小管系统与血小板表面通连，血浆能进入小管，增大血小板与血浆的接触面积，有利于摄取物质和释放颗粒内容物；致密小管系统是封闭的小管，分布于周边，管腔电子密度中等，有收集钙离子和合成前列腺素等功能（图 5-8）。

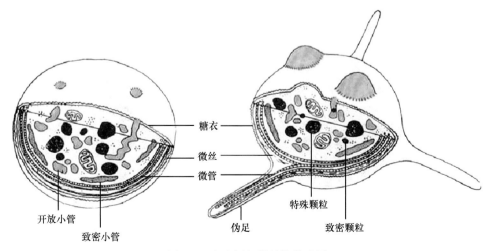

图 5-8　血小板超微结构模式图

血小板在止血、凝血过程中起重要作用。当小血管破损时，血小板立即黏附于破损处，并聚集形成白色血栓堵塞破损处，从而起到止血作用。在这一过程中，血小板释放 5-羟色胺及肾上腺素使血管收缩；血小板因子Ⅳ对抗肝素的抗凝血作用；凝血酶敏感蛋白促进血小板聚集；血小板源性生长因子刺激内皮细胞增殖和血管修复。血小板的寿命为 7～14 天。

四、血细胞的发生

各种血细胞的寿命都是有限的，每天都有一定数量的血细胞衰老死亡，同时又有相同数量的血细胞在骨髓生成并进入血液，使外周血中各种血细胞的数量和比例均保持相对恒定。这是因为血细胞的生成和释放受到精密的调控。若某种因素使血细胞生成与死亡的动态平衡失调，将导致疾病的发生。

血细胞由造血器官生成。人胚胎时期的卵黄囊、肝、脾、胸腺和骨髓均能造血，出生后红骨髓成为终生造血的主要器官。人胚第 13～16 天，卵黄囊壁上的胚外中胚层形成许多细胞团，称血岛（blood island），血岛中央的细胞形成多能造血干细胞；之后，造血干细胞随血液循环被播散到肝，在人胚第 6 周，肝开始造血，并持续至第 5 个月；继肝造血后，脾也出现短暂造血功能，造血干细胞在脾内增殖分化为各种血细胞；从胚胎第 4 个月开始至终身，骨髓成为主要造血器官，产生髓系细胞，淋巴器官与淋巴组织产生淋巴细胞。

（一）红骨髓的结构

骨髓（bone marrow）位于骨髓腔中，分为红骨髓和黄骨髓。胎儿和婴幼儿时期的骨髓都是红骨髓，约从 5 岁开始，长骨的髓腔内出现脂肪组织，并随年龄增长而增多，红骨髓变成黄骨髓，黄骨髓中仍含少量造血干细胞，故仍有造血潜能，当机体需要时可转变成红骨髓。成人红骨髓主要分布在扁骨、不规则骨与长骨骺端的松质骨中。红骨髓主要由造血组织和血窦构成。

1. 造血组织（hematopoietic tissue） 由网状组织、造血细胞和基质细胞组成。网状细胞和网状纤维构成造血组织支架，网孔中充满不同发育阶段的各种血细胞和少量巨噬细胞、脂肪细胞、骨髓间充质干细胞等。

2. 血窦（blood sinusoid） 是管腔大、形状不规则的毛细血管。窦壁衬贴有孔内皮，内皮细胞间隙较大，内皮基膜不完整，有利于成熟血细胞进入血液。窦壁周围和窦腔内的巨噬细胞有吞噬消除血液中异物、细菌和衰老死亡血细胞的作用。

造血诱导微环境（hematopoietic inductive microenvironment）是造血细胞赖以生存、增殖、分化与发育的环境。造血基质细胞（hematopoietic stromal cell）是造血诱导微环境的核心成分，包括巨噬细胞、成纤维细胞、网状细胞、骨髓间充质干细胞、血管内皮细胞等。基质细胞不仅起造血支架作用，而且还可以通过细胞间通信、分泌多种造血调控因子、产生细胞外基质等多种途径调控血细胞的生成。

骨髓不同区域的造血诱导微环境不尽相同，每一个特定区域适应某种造血细胞生成，并诱导其向特定方向分化。如幼稚红细胞常位于血窦附近，成群嵌附在巨噬细胞表面，形成以巨噬细胞为中心的幼红细胞岛（图 5-9），然后随着细胞发育成熟而贴近并穿过血窦内皮，脱核成为网织红细胞。幼稚粒细胞多远离血窦，也可与巨噬细胞或成纤维细胞形成细胞岛，当发育至晚幼粒细胞具有运动能力后，通过变形运动接近并穿入血窦。巨核细胞常紧靠血窦内皮间隙，将胞质突起伸入血窦腔，脱落形成的血小板直接进入血窦。

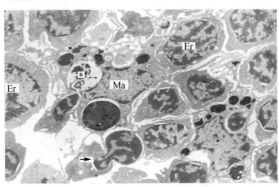

图 5-9　幼红细胞岛电镜图

Ma. 巨噬细胞；*. 被吞噬的红细胞核；Er. 幼红细胞；箭头示幼红细胞正在脱核

（二）造血干细胞与造血祖细胞

1. 造血干细胞（hematopoietic stem cell）　是生成各种血细胞的原始细胞，又称多能干细胞（multipotential stem cell），起源于人胚卵黄囊壁等处的血岛。出生后，造血干细胞主要存在于红骨髓中，约占骨髓有核细胞的 0.5%，其次在脾、肝、淋巴结、外周血和脐带血内也有分布。至今仍不能用单纯的形态学来识别造血干细胞，但多数学者认为它的形态类似小淋巴细胞。

造血干细胞具有重要的生物学特性：①自我复制或自我更新。造血干细胞通过不对称性有丝分裂产生两个子细胞，一个子细胞保持干细胞特征不变，另一个分化为早期祖细胞。这种分裂方式使造血干细胞终生保持数量恒定。②很强的增殖潜能。在正常情况下，多数细胞停留在 G_0 期。当受造血生长因子、细胞动员剂等因素作用，造血干细胞能大量增殖。③多向分化能力。造血干细胞能增殖分化为各系造血祖细胞，并由此进一步增殖分化为各系血细胞。此外，造血干细胞还可分化为某些非造血细胞，如树突状细胞、破骨细胞、朗格汉斯（Langerhans）细胞、内皮细胞等。

2. 造血祖细胞（hematopoietic progenitor cell）　是由造血干细胞增殖分化而来的分化方向确定的干细胞，也称定向干细胞。造血祖细胞在体外不同造血生长因子（hematopoietic growth factor）的作用下，可形成相应的集落生成单位（colony forming unit，CFU），借此可研究其增殖分化的机制。

（1）髓系多向造血祖细胞：是造血干细胞增殖分化而来的早期祖细胞。在干细胞因子（SCF）、白细胞介素-3（IL-3）、粒-巨噬细胞集落刺激因子（GM-CSF）、血小板生成素（thrombopoietin，TPO）和红细胞生成素（erythropoietin，EPO）等造血生长因子诱导下，在体外能培养出由粒-巨噬细胞、红细胞和巨核细胞共同组成的混合性集落。

（2）红细胞系造血祖细胞：由髓系多向造血祖细胞增殖分化而来。在 IL-3、SCF 和 EPO 诱导下，早期红细胞系造血祖细胞可形成数量庞大的红系细胞集落，有些小的细胞团散在集落中心周边，形似爆炸形态，故称爆式红细胞集落，进一步在 EPO 诱导下形成晚期红细胞系造血祖细胞。

（3）粒细胞单核细胞系造血祖细胞：由髓系多向造血祖细胞增殖分化而来，是粒细胞与单核细胞共同的祖细胞。在 GM-CSF 和 IL-3 等诱导下，能形成由粒细胞与巨噬细胞共同组成的集落，或单独的粒细胞与巨噬细胞集落。

（4）巨核细胞系造血祖细胞：由髓系多向造血祖细胞增殖分化而来，主要受 TPO 诱导在体外可形成巨核细胞集落。TPO 还可加速巨核细胞分化成熟，增大细胞体积，诱导胞质内形成凸起的界膜系统和血小板颗粒，最终形成血小板。

（5）淋巴系造血祖细胞：由造血干细胞增殖分化而来。在胸腺基质细胞与 IL-2、IL-7 等存在条件下，形成前 T 细胞组成的 T 细胞集落，后者在 IL-1、IL-4 的进一步诱导下形成 T 细胞。在骨髓基质细胞与 IL-1、IL-6 等因子的诱导下，可形成由前 B 细胞形成的 B 细胞集落，再经 IL-2、IL-1 及抗原等进一步诱导形成 B 细胞与浆细胞。

（三）血细胞发生过程及细胞形态演变

血细胞的分化发育过程大致可分为原始阶段、幼稚阶段（又可分早、中、晚三期）和成熟阶段。在各系血细胞发生过程中，其形态演变有以下共同的变化规律：①胞体由大变小，但巨核细胞发生则是由小变大。②胞核由大变小，红细胞核最终消失，粒细胞核由圆形逐渐变成杆状，最后形成分叶核，巨核细胞核由小变大呈分叶状。核内染色质由细疏逐渐变成粗密，核着色由浅变深。核仁由明显渐至消失。③胞质由少变多，嗜碱性逐渐变弱，但单核细胞与淋巴细胞仍保持嗜碱性，胞质内特殊物质从无到有并逐渐增多，如红细胞中的血红蛋白、粒细胞中的特殊颗粒等。④细胞分裂能力从有到无，但淋巴细胞仍有很强的潜在分裂能力。

1. 红细胞系的发生　红细胞发生起始于红系祖细胞，经原红细胞、早幼红细胞、中幼红细胞、晚幼红细胞，后者脱核成为网织红细胞，最终成为成熟红细胞。从造血干细胞到循环血流中的成熟红细胞，其生成时间为 1 周左右。巨噬细胞可吞噬晚幼红细胞脱出的胞核，并为红细胞的发育提供铁质等营养物质（表 5-2，图 5-10）。

表 5-2　红细胞发生过程的形态演变

发育阶段和名称		胞体		胞核				胞质			分裂能力
		大小（μm）	形状	形状	染色质	核仁	核质比例	嗜碱性	着色	血红蛋白	
原始	原红细胞	14～22	圆	圆	细粒状	2～3个	>3/4	强	墨水蓝	无	有
幼稚	早幼红细胞	11～19	圆	圆	粗粒状	偶见	>1/2	很强	墨水蓝	开始出现	有
	中幼红细胞	10～14	圆	圆	粗块状	消失	约1/2	减弱	红蓝相间	增多	弱
	晚幼红细胞	9～12	圆	圆	致密块	消失	更小	弱	红	大量	无
成熟	网织红细胞	7～9	圆盘状	无				微	红	大量	无
	红细胞	7.5	圆盘状	无				无	红	大量	无

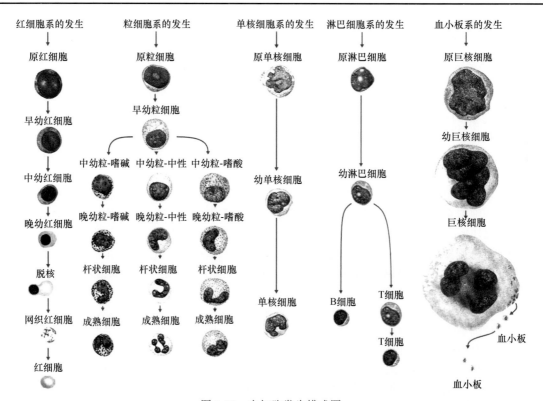

图 5-10　血细胞发生模式图

2. 粒细胞系的发生　粒细胞发生起始于粒细胞单核细胞系造血祖细胞，经原粒细胞、早幼粒细胞、中幼粒细胞、晚幼粒细胞，进而分化为杆状核粒细胞，最后生成成熟的分叶核粒细胞进入外周血。从造血祖细胞增殖分化为成熟粒细胞需 10～12 天。杆状核粒细胞和分叶核粒细胞在骨髓内储存 4～5 天后释放入血。在某些病理状态，如急性细菌感染，骨髓加速释放，外周血粒细胞可骤然增多。中性粒细胞在血液循环中停留 6～8 小时，嗜酸性粒细胞停留 6 小时，嗜碱性粒细胞也仅停留 12 小时，之后游出血管进入组织，执行功能或死亡（表 5-3，图 5-10）。

表 5-3　粒细胞发生过程的形态演变

发育阶段和名称		胞体		胞核					胞质			分裂能力
		大小（μm）	形状	形状	染色质	核仁	核质比例	嗜碱性	着色	嗜天青颗粒	特殊颗粒	
原始	原粒细胞	11～18	圆	圆	细网状	2～6个	>3/4	强	天蓝	无	无	有

续表

发育阶段和名称		胞体		胞核					胞质			分裂能力
		大小（μm）	形状	形状	染色质	核仁	核质比例	嗜碱性	着色	嗜天青颗粒	特殊颗粒	
幼稚	早幼粒细胞	13～20	圆	卵圆	粗网状	偶见	>1/2	减弱	淡蓝	大量	少量	有
	中幼粒细胞	11～16	圆	半圆	网块状	消失	约1/2	弱	浅蓝	少	增多	有
	晚幼粒细胞	10～15	圆	肾形	网块状	消失	<1/2	极弱	淡红	少	明显	无
成熟	杆状核	10～15	圆	杆状	粗块状	消失	<1/3	消失	淡红	少	大量	无
	分叶核	10～15	圆	分叶	粗块状	消失	更小	消失	淡红	少	大量	无

3. 单核细胞系的发生 单核细胞起源于粒细胞单核细胞系造血祖细胞，经原单核细胞、幼单核细胞发育为单核细胞。骨髓中单核细胞的储存量不多，一旦机体需要，幼单核细胞即加速分裂增殖以提供足量的单核细胞，单核细胞进入组织转变成巨噬细胞，其寿命从数月至数年不等，约10% 的巨噬细胞仍能复制 DNA 并具有增殖能力。

4. 淋巴细胞系的发生 淋巴细胞起源于淋巴干细胞，又称淋巴系造血祖细胞。一部分淋巴干细胞迁入胸腺后，先发育成早期胸腺细胞，继而增殖成胸腺细胞，开始出现 T 细胞抗原受体。其中95% 的胸腺细胞凋亡，仅有 5% 胸腺细胞经继续分化，进一步成熟为处女型 T 细胞。胸腺培养的处女型 T 细胞经血液运输至周围淋巴器官和淋巴组织。另一部分淋巴干细胞在骨髓微环境中先分化成前 B 细胞，经几次分裂后胞质内开始合成膜抗体分子，细胞经继续分裂成为幼 B 细胞，处女型 B 细胞经血液循环迁移到周围淋巴器官和淋巴组织。

5. 血小板系的发生 起源于巨核细胞系造血祖细胞，经原巨核细胞、幼巨核细胞发育为成熟巨核细胞，巨核细胞胞质脱落形成血小板。原巨核细胞分化为幼巨核细胞，其体积变大，胞核呈肾形，染色质凝聚变粗。由幼巨核细胞形成多倍体的巨核细胞，巨核细胞呈不规则形，直径40～70μm，核分叶，染色质呈粗块状，核仁消失，胞质内有许多血小板颗粒，滑面内质网形成网状小管将胞质分隔成若干胞质小区。巨核细胞伸出细长胞质突穿过血窦壁伸入窦腔，其末端胞质膨大脱落形成血小板。一个巨核细胞可生成2000～8000 个血小板。

五、淋　　巴

淋巴是流动在淋巴管内的液体，单向性地从毛细淋巴管流向淋巴导管，然后汇入大静脉。淋巴由淋巴液和淋巴细胞构成。淋巴液是血浆在毛细血管动脉端的部分渗出液，蛋白含量低于血浆。淋巴在流经淋巴结后，其中的细菌等异物被清除，并增加了淋巴细胞和抗体，有时还可见单核细胞。机体不同部位淋巴管内的淋巴成分也不同，在不同生理情况下，其成分也会有所变化，如肢体的淋巴清亮而透明，含蛋白质约 0.5%；小肠淋巴管中的淋巴因含许多脂肪小滴而呈乳白色，称乳糜，当进食脂肪性食物较多时，乳糜中含脂滴也增多；源于肝脏的淋巴中蛋白质约 6%。淋巴是组织液回流的辅助渠道，在维持全身各部分的组织液动态平衡中起重要作用。

红细胞形态改变的临床意义

正常红细胞呈双凹圆盘状，大小相对均一，直径约 7.5μm。胞质中央较薄，周边较厚，Wright 染色后为淡粉红色，血涂片标本呈现为向心性淡染，即中央染色较浅、周边较深，中央淡染区约为细胞直径的1/3。在病理情况下，红细胞大小、形状、染色性等均会发生改变，是临床疾病诊断的重要指标之一。

1. 直径异常 ①小红细胞：直径<6μm，血红蛋白合成障碍，表现为细胞中央染色过浅，常见于低色素性贫血，如缺铁性贫血；球形红细胞的直径也小于6μm，细胞中央淡染区消失，如珠蛋白生成障碍性贫血、遗传性球形红细胞增多症等。②大红细胞：直径>10μm，叶酸及

维生素 B_{12} 缺乏，常见于溶血性贫血、急性失血性贫血，也可见于巨幼细胞贫血。③巨红细胞：直径＞15μm，细胞呈椭圆形，血红蛋白含量高，中央淡染区经常消失，常见于叶酸和维生素 B_{12} 缺乏所导致的巨幼细胞贫血。④红细胞大小不均：细胞大小悬殊，直径可以差 1 倍以上，是病理性造血的反映，骨髓中红细胞增生明显旺盛，常见于缺铁性贫血、溶血性贫血、失血性贫血。

2. 形态异常 ①球形红细胞：见于遗传性球形红细胞增多症。②靶形红细胞：见于珠蛋白生成障碍性贫血。③镰状红细胞：见于镰状细胞贫血。④口形红细胞：见于弥散性血管内凝血、乙醇中毒。⑤红细胞碎片增多：见于溶血性贫血、巨幼细胞贫血、弥散性血管内凝血。

（田洪艳）

第 6 章　肌　组　织

思维导图

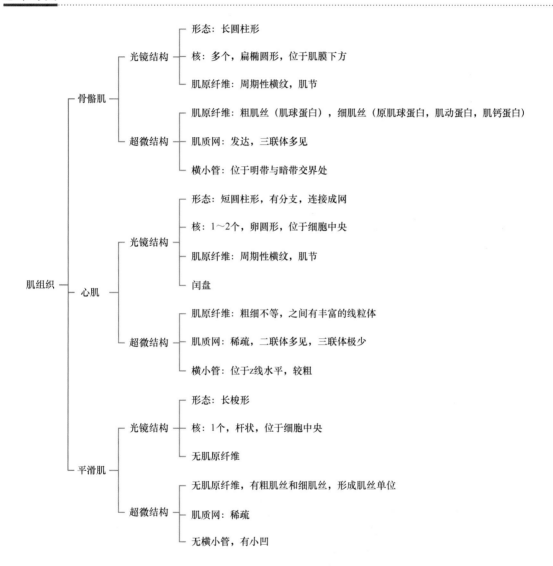

肌组织（muscular tissue）主要由肌细胞构成。肌细胞间有少量结缔组织、血管、淋巴管及神经。肌细胞呈细长纤维状，故又称肌纤维（muscle fiber），其细胞膜称肌膜（sarcolemma），细胞质称肌质（sarcoplasm），滑面内质网称肌质网（sarcoplasmic reticulum）。肌组织分骨骼肌、心肌和平滑肌三种（图 6-1）。前两种有明显的横纹，属横纹肌（striated muscle）。骨骼肌受躯体运动神经支配，属随意肌；心肌和平滑肌受自主神经支配，为不随意肌。

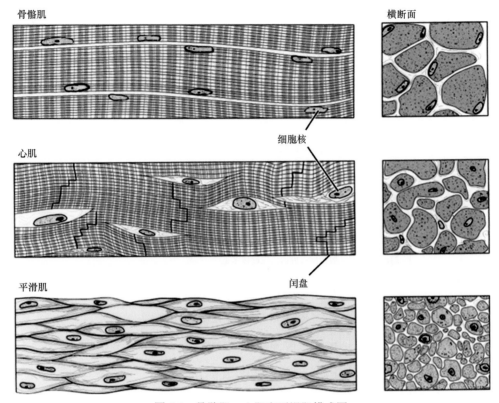

图 6-1　骨骼肌、心肌和平滑肌模式图

一、骨　骼　肌

骨骼肌（skeletal muscle）一般借助肌腱附着于骨骼上。致密结缔组织包裹在整块肌肉外面形成肌外膜（epimysium）。肌外膜的结缔组织深入肌肉内，分隔包裹形成肌束，包裹肌束的结缔组织称肌束膜（perimysium），分布在每条肌纤维外面的结缔组织称肌内膜（endomysium）（图 6-2）。结缔组织对骨骼肌具有支持、连接、营养和功能调整作用。

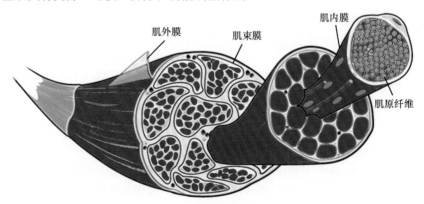

图 6-2　骨骼肌结构模式图

（一）骨骼肌纤维的光镜结构

骨骼肌纤维呈长圆柱状，直径 10～100μm，长 1～40mm，肌膜外有基膜。一条骨骼肌纤维内含有几十个甚至上百个核，核呈扁椭圆形，位于肌膜下方。骨骼肌纤维的纵切面呈现明暗相间的周期性横纹（cross striation）（图 6-3）。

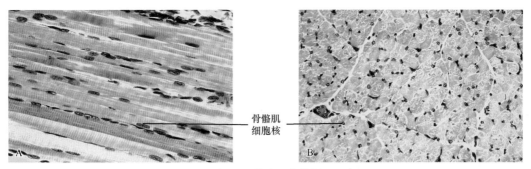

图 6-3 骨骼肌光镜图

A. 纵切面，B. 横断面

在肌质内有沿肌纤维长轴平行排列的肌原纤维（myofibril），肌原纤维呈细丝状，直径 1～2μm。每条肌原纤维上都有明暗相间的带，各条肌原纤维的明带和暗带都排列在同一平面上，因而构成了骨骼肌纤维明暗相间的周期性横纹。明带（light band）又称 I 带，暗带（dark band）又称 A 带。用油镜观察，可见暗带中央有一条浅色的带称 H 带，H 带中央有一条深色的线称 M 线，明带中央有一条深色的线称 Z 线。相邻两条 Z 线之间的一段肌原纤维称为肌节（sarcomere）。每个肌节由 1/2 I 带+A 带+1/2 I 带组成，长 2～2.5μm，是骨骼肌纤维行使收缩和舒张功能的基本结构单位（图 6-4，图 6-5）。

在骨骼肌纤维和基膜之间还有一种扁平、有突起的肌卫星细胞（muscle satellite cell），附着在肌纤维表面，当肌纤维受损时它可分化形成肌纤维，参与骨骼肌肌纤维的修复。

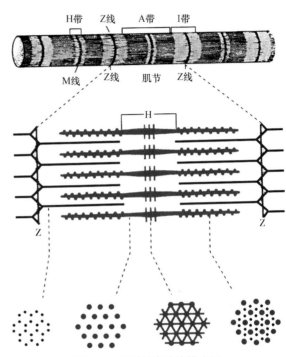

图 6-4 肌原纤维结构模式图

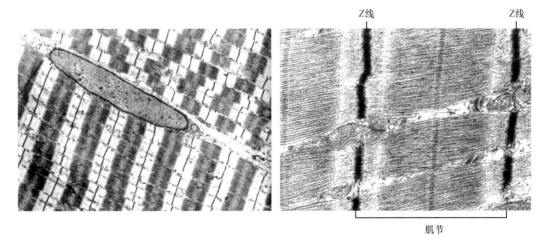

图 6-5 骨骼肌纤维电镜图

（二）骨骼肌纤维的超微结构和肌原纤维的分子构成

1. 肌原纤维（myofibril） 肌原纤维由粗肌丝和细肌丝沿肌原纤维的长轴规律排列而成

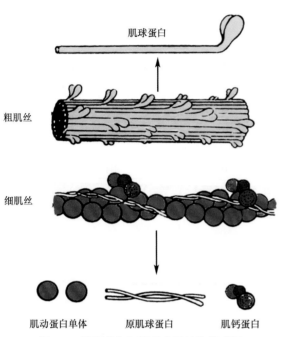

图 6-6 粗肌丝和细肌丝分子结构模式图

（图 6-4）。粗肌丝（thick myofilament）位于肌节中部，两端游离，中央固定于 M 线上。细肌丝（thin myofilament）位于肌节两侧，一端附着于 Z 线，另一端游离，插入粗肌丝之间，止于 H 带外缘。I 带仅有细肌丝，H 带仅有粗肌丝，A 带其余部分由粗、细两种肌丝共同构成（图 6-4）。在横断面上，每根粗肌丝周围有 6 根细肌丝，每根细肌丝周围有 3 根粗肌丝（图 6-4）。

粗肌丝长约 1.5μm，直径 15nm，由肌球蛋白（myosin）分子组成，肌球蛋白分子形如豆芽状，分头和杆两部分，在头和杆的连接点及杆上有两处类关节结构，可以屈动。大量肌球蛋白分子平行排列，集合成束，组成一条粗肌丝。分子尾端朝向 M 线，头朝向 Z 线，并突出于粗肌丝表面，形成横桥（cross bridge）（图 6-6）。肌球蛋白头部具有 ATP 酶活性，当头部与细肌丝的肌动蛋白接触时，ATP 酶被激活，分解 ATP 并能释放能量，使横桥屈动。

细肌丝长约 1μm，直径 5nm，由肌动蛋白（actin）、原肌球蛋白（tropomyosin）和肌钙蛋白（troponin）组成（图 6-6）。肌动蛋白由球形的肌动蛋白单体连接成串珠状，并形成双股螺旋链。每个肌动蛋白单体都有一个可与粗肌丝的肌球蛋白头部相结合的位点，但在肌纤维处于非收缩状态时，该位点被原肌球蛋白掩盖。原肌球蛋白由较短的双股螺旋多肽链组成，首尾相连，嵌于肌动蛋白双螺旋两侧的浅沟内。肌钙蛋白由 3 个球形亚单位组成：TnT 亚单位将肌钙蛋白固定于原肌球蛋白上，TnI 亚单位是抑制肌动蛋白和肌球蛋白相互作用的亚单位，TnC 亚单位可与 Ca^{2+} 结合而引起肌钙蛋白构象改变。

2. 横小管（transverse tubule） 是肌膜向肌质内凹陷形成的小管，又称 T 小管，与肌纤维长轴垂直，位于明带与暗带交界处。同一水平的横小管相互吻合，环绕在每条肌原纤维周围（图 6-7）。横小管的功能是将肌膜的电兴奋快速同步地传至每个肌节。

3. 肌质网（sarcoplasmic reticulum） 是肌纤维中特化的滑面内质网，位于横小管之间，又称纵小管（longitudinal tubule）或

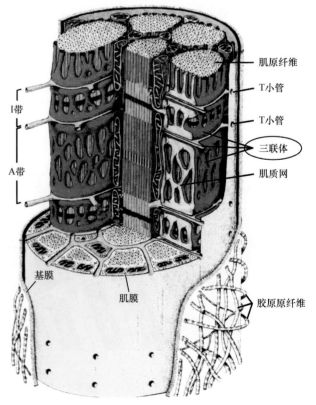

图 6-7 骨骼肌超微结构模式图

L 小管。肌质网沿肌纤维长轴纵向排列并包绕每条肌原纤维。横小管两侧的肌质网扩大呈扁囊状，称终池（terminal cisterna）。每条横小管与其两侧的终池形成三联体（triad）（图 6-7），在此部位将兴奋从肌膜传递到肌质网。肌质网膜上有钙泵和钙通道。钙泵能逆浓度差把肌质中的 Ca^{2+} 泵入肌质网内储存，使其内的 Ca^{2+} 浓度为肌质中的上千倍。当肌质网膜接受兴奋后，钙通道开放，大量 Ca^{2+} 涌入肌质。

此外，肌原纤维之间还含有线粒体（图 6-5）、糖原及少量脂滴。肌质内还含有肌红蛋白。

（三）骨骼肌的收缩机制

骨骼肌纤维的收缩机制为肌丝滑动原理，其主要过程为：①运动神经末梢将神经冲动传递给肌膜；②肌膜的兴奋经横小管传递给肌质网；③肌质网膜上的钙通道开启，大量 Ca^{2+} 涌入肌质；④ Ca^{2+} 与肌钙蛋白 C（TnC）结合，引发肌钙蛋白构象改变，进而使原肌球蛋白位置改变；⑤肌动蛋白上的位点暴露，迅即与肌球蛋白头部接触；⑥肌球蛋白 ATP 酶被激活、水解 ATP 并释放能量，肌球蛋白的头及杆发生屈动，将肌动蛋白向 M 线牵引；⑦细肌丝在粗肌丝之间向 M 线滑动，I 带和 H 带缩短，肌节缩短，肌纤维收缩（图 6-8）；⑧收缩结束后，肌质内的 Ca^{2+} 被泵回肌质网，肌钙蛋白等恢复原状，肌纤维松弛。

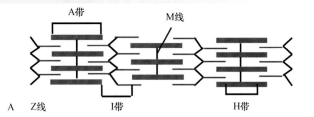

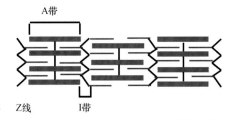

图 6-8 骨骼肌纤维收缩模式图
A. 骨骼肌舒张；B. 骨骼肌收缩

二、心 肌

心肌（cardiac muscle）分布于心壁和邻近心脏的大血管壁上，其收缩有自动节律性。

（一）心肌纤维的光镜结构

心肌纤维呈不规则的短圆柱状，直径 15～30μm，长 85～120μm，有分支，相互吻合成网。心肌纤维之间的连接处称闰盘（intercalated disk），在 HE 染色的标本中呈横线或阶梯状，染色深。心肌纤维的核呈卵圆形，1～2 个，位于细胞中央。心肌纤维也有明暗相间的周期性横纹，但不如骨骼肌明显（图 6-9）。肌质较丰富，内含线粒体、糖原及少量脂滴和脂褐素。脂褐素为溶酶体的残余体，随年龄增长而增多。

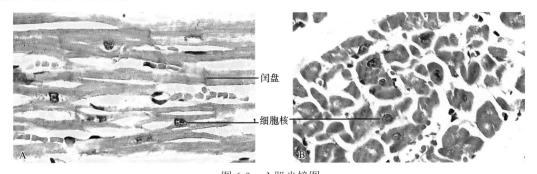

图 6-9 心肌光镜图
A. 纵切面；B. 横断面

（二）心肌纤维的超微结构

心肌纤维的超微结构与骨骼肌纤维相似，也含有粗、细肌丝及其组成的肌节，但有以下特点

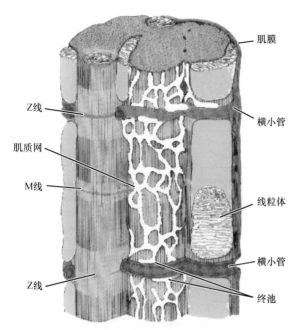

（图6-10）：①肌原纤维粗细不等，之间含有大量纵行排列的线粒体；②横小管较粗，位于Z线水平；③肌质网稀疏，纵小管不发达，终池少而小，多见横小管与一侧的终池紧贴形成二联体（diad）；④闰盘位于Z线平面，由相邻心肌纤维的突起嵌合而成，在横向连接的部分有中间连接和桥粒（图6-11，图6-12），使心肌纤维间的连接牢固；在闰盘的纵向连接部分有缝隙连接，便于细胞间信息传导，保证心肌纤维同步收缩。

图 6-10　心肌超微结构模式图

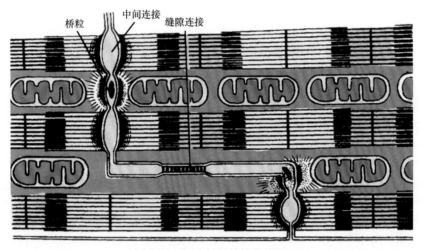

图 6-11　闰盘超微结构模式图

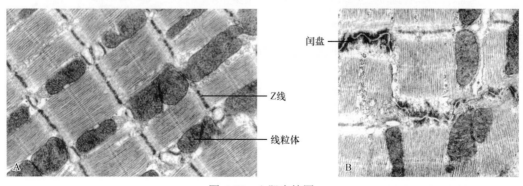

图 6-12　心肌电镜图

A. 心肌；B. 闰盘

三、平 滑 肌

平滑肌广泛分布于内脏器官和血管壁，收缩缓慢而持久。

（一）平滑肌纤维的光镜结构

平滑肌纤维无横纹，呈长梭形，有一个细胞核，呈杆状或椭圆形，位于细胞的中央（图6-13）。平滑肌纤维一般长200μm，直径8μm，大小不均。如血管壁上的平滑肌纤维短至20μm，妊娠末期子宫平滑肌纤维可长达500μm。

（二）平滑肌纤维的超微结构

平滑肌纤维内既无肌原纤维，也不形成明显的肌节结构。肌膜向肌质内凹陷形成众多的小凹（caveola），目前认为小凹相当于横纹肌的横小管（图6-14）。肌质网不发达，呈稀疏的小管状，邻近小凹。

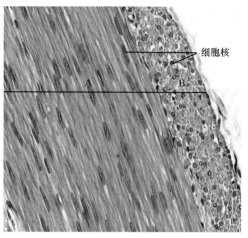

图6-13 平滑肌纤维光镜图

A.纵切面；B.横断面

密斑（dense patch）、密体（dense body）和中间丝（intermediate filament）、粗肌丝和细肌丝等结构明显可见。密斑和密体都是电子致密小体，密斑位于肌膜下，为细肌丝附着点。密体位于肌质中，为梭形小体，是细肌丝和中间丝的共同附着点，相当于横纹肌的Z线。中间丝连于密斑和密体之间，形成菱形的细胞骨架（图6-15）。粗、细肌丝主要位于细胞周边部的肌质中。细肌丝主要由肌动蛋白构成，一端固定于密斑或密体上，另一端游离。粗肌丝由肌球蛋白构成，均匀地分布在细肌丝之间，粗肌丝上没有M线，表面有成行排列的横桥，相邻两行横桥的摆动方向相反。若干条粗、细肌丝聚集形成肌丝单位，又称收缩单位（contractile unit）。平滑肌收缩是通过粗细肌丝之间的滑动完成的。由于肌丝单位在两端肌膜内侧呈螺旋排布，再加上菱形细胞骨架的存在，造成平滑肌收缩时变短、增粗，并呈螺旋状扭曲（图6-15）。

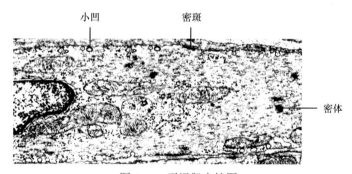

图6-14 平滑肌电镜图

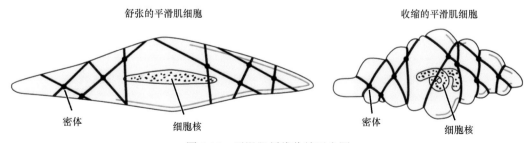

图6-15 平滑肌纤维收缩示意图

血管平滑肌

　　血管中的平滑肌细胞主要位于血管的中膜，具有维持血管形态和保持血管张力的重要作用。在正常情况下，血管平滑肌细胞处于一种收缩表型，以收缩功能为主；而当其受到生物化学物质或机械刺激作用后会转变成分泌表型，表现为收缩力下降，迁移、增殖能力增强，以及分泌细胞外基质能力增强，这些异常变化会使血管狭窄，导致动脉粥样硬化等疾病的发生与发展。

（周　雯）

第7章 神经组织

思维导图

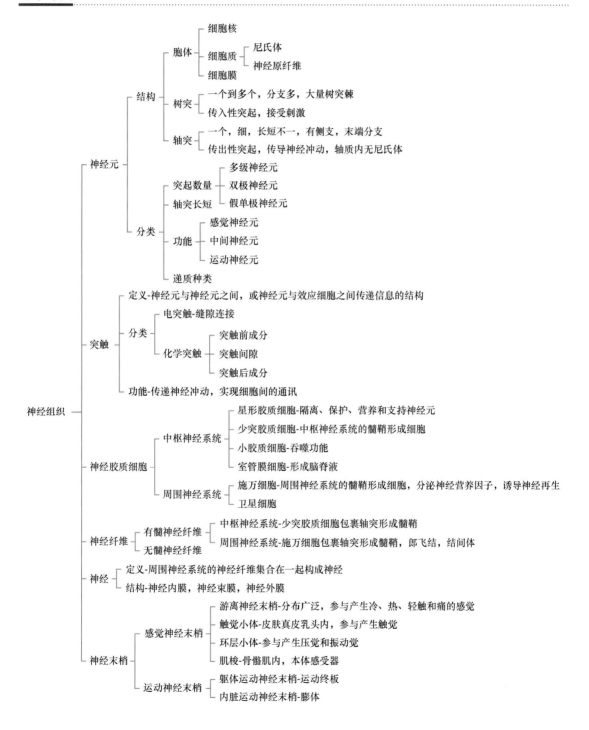

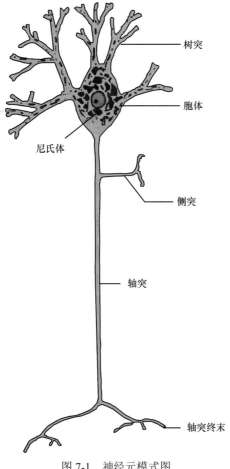

树突

胞体

尼氏体

侧突

轴突

轴突终末

图 7-1　神经元模式图

神经组织主要由神经细胞（nerve cell）或称神经元（neuron）和神经胶质细胞（neuroglial cell）组成。神经元约有 10^{12} 个，是神经系统的结构和功能单位，彼此联系形成复杂的神经网络，通过接受刺激、整合信息和传导冲动将信息传递到肌纤维、腺体等效应细胞发挥效应。神经胶质细胞遍布于神经元之间，数量是神经元的 10～50 倍，对神经元起支持、营养、保护、绝缘和修复等作用。近年的研究显示神经胶质细胞也参与神经元的一些生理活动，二者的形态和功能虽有差别，但它们是密切相关的统一体。此外，神经组织中的神经干细胞，由于具有向神经细胞和神经胶质细胞分化的潜能，其研究和应用正受到广泛重视。

一、神　经　元

神经元是一种特化的非分裂细胞，其形态多种多样，由胞体和突起组成。胞体包括细胞膜、细胞核和细胞质，突起分为树突和轴突（图 7-1）。

■（一）神经元的结构

1. 胞体〔cell body 或 soma〕　是神经元的代谢和营养中心。主要存在于大脑与小脑的皮质、脊髓和脑干的灰质及神经节内。其形态各异，有锥体形、梨形、球形、星形等，大小不一，直径 5～150μm。

（1）细胞膜（cell membrane）：是可兴奋膜，未受刺激时表现出膜外为正、膜内为负的跨膜电位差（即静息电位），当受到特定刺激时能产生明显的电位变化，即动作电位，或神经冲动，并能沿细胞膜向周围传播。

神经元的细胞膜与其他细胞相似，也是脂质双层膜性结构，膜上镶嵌有不同功能的蛋白质。神经元细胞膜的性质取决于膜蛋白的种类、数量、结构和功能。有些膜蛋白是特异性的受体（receptor），可与相应的神经递质相结合，使特定的离子通道开放。有些膜蛋白是离子通道，比如 Ca^{2+} 通道、K^+ 通道、Na^+ 通道和 Cl^- 通道等。此外，神经元细胞膜表面还有糖蛋白（如神经细胞粘连分子）和糖脂（如神经节苷脂），参与细胞识别等活动。

（2）细胞核（nucleus）：多位于神经元胞体中央，大而圆，异染色质少，故着色浅，核仁大而明显。

（3）细胞质（cytoplasm）：神经元胞体的细胞质又称核周质（perikaryon），除了高尔基复合体、线粒体，溶酶体和中心粒这些一般细胞器外，还有大量的尼氏体和神经原纤维。此外还有大量脂褐素，随年龄增长而增多（图 7-2）。

1）尼氏体（Nissl body）：具有强嗜碱性（图 7-3A）。不同神经元的尼氏体形态和大小不一，如脊髓前角运动神经元，尼氏体数量多，呈粗大的斑块状。而神经节内的神经元，尼氏体呈细颗粒状，散在分布。电镜下，尼氏体由许多平行排列的粗面内质网及其间的游离核糖体构成。尼氏体是神经元合成蛋白质的部位，合成的蛋白质包括更新细胞器所需的结构蛋白、合成神经递质所需的酶类及肽类的神经调质。

2）神经原纤维（neurofibril）：银染的切片标本中，胞质内可清晰地显示出交织成网并向树突和轴突延伸的棕黑色丝状结构，此即神经原纤维（图 7-3B）。电镜下，神经原纤维由神经丝（neurofilament）和微管构成。神经丝是神经元内的中间丝，直径约 10nm。微管直径约 25nm，壁厚约 6nm。神经丝和微管共同构成神经元的细胞骨架（cytoskeleton），既具有支持作用，还参与胞质内的物质转运。微管蛋白是组成微管的主要成分，还有其他一些蛋白质也参与微管结构装配，总称为微管相关蛋白。神经元的树突和轴突内含有不同类型的微管相关蛋白，用免疫组织化学方法可以借以区分树突和轴突。

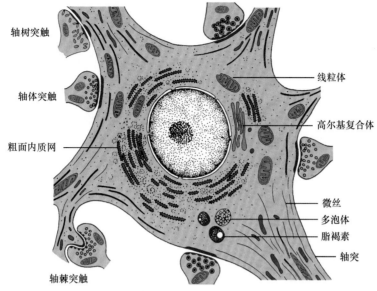

图 7-2　神经元与突触超微结构模式图

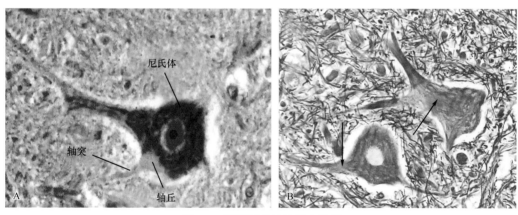

图 7-3　脊髓运动神经元光镜图
A. 尼氏体（HE 染色）；B. 神经原纤维（银染，箭头）

2. 突起（process 或 neurite）　突起自胞体伸出，其长短、数量与形态因不同神经元而异，包括树突和轴突。

（1）树突（dendrite）：一个神经元有一个或多个树突，一般自胞体发出后即反复分支，逐渐变细，形如树枝状。树突内的结构与胞体相似，也含有尼氏体、神经原纤维等。树突表面可见许多棘状突起，称树突棘（dendritic spine），是神经元间形成突触的主要部位。树突具有接受刺激并将冲动传入神经元胞体的功能，树突的分支和树突棘可扩大神经元接受刺激的表面积。

（2）轴突（axon）：一个神经元只有一个轴突。轴突较细而长，表面光滑，直径均一。轴突分支少，通常是在距胞体较远或近终末处才有分支，多呈直角分出，称侧支，直径一般与主干相同。轴突末端分支较多，称轴突终末（axonal terminal）。光镜下胞体发出轴突的部分常呈圆锥形，称为轴丘（axon hillock，图 7-3A），轴丘内无尼氏体，所以染色较浅。轴突表面的细胞膜称轴膜

（axolemma），其内的胞质称轴质（axoplasm）。轴质内有大量与轴突长轴平行排列的微管和神经丝，并含有微丝、线粒体、滑面内质网和小泡，但无粗面内质网和高尔基复合体。轴突起始段的轴膜较厚，此处轴膜容易引起电兴奋，是神经元产生神经冲动的起始部，神经冲动产生以后沿着轴膜传到轴突终末。所以轴突的主要功能是传导神经冲动。

　　轴突的生长具有方向性，它沿一定的路线生长，精确地抵达与之相关的细胞，形成严密的神经网络。神经元发育或再生时，其突起的末端膨大，称为生长锥。生长锥生长活跃，其定向生长的机制与细胞间识别、细胞与基质的识别及细胞与微环境相互作用等有关。轴突内的物质是流动的，称为轴质流。轴突内的物质转运称轴突运输（axonal transport，图 7-4）。胞体内新形成的微丝、微管和神经丝缓慢地（0.1～0.4mm/d）向轴突终末转运，称慢速轴突运输；此外还有一种轴膜更新所需的蛋白质、线粒体、含神经递质的小泡及合成递质所需的酶等由胞体向轴突终末的运输为快速轴突运输，其运输速度为 100～400mm/d。轴突内物质由胞体向轴突终末的运输称顺向轴突运输（anterograde axonal transport）；反之，轴突终末内的代谢产物或由轴突终末摄取的物质，如蛋白质、小分子物质、由邻近细胞产生的神经营养因子或一些外源性物质如病毒、毒素及神经束路追踪时注射的示踪剂可逆向转运到胞体，称逆向轴突运输（retrograde axonal transport）。轴突运输与微管的作用密切相关，微管与轴质中的动力蛋白（dynein）相互作用，可推动小泡向一定方向移动。此外，微丝也与轴突运输作用有关。

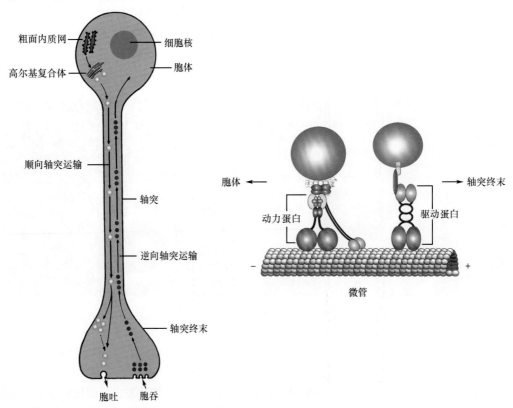

图 7-4　轴突运输模式图

（二）神经元的分类

　　神经元有不同的分类方法。按照神经元突起的数量，分为以下 3 类（图 7-5）。①假单极神经元（pseudounipolar neuron）：如脑神经节和脊神经节细胞，从胞体发出一个突起，但在距胞体不远处呈"T"形分为两支，一支进入中枢称中枢突（central process），另一支分布到外周组织或器官，称周围突（peripheral process）。按神经冲动的传导方向，假单极神经元的中枢突传出神经冲动，为轴突；周围突接受刺激，为树突。但因周围突细而长，在形态上与轴突相似，故也称轴突。②双极神经元（bipolar neuron）：具有两个突起，即一个树突和一个轴突，如耳蜗神经节和视网膜的双极神经元。③多极神经元（multipolar neuron）：具有两个以上的突起，即一个轴突和多个树突，如大脑皮质和脊髓前角运动神经元。

　　按照神经元功能的不同，分以下 3 类（图 7-6）。①感觉神经元（sensory neuron）或称传入神经元（afferent neuron）：多为假单极神经元，胞体位于脑脊神经节内，构成周围神经的传入神经，可接受体内、外刺激并将信息传入中枢。②运动神经元（motor neuron）或称传出神经元（efferent neuron）：一般为多极神经元，胞体主要位于中枢神经系统灰质和自主神经节内，负责将神经冲动传递给肌细胞或腺细胞。③中间神经元（interneuron）：主要为多极神经元，位于前两种神经元之间，起联络和调节作用。

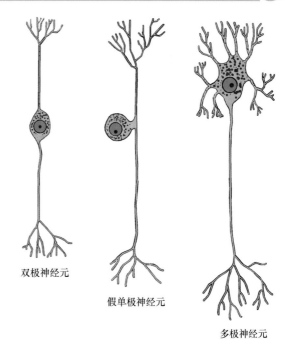

双极神经元

假单极神经元

多极神经元

图 7-5　神经元类型模式图

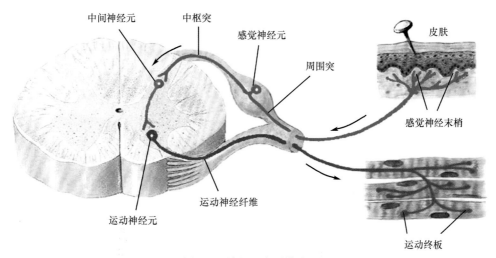

图 7-6　神经元类型模式图

　　按照神经元轴突的长短，神经元可分为具有大胞体和长轴突的 Golgi Ⅰ型神经元和具有小胞体和短轴突的 Golgi Ⅱ型神经元，前者的轴突可长达 1m 以上，后者的轴突可短至数微米。

　　按照神经元释放的神经递质或神经调质的种类不同，神经元可分为胆碱能神经元、胺能神经元、去甲肾上腺素能神经元、肽能神经元、氨基酸能神经元等。

二、突　　触

　　突触（synapse）是神经元与神经元之间，或神经元与非神经元之间传递信息的结构。神经元之间借助突触彼此联系，构成机体复杂的神经网络，实现神经系统的各种功能活动。在神经元之间的连接中，最常见的是上一级神经元的轴突终末与下一级神经元的树突、树突棘或胞体形成轴树突触、轴棘突触或轴体突触。此外，还有轴轴、树树和体体突触（图 7-2，图 7-7）。根据传递信息的方式不同，突触分为化学突触（chemical synapse）和电突触（electrical synapse），前者以神经递质作为信息传递的媒介，后者即缝隙连接，以电流传递信息。

（一）化学突触的结构

化学突触由突触前成分（presynaptic element）、突触间隙（synaptic cleft）和突触后成分（postsynaptic element）组成（图 7-8）。突触前成分和突触后成分彼此相对的细胞膜膜分别称为突触前膜和突触后膜，两膜之间的狭窄间隙称为突触间隙，宽 15～30nm。突触前成分通常是神经元的轴突终末，在银染标本上呈现棕褐色球状膨大，附着在另一神经元的树突或胞体上，称突触小体（synaptic knob）（图 7-7）。

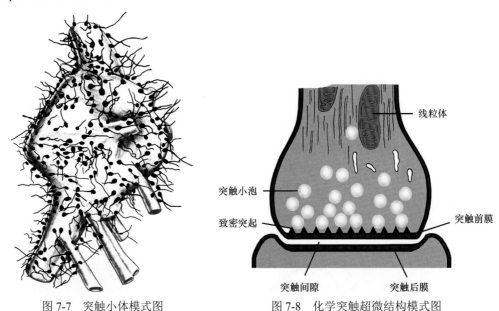

图 7-7　突触小体模式图　　　　图 7-8　化学突触超微结构模式图

电镜下，突触前成分内含许多突触小泡（synaptic vesicle）及少量线粒体、滑面内质网、微管、微丝等。突触小泡呈圆形或扁平状，内含有神经递质或神经调质，根据其大小及有无致密核心，可分为小清亮小泡、小颗粒小泡和大颗粒小泡。小突触小泡直径 40～60nm，大突触小泡直径可达 200nm。含乙酰胆碱的突触小泡多为小圆形清亮状，含氨基酸类递质的多呈扁平清亮状，含胺类递质的则呈小颗粒状，而含肽类递质的往往是大颗粒小泡。突触前膜胞质面附有一些致密物质，因此比一般细胞膜膜略厚。突触小泡表面附有一种称为突触素Ⅰ的突触小泡相关蛋白，它将突触小泡与细胞骨架相连。在突触前膜还有电子密度高的锥形致密突起突入胞质内，突起间容纳突触小泡。

突触后成分主要为突触后膜（postsynaptic membrane），在其胞质面附着有致密物质，称突触后致密物，故突触后膜较一般细胞膜明显增厚，其上有特异性神经递质和调质的离子通道和受体。根据突触前后膜致密物质厚度差异的大小，突触可分为Ⅰ型和Ⅱ型突触。Ⅰ型突触的突触后膜附着的致密物质明显较突触前膜厚，二者不对称，突触间隙较宽（30nm），因此也称非对称性突触。Ⅱ型突触前后膜致密物质较少，二者厚度相近，突触间隙较窄（20nm），称对称性突触。

（二）化学突触的功能

突触前膜富含电位门控通道，突触后膜则富含化学门控通道和受体。当神经冲动沿轴膜传至突触前膜时即触发前膜上的电位门控 Ca^{2+} 通道开放，细胞外的 Ca^{2+} 进入突触前成分，在 ATP 参与下，使突触素Ⅰ磷酸化，降低了它和突触小泡的亲和力，突触小泡脱离细胞骨架，移向突触前膜，与突触前膜锚定、融合，通过出胞作用将神经递质释放到突触间隙内。其中部分神经递质与突触后膜上相应受体结合，引起与受体偶联的化学门控通道开放，使相应离子进出，改变突触后膜内、外离子的分布，产生兴奋或抑制性变化，进而影响所支配的效应细胞的活动。使突触后膜发生兴奋的突触，称兴奋性突触（excitatory synapse），而使后膜发生抑制的称抑制性突触（inhibitory synapse）。突触的兴奋或抑制决定于神经递质及其受体的种类。

（三）突触可塑性

突触并不是固定、静止的结构，甚至在发育成熟的神经系统内突触都能发生适应性变化。突触在形态和传递效能上的改变称为突触可塑性（synaptic plasticity）。

突触形态的可塑性改变可表现为突触数目及突触界面曲率的改变，树突棘形态及数量的改变，突触后致密物厚度、长度、面积的改变，突触前小泡的重新分布和小泡数目的变化，前后相对膜面积的大小，突触传递点即活性区数目变化等。

突触传递效能上的可塑性改变可表现为长时程增强和长时程抑制。长时程增强即特定的神经元活动所引起的突触效应持续增强，长时程抑制即突触强度的使用性压抑（包括不同的突触修饰引起的效应降低）。

研究证明，突触可塑性参与了记忆的获取、巩固和提取，是研究学习记忆的最佳细胞分子模型。

三、神经胶质细胞

神经胶质细胞（neuroglial cell）简称神经胶质（neuroglia）或胶质细胞（glial cell），广泛分布于中枢和周围神经系统。神经胶质细胞也具有突起，但不分树突和轴突，也无传导神经冲动的功能。用 HE 染色只能显示神经胶质细胞的核和少量胞质，用镀银染色和免疫组织化学染色可以显示神经胶质细胞的全貌。

（一）中枢神经系统的神经胶质细胞

1. 星形胶质细胞（astrocyte） 数量最多、体积最大的一种神经胶质细胞。胞体呈星形，核大、圆形或椭圆形、染色较浅，核仁不明显。胞质内有交织走行的胶质丝（glial filament），组成胶质丝的蛋白质称胶质原纤维酸性蛋白，用免疫细胞化学方法能特异性地显示出这类细胞。星形胶质细胞的突起末端常膨大形成脚板（foot plate）或终足（end foot），贴附在毛细血管壁上形成血-脑屏障的神经胶质膜，或伸到脑和脊髓的表面形成胶质界膜。星形胶质细胞可分泌神经营养因子，对神经元的分化及功能的维持以及创伤后的可塑性变化有重要作用。在中枢神经系统损伤时，星形胶质细胞增殖形成胶质瘢痕修补缺损。星形胶质细胞可分为两种（图7-9）。

（1）原浆性星形胶质细胞（protoplasmic astrocyte）：多分布在灰质，突起较短粗，分支较多，胞质内的胶质丝少。

（2）纤维性星形胶质细胞（fibrous astrocyte）：多分布在白质，突起细长，分支较少，胞质内含大量胶质丝。

2. 少突胶质细胞（oligodendrocyte） 位于神经元胞体及轴突周围，在银染标本中突起比星形胶质细胞小而少（图7-9），但用特异性的免疫组织化学方法，其突起并不是很少，而且分支极多。少突胶质细胞是中枢神经系统的髓鞘形成细胞，其突起末端扩展成扁平薄膜，包卷神经元的轴突形成髓鞘。

3. 小胶质细胞（microglia） 神经胶质细胞中最小的一种，胞体较小，呈长椭圆形，

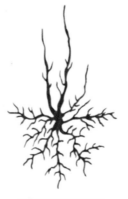
原浆性星形胶质细胞

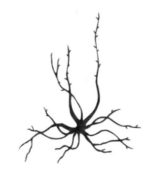
纤维性星形胶质细胞

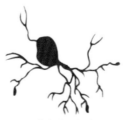
少突胶质细胞

小胶质细胞

图 7-9 中枢神经系统神经胶质细胞模式图

常在胞体长轴的两端伸出两个较长突起，反复分支，其表面有小棘突。胞核小，呈椭圆形或三角形，染色较深（图7-9）。小胶质细胞属于单核吞噬细胞系统，可能来源于血液中的单核细胞。在正常情况下，小胶质细胞是静止的，但在中枢神经受损时，可转变为巨噬细胞，清除细胞碎屑及退化变性的髓鞘。此外，小胶质细胞还具有免疫功能，是中枢神经系统的抗原呈递细胞和免疫效应细胞。

4. 室管膜细胞（ependymal cell） 为覆盖在脑室和脊髓中央管腔面的一层立方或柱状细胞，其表面有大量微绒毛，部分细胞有纤毛，其摆动有助于脑脊液流动；有的细胞基部发出细长突起伸向脑及脊髓深部，称伸长细胞。室管膜细胞具有支持和保护作用，脉络丛的室管膜细胞可参与脑脊液形成。

（二）周围神经系统的神经胶质细胞

1. 施万细胞（Schwann cell） 又称神经膜细胞，是周围神经系统的髓鞘形成细胞。施万细胞外表面有基膜，也能产生神经营养因子，在神经纤维的再生中起重要作用。

2. 卫星细胞（satellite cell） 是包绕在神经节细胞周围的一层扁平或立方细胞，核呈圆形或卵圆形，染色较深，具有营养和保护神经节细胞的功能。

四、神经营养因子和神经干细胞

（一）神经营养因子

神经营养因子是由不同类型细胞产生的一类对神经元的生长、分化和存活等有支持或促进作用的化学物质。主要有三大类：①神经营养素家族，包括神经生长因子、脑源性神经营养因子、神经营养素3、神经营养素4/5、神经营养素6等；②睫状神经营养因子；③胶质细胞源性神经营养因子。

神经营养因子以靶源性、自分泌和旁分泌的方式，通过其低亲和力受体p75NTR和高亲和力受体Trk，对神经元的生长、发育、分化、存活、凋亡和损伤后修复进行调节。

（二）神经干细胞

研究表明，神经干细胞（neural stem cell）不仅存在于胚胎时期，而且存在于成年动物的中枢神经系统。同其他组织的干细胞一样，神经干细胞具有自我增殖和多向分化的特点。体外培养的神经干细胞能够自我增殖和集落生长，并分化为神经元和神经胶质细胞。出生后成体神经干细胞主要分布在脑和脊髓的室管膜下区、大脑海马区。神经干细胞发育过程中表达多种阶段性标志蛋白质，其中的巢蛋白（entactin）是目前检测神经干细胞的常用标志物之一。

对于神经系统退行性病变及严重脑损伤，神经干细胞不仅能促进神经元的再生及脑组织的修复，而且通过基因操作，可作为载体用于神经系统疾病的基因治疗。神经干细胞移植是一种非常有潜在价值的治疗手段，神经干细胞移植有可能替代衰老死亡的神经元，重建脑功能。

五、神经纤维和神经

（一）神经纤维

神经纤维（nerve fiber）由神经元的长轴突和包在它外面的神经胶质细胞组成。根据神经胶质细胞是否形成髓鞘（myelin sheath），将神经纤维分为有髓神经纤维和无髓神经纤维两种。神经纤维主要构成中枢神经系统的白质和周围神经系统的脑神经、脊神经和植物神经。

1. 有髓神经纤维（myelinated nerve fiber）

（1）周围神经系统的有髓神经纤维（myelinated nerve fiber in peripheral nervous system）：由施万细胞包绕轴突构成。多个施万细胞呈长卷筒状一个接一个套在轴突外面形成形似藕节的节段性髓鞘。相邻施万细胞不连接，在神经纤维上有一无髓鞘的缩窄部位称郎飞结（Ranvier node），该部位轴膜裸露，可发生膜电位变化。相邻郎飞结之间的一段神经纤维称结间体（internode），一个结间体的髓鞘由一个施万细胞形成。这类神经纤维的轴突除起始段、终末及郎飞结等处外，均包裹有髓鞘（图 7-10）。电镜下可见每一个结间体的髓鞘是由一个施万细胞的双层胞膜呈同心圆反复环绕轴突所构成的明暗相间的板层样结构（图 7-11）。施万细胞核呈长椭圆形，位于髓鞘边缘的少量胞质内。施万细胞外有一层基膜，基膜与施万细胞最外面的一层细胞膜共同构成神经膜（neurilemma）。髓鞘主要成分为脂蛋白，称髓磷脂（myelin），主要由类脂（占 80%）和蛋白质所组成。在常规染色标本上，因髓鞘中的类脂被溶解，仅见残存的网状蛋白质（图 7-10）。在锇酸固定和染色的标本上，髓鞘呈黑色，在其纵切面上可见数个呈漏斗形的斜裂，称施-兰切迹，由施万细胞围绕轴突缠绕过程

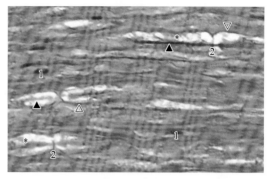

图 7-10　周围神经有髓神经纤维纵切面光镜图
1. 施万细胞核；2. 示郎飞结；实三角示轴突；
空三角示神经膜；星号示髓鞘

中残留在髓鞘板层内的胞质形成，是施万细胞内、外边缘胞质相通的螺旋性通道。

　　在髓鞘的形成过程中，伴随轴突一起生长的施万细胞表面凹陷形成一条纵沟，轴突陷入纵沟内，沟缘的细胞膜相贴形成轴突系膜。轴突系膜不断伸长并反复包绕轴突，将胞质挤到细胞的内外边缘和两端郎飞结处，从而在轴突周围形成许多同心圆环绕的螺旋状板层膜（图 7-11）。

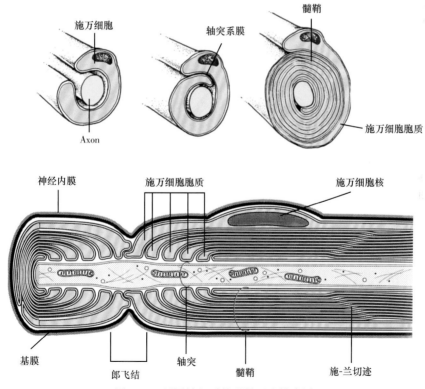

图 7-11　周围神经系统髓鞘形成模式图

　　（2）中枢神经系统的有髓神经纤维（myelinated nerve fiber in central nervous system）：其基本结构与周围神经系统的有髓神经纤维相同，但髓鞘由少突胶质细胞突起末端的扁平薄膜包卷轴突形成（图 7-12）。一个少突胶质细胞有多个突起分别包卷多个轴突，其胞体位于神经纤维之间。中枢神经系统的有髓神经纤维的外表面没有基膜，髓鞘内也无施-兰切迹。

　　2. 无髓神经纤维（unmyelinated nerve fiber）

　　（1）周围神经系统的无髓神经纤维（unmyelinated nerve fiber in peripheral nervous system）：施

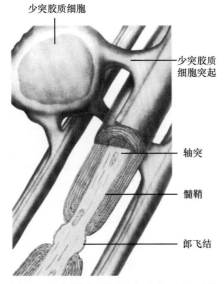

少突胶质细胞

少突胶质
细胞突起

轴突

髓鞘

郎飞结

图 7-12　少突胶质细胞与中枢神经系统
有髓神经纤维关系模式图

万细胞表面有数量不等、深浅不一的纵沟，轴突位于沟内，一个施万细胞可包裹多条轴突，但施万细胞膜不形成髓鞘包裹（图 7-13）。由于相邻的施万细胞紧密衔接，故无郎飞结。

（2）中枢神经系统的无髓神经纤维（unmyelinated nerve fiber in central nervous system）：轴突外面无神经胶质细胞包裹，轴突裸露。

神经纤维的功能主要是传导神经冲动。髓鞘含大量类脂具有疏水性，在轴膜和组织液之间起绝缘作用；再者，髓鞘的电阻比轴膜高很多，电容却很低，电流只能使郎飞结处的轴膜产生兴奋。所以有髓神经纤维轴突起始段产生的神经冲动，只能通过郎飞结处的轴膜传导，从一个郎飞结到下一个郎飞结呈跳跃式传导，故传导速度较快。有髓神经纤维的轴突越粗，其髓鞘也越厚，结间体越长，神经冲动跳跃的距离便越大，传导速度也越快。无髓神经纤维因无髓鞘和郎飞结，其神经冲动的传导是沿着轴突连续进行，故传导速度较慢。

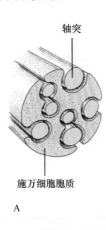

轴突

施万细胞胞质

A

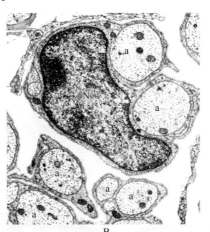

B

图 7-13　周围神经系统无髓神经纤维模式图和电镜图
A. 周围神经系统无髓神经纤维模式图；B. 周围神经系统无髓神经纤维电镜图；a. 轴突；N. 施万细胞核

（二）神经

结缔组织包裹周围神经系统的神经纤维构成神经（nerve）。大多数神经同时含有感觉和运动神经纤维。在结构上，多数神经同时含有髓经纤维和无髓神经纤维。每条神经纤维周围的结缔组织称神经内膜（endoneurium）。若干神经纤维集合形成神经纤维束，包绕在神经纤维束周围的称神经束膜（perineurium）。神经束膜由外层的结缔组织和内层的神经束膜上皮组成，后者为多层扁平上皮细胞，细胞间有紧密连接，对进出神经纤维束的物质起屏障作用。许多神经纤维束聚合成一根神经，其外围的结缔组织称神经外膜（epineurium）（图 7-14）。

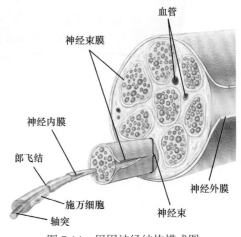

血管

神经束膜

神经内膜

郎飞结

施万细胞

轴突

神经束

神经外膜

图 7-14　周围神经结构模式图

六、神经末梢

神经末梢（nerve ending）是周围神经纤维的终末部分，分布于全身各组织、器官内。按其功能可分为感觉神经末梢和运动神经末梢。

（一）感觉神经末梢

即感觉神经元（假单极神经元）周围突的终末部分，该终末与其附属结构共同形成感受器（receptor）。它能感受人体内外的各种刺激，并转化为神经冲动，传向中枢。感觉神经末梢（sensory nerve ending）按其结构又可分为游离神经末梢和有被囊感觉神经末梢两类。

1. 游离神经末梢（free nerve ending）结构较简单，由较细神经纤维的终末反复分支形成。在表皮、角膜和各型结缔组织中广泛分布（图7-15）。感受应力、温度和某些化学物质的刺激，参与产生疼痛、轻触、冷、热等刺激。

2. 有被囊神经末梢（encapsulated nerve ending） 此种感觉神经末梢形式繁多，大小不一，但外面均包有结缔组织被囊，常见的有：

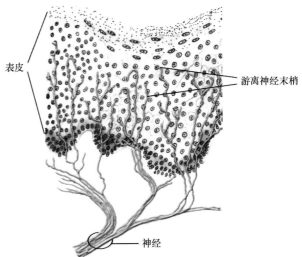

图7-15 表皮中游离神经末梢模式图

（1）触觉小体（tactile corpuscle）：分布在皮肤的真皮乳头内，以手指掌面和足趾底面最多。小体呈椭圆形，长轴与皮肤表面垂直，周围包有结缔组织囊，内有许多横列的扁平细胞（图7-16A）。有髓神经纤维进入小体时失去髓鞘穿入被囊内，分支盘绕在扁平细胞间。触觉小体可感受触觉。

（2）环层小体（lamellar corpuscle）：此种小体分布广泛，多见于真皮深层、皮下组织、腹膜、韧带和肠系膜。小体多呈圆形或椭圆形，大小不一。小体的被囊是由数十层扁平细胞呈同心圆排列组成，小体的中轴为一均质性的圆柱体，有髓神经纤维失去髓鞘后进入圆柱体内（图7-16B）。环层小体主要感受较强的应力，参与产生振动觉和压觉。

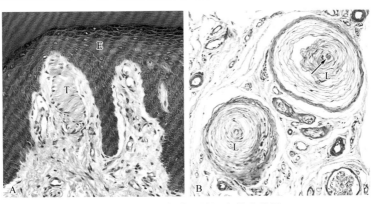

图7-16 有被囊感觉神经末梢光镜图

A. 位于表皮（E）下真皮乳头内的触觉小体（T）；B. 位于真皮网状层的环层小体（L），箭头示轴突

（3）肌梭（muscle spindle）：广泛分布于全身骨骼肌中的细长梭形小体，表面有结缔组织被囊，其内含有若干条较细的骨骼肌纤维，称梭内肌纤维。梭内肌纤维的细胞核集中于肌纤维中央而使中段膨大。感觉神经纤维进入肌梭时失去髓鞘，其终末分支环绕梭内肌纤维的中段，或呈花枝样

终止于梭内肌纤维。此外，肌梭内还有一种细的运动神经纤维，它来自脊髓前角的小型神经元（γ神经元），分布于梭内肌纤维的两端（图 7-17）。肌梭位于肌纤维束之间，当肌肉收缩或伸张时梭内肌纤维被牵拉，从而刺激神经末梢，产生神经冲动，传向中枢而产生感觉，故肌梭可以感受骨骼肌的伸缩状态，属于本体感受器，对骨骼肌的活动起调节作用。

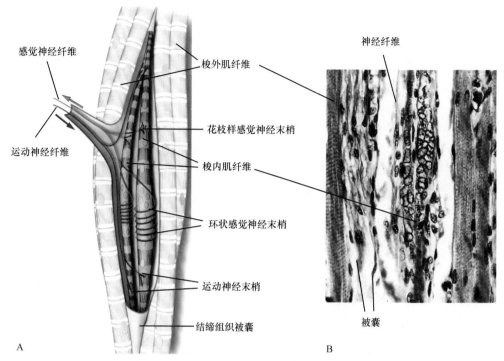

图 7-17　肌梭模式图和光镜图
A.肌梭模式图；B.肌梭纵切面光镜图

（二）运动神经末梢

即运动神经元的轴突在腺体和肌组织的终末结构，支配腺体的分泌和肌纤维的收缩。该终末与邻近组织共同组成效应器（effector）。运动神经末梢（motor nerve ending）分为躯体运动神经末梢和内脏运动神经末梢。

1. 躯体运动神经末梢（somatic motor nerve ending）　为分布于骨骼肌内的运动神经末梢。来自脊髓灰质前角或脑干运动神经元的轴突到达所支配的骨骼肌细胞后失去髓鞘，反复分支，每一分支终末呈葡萄状膨大，与一条骨骼肌纤维形成化学突触连接，此连接区呈椭圆形板状隆起，称运动终板（motor end plate），或称神经肌连接（neuromuscular junction）（图 7-18A）。

电镜下，运动终板处的肌纤维向内凹陷成浅槽，槽底的肌膜为突触后膜，凹陷处形成许多深沟和皱褶，使突触后膜的表面积增大（图 7-18B）。轴突终末嵌入浅槽内，此处的轴膜为突触前膜。轴突终末（突触前成分）内的突触小泡中含有乙酰胆碱，当神经冲动到达运动终板时，乙酰胆碱释放，与突触后膜上的受体结合使肌膜兴奋。兴奋经骨骼肌横小管系统传导至整个肌纤维，引起肌纤维收缩。一个运动神经元可支配一至多条肌纤维，而一条骨骼肌纤维通常只受一个轴突分支支配。一个运动神经元的轴突及其分支所支配的全部肌纤维组成一个运动单位（motor unit），运动单位越小，产生的运动越精细。

2. 内脏运动神经末梢（visceral motor nerve ending）　分布于内脏及心血管的平滑肌、心肌及腺上皮等处的运动神经末梢。内脏运动神经纤维多为无髓神经纤维，轴突较细，其终末结构简单，呈串珠状膨大，称为膨体（图 7-19），附于平滑肌纤维表面或腺细胞间，与之建立突触。

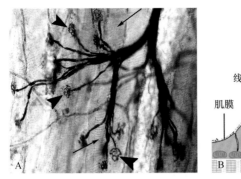
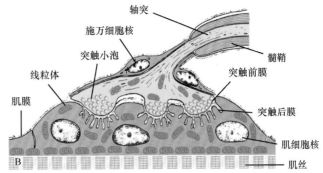

图 7-18　运动终板光镜图和模式图

A. 运动终板光镜图（镀金法染色）；B. 运动终板超微结构模式图

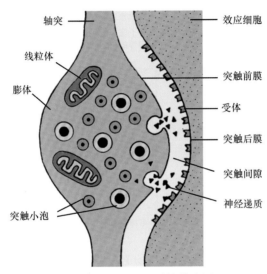

图 7-19　膨体超微结构模式图

多发性神经病

　　多发性神经病也称末梢性神经病，临床上主要表现为四肢远端对称性运动感觉障碍、下运动神经元瘫痪和（或）自主神经功能障碍。感觉障碍表现为肢体远端对称性各种感觉缺失，呈手套-袜套样分布，也有感觉异常，如针刺、烧灼、触痛和感觉过度等刺激性症状。运动障碍为肢体远端下运动神经元性瘫痪，表现为远端对称性肌无力、肌萎缩和肌束震颤等。自主神经障碍可有肢体远端皮肤发凉、多汗或无汗等。常见病因有药物、化学品、重金属、乙醇等中毒，营养缺乏和代谢障碍性疾病等。主要病理改变为周围神经轴突变性、节段性脱髓鞘，均以周围神经远端最明显，轴突变性由远端向近端发展，表现为逆死性神经病。

（廖　敏　王　旸）

第 8 章 神 经 系 统

思维导图

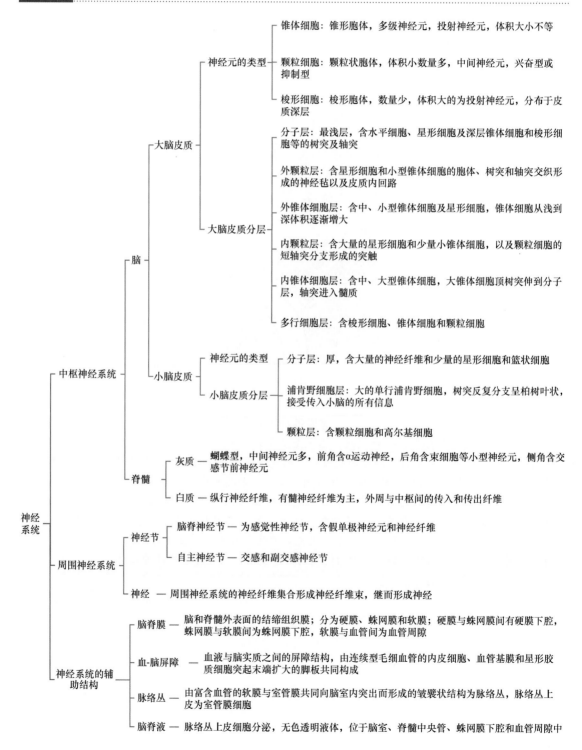

神经系统（nervous system）主要由神经组织组成，分为中枢神经系统（central nervous system）和周围神经系统（peripheral nervous system）两部分，前者包括脑（brain）和脊髓（spinal cord），后者由神经节（nerve ganglion）和神经构成。神经节是周围神经系统中神经元胞体集中的部位，包括脑脊神经节（cerebrospinal ganglion）和自主神经节（autonomic ganglion），神经可分为脑脊神经和自主神经。中枢神经系统的实质可分为灰质（gray matter）和白质（white matter）。灰质主要由神经元的胞体、树突、轴突无髓鞘的起始部及胶质细胞组成；白质中无神经元胞体，主要由少突胶质细胞的突起包裹神经元的轴突形成的有髓神经纤维组成。一部分灰质在白质内形成细胞团，称神经核。

神经系统具有反射、联系、整合和调节等复杂功能，对体内、外各种刺激做出迅速的适应性反应，并与内分泌系统相辅相成，直接或间接调控机体各器官、系统的活动。神经系统的功能活动通过神经元之间复杂的网络联系而实现。

一、大 脑 皮 质

大脑灰质包绕在整个脑组织的表面，故又被称为大脑皮质（cerebral cortex），白质位于灰质的深部，又称为髓质（medulla）。大脑皮质神经元数量多，种类也多，均为多极神经元，按其形态可分为锥体细胞、颗粒细胞和梭形细胞三大类，颗粒细胞又包括星形细胞、水平细胞、篮状细胞、上行轴突细胞等多个亚型（图 8-1）。这些神经元以分层方式排列，各层细胞间通过突触而形成复杂的联系。

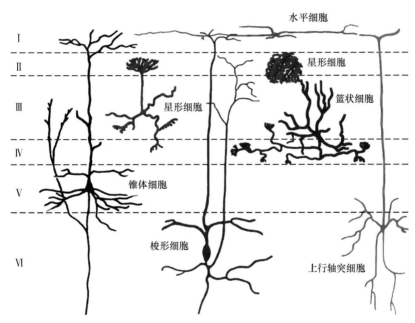

图 8-1　大脑皮质神经元的种类和分布模式图

（一）大脑皮质的神经元类型

1. 锥体细胞（pyramidal cell） 是大脑皮质的主要投射神经元，根据体积大小不同可分为大、中、小 3 型，体积越小越接近皮质表层。锥体细胞的胞体呈锥形，从锥形体的尖端发出的一条较粗的突起称为主树突，该突起伸向皮质的表层，并沿途发出许多小的树突分支。在锥体细胞底部还发出一些短的基树突，沿水平方向发出大量的分支（图 8-2）。所有树突上都有大量的树突棘，分枝越小，树突棘越丰富。轴突自细胞底部中央、大约与主树突相对的位置上发出，直径远小于主树突，细长且大小均匀，朝向深部的白质。分布在皮质浅层较小的锥体细胞的轴突可停留在皮质内，与相邻的神经元形成突触，较大的锥体细胞的轴突则伸入白质，参与组成下行至脑干和脊

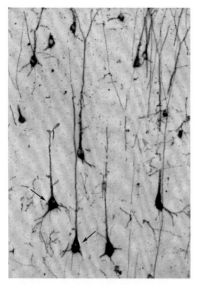

图8-2 大脑皮质锥体细胞光镜图
（箭头所示，高尔基染色）

髓的投射纤维，或走行至同侧及对侧的不同皮质区形成联合纤维。

2. 颗粒细胞（granular cell） 是大脑皮质中的中间神经元，数量最多，胞体较小，呈颗粒状，参与构成皮质内信息传递的局部微环路。根据细胞形态及突起走行，颗粒细胞可细分为星形细胞（stellate cell）、水平细胞（horizontal cell）、篮状细胞（basket cell）、上行轴突细胞（ascending axonic cell）等多个亚类，其中星形细胞数量最多。星形细胞的轴突多数很短，终止于附近的锥体细胞或梭形细胞。少数星形细胞的轴突较长，可上行至皮质表面与锥体细胞顶树突及其分支，或与水平细胞建立突触联系。颗粒细胞有兴奋性和抑制性之分，主要接受其他部位的传入信息，并将处理后的信息传递给锥体细胞和梭形细胞。

3. 梭形细胞（fusiform cell） 梭形细胞在大脑皮质中数量较少，大小不一。大的梭形细胞为投射神经元，主要分布在皮质深层，胞体为梭形，树突自胞体的上下两端发出，上端树突多行至皮质表面，而下端树突则走行至皮质的深层。轴突起自下端树突的主干，进入白质，组成投射纤维或联合传出纤维。

（二）大脑皮质的分层和神经元联系

大脑皮质的神经元分布呈层状，但各层之间分界不明显。根据神经元的大小、形态和排列密度的不同，除个别脑区外，大脑皮质由浅层至深层依次分为以下6层（图8-3，图8-4）。

1. 分子层（molecular layer） 位于大脑皮质最浅层，神经元小而少，主要由水平细胞和星形细胞构成，并有来自深层锥体细胞和梭形细胞的顶树突、上行轴突细胞的垂直轴突以及来自同侧和对侧及皮质区外的传入纤维。

2. 外颗粒层（external granular layer） 含有许多星形细胞和少量小型锥体细胞的胞体，其中

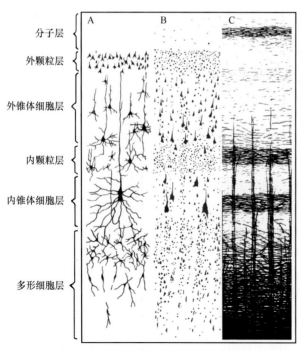

分子层
外颗粒层
外锥体细胞层
内颗粒层
内锥体细胞层
多形细胞层

图8-3 大脑皮质的分层结构模式图

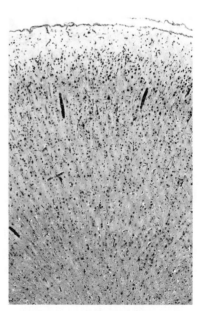

图8-4 大脑皮质光镜图
（高尔基染色）

的树突、轴突和邻近层的锥体细胞顶树突等交织形成神经毡。来自深层细胞的轴突在此形成广泛的突触连接和复杂的皮质内回路。

3. 外锥体细胞层（external pyramidal layer） 主要由许多中、小型锥体细胞组成，还含有少量星形细胞。此层可分为深、浅 2 个亚层。锥体细胞从浅层到深层逐渐增大，细胞的顶树突进入分子层，轴突进入髓质，组成联合纤维。

4. 内颗粒层（internal granular layer） 主要由密集排列的星形细胞组成，含有少量小锥体细胞。许多颗粒细胞的短轴突在此层内分支，与来自其他皮质区和皮质下区或邻近层的神经纤维形成突触。

5. 内锥体细胞层（internal pyramidal layer） 主要由中型和大型锥体细胞组成。在中央前回运动区，此层有巨大锥体细胞，胞体高 120μm，宽 80μm，称 Betz 细胞，其顶树突伸到分子层，轴突进入髓质，形成投射纤维，即皮质延髓束和皮质脊髓束的主要部分，下行到达脑干和脊髓。

6. 多形细胞层（polymorphic layer） 由梭形细胞、锥体细胞和颗粒细胞组成，以梭形细胞为主。梭形细胞的长轴与皮质表面垂直，胞体较大的树突可延伸到分子层，胞体较小的树突则在本层或仅上行到内颗粒层，其轴突形成投射纤维和联合纤维。

大脑皮质的 1～4 层主要接受传入信息。来自丘脑的感觉传入纤维主要进入第 4 层与星形细胞形成突触，星形细胞的轴突又与其他细胞建立广泛的联系。来自同侧或对侧皮质的联合纤维进入第 2、3 层，与锥体细胞形成突触。大脑皮质的传出纤维分为投射纤维和联合纤维两种。投射纤维主要起自第 5 层的锥体细胞和第 6 层的大梭形细胞，下行至脑干及脊髓；联合纤维起自第 3、5、6 层的锥体细胞和梭形细胞，分布于皮质的同侧及对侧脑区。皮质的第 2、3、4 层细胞主要与各层细胞相互关联，构成复杂的局部神经微环路。各种信息传入大脑皮质，通过局部回路的传递和处理，对信息进行分析、整合和储存，产生高级神经活动，并经锥体细胞传出，产生相应的效应。

有研究表明，大脑皮质神经元的排列呈纵向柱状，与皮质表面垂直，这种结构称垂直柱（vertical column），可能是皮质结构和功能的基本单位。皮质的这种柱形结构贯穿皮质全厚，由传入纤维、中间神经元和传出神经元相互连接在一起，构成一个复杂的皮质内局部神经回路或传入-传出信息的整合单位。传入冲动首先进入第 4 层，并通过突触与第 2 层和第 3 层细胞联系，再由第 2 层和第 3 层细胞在柱内垂直传播，最后由第 3、5、6 层细胞发出传出冲动离开大脑皮质，同一垂直柱内的所有神经元都对相同的刺激类型发生反应，并具有相同或相似的感受野。

在大脑的不同区域，皮质的六层结构存在差异，各层的厚度及细胞组成均表现出局域性特征。如中央前回（运动皮质）的第 4 层不明显，第 5 层较发达；视皮质第 4 层特别发达，第 5 层细胞较小。进行功能训练，或者当机体的内、外环境发生变化，皮质内神经元及其突触联系也可以发生相应的变化，这种现象称为皮质可塑性（cortical plasticity），这种可塑性随着大脑发育成熟而逐步降低。

二、小脑皮质

小脑（cerebellum）位于颅后窝，由中间缩窄的小脑蚓和两侧膨隆的小脑半球构成。小脑表面有许多大致平行的浅沟，这些沟将小脑分成许多横行的叶片，每个小叶片均由表层的皮质（灰质）和深层的髓质（白质）构成。髓质内有灰质团块构成的神经核。小脑皮质的结构较大脑皮质简单，各部基本相同。

（一）小脑皮质的神经元和分层

小脑皮质由星形细胞、篮状细胞、浦肯野细胞（Purkinje cell）、颗粒细胞和高尔基细胞（Golgi cell）5 种细胞组成，由表及里可明显地分为分子层、浦肯野细胞层和颗粒层（图 8-5，图 8-6A）。

1. 分子层（molecular layer） 此层较厚，主要由神经纤维组成，而神经元的数量较少，呈分散排列。分子层中的神经元主要包括两种，一种是星形细胞，其胞体小，分布于皮质浅层，突起多而短，轴突走向与小脑叶片长轴垂直，并与浦肯野细胞的树突系形成突触联系；另一种是篮状细胞，胞体较大，分布于深层，轴突较长，其走向也与小脑叶片长轴垂直，沿途发出许多侧支，其末端包绕浦肯野细胞的胞体并与之形成多个突触。

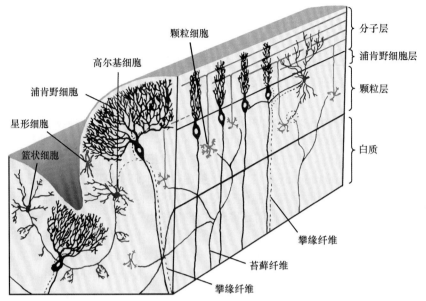

图 8-5　小脑皮质神经元的类型和分布模式图

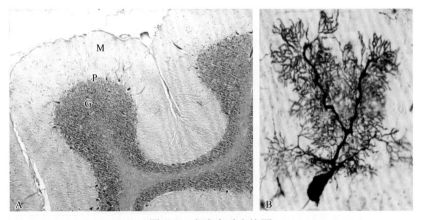

图 8-6　小脑皮质光镜图

A. 小脑皮质分层结构（HE 染色）：M 示分子层，P 示浦肯野细胞层，G 示颗粒细胞层；B. 浦肯野细胞（高尔基染色）

2. 浦肯野细胞层（Purkinje cell layer）　由排列规则、形态相似的单行浦肯野细胞胞体组成。浦肯野细胞是小脑皮质中最大的一种神经元，胞体呈梨形，从顶端发出 2～3 条粗大的主树突伸向分子层，主树突沿途发出很多分支，形如扁柏树叶状或扇形，铺展在与小脑叶片长轴垂直的平面上（图 8-5，图 8-6B）。在树突 3 级以上分支上有许多树突棘，与传入纤维构成广泛的突触联系。浦肯野细胞接受传入小脑的全部信息。浦肯野细胞的轴突在与主树突相对的方向从胞体底部发出，离开胞体不远便形成有髓神经纤维，穿过深层皮质进入髓质，组成小脑皮质唯一的传出纤维，终止于小脑内部的神经核团。一个浦肯野细胞的轴突约形成 500 个终末膨大，约与小脑深部核群内 35 个神经元形成突触。

3. 颗粒层（granular layer）　此层由密集的颗粒细胞和一些高尔基细胞组成。颗粒细胞胞体很小，从胞体上发出 4～5 个短树突，树突末端分支成爪状。轴突上行进入分子层呈"T"形分支，与小脑叶片长轴平行，称平行纤维（parallel fiber）。平行纤维穿过浦肯野细胞的扇形树突，每条平行纤维可与近 500 个浦肯野细胞的树突棘建立突触。每个浦肯野细胞与一条平行纤维之间只有一个突触连接，但一个浦肯野细胞的扇形树突有 20 万～30 万条平行纤维通过，使得一个浦肯野细胞同时接受 20 万～30 万个颗粒细胞的支配和影响。高尔基细胞主要位于颗粒层浅层，数量较少，其胞体较大，树突分支较多，树突棘较少，大部分分支伸入分子层向各方向伸展，与平行纤维接触。轴突仅分布在颗粒层内，分支丛密，与颗粒细胞的树突形成突触。

（二）小脑皮质神经元的联系

小脑的 5 种神经元中，只有浦肯野细胞属于传出神经元。颗粒细胞是谷氨酸能的兴奋性神经元，其他神经元都是 γ-氨基丁酸（GABA）能的抑制性神经元。小脑的传入纤维有三种：攀缘纤维（climbing fiber）、苔藓纤维（mossy fiber）和单胺能纤维。攀缘纤维和苔藓纤维以谷氨酸为递质，是兴奋性神经纤维，而单胺能纤维以去甲肾上腺素和 5-羟色胺为递质，属于抑制性神经纤维。攀缘纤维主要起源于延髓的下橄榄核，纤维较细，进入小脑皮质后与浦肯野细胞的树突及树突棘形成突触。一条攀缘纤维与一个浦肯野细胞的树突可形成 300 多个突触，故一条攀缘纤维的神经冲动可引起一个浦肯野细胞强烈兴奋。苔藓纤维起源于脊髓和脑干的核群，纤维较粗，进入小脑皮质后纤维末端分支膨大呈苔藓状。每一膨大的末端可与多个颗粒细胞的树突、高尔基细胞的轴突或近端树突形成复杂的突触群，形似小球，故称小脑小球（cerebellar glomerulus）（图 8-7）。一条苔藓纤维的分支可分布于多个小脑叶片内，可兴奋 800 多个颗粒细胞。每个颗粒细胞的平行纤维又与 400 多个浦肯野细胞间建立突触联系。因此，一条苔藓纤维可引起几十万个浦肯野细胞兴奋从而产生具有放大效应的浦肯野细胞兴奋作用。攀缘纤维和苔藓纤维均可以把来自小脑外的神经冲动传到小脑皮质，并最终对浦肯野细胞产生兴奋作用，所不同的是，攀缘纤维直接强烈地兴奋单个浦肯野细胞，而苔藓纤维则通过颗粒细胞的平行纤维间接兴奋数十万个浦肯野细胞。攀缘纤维的侧支及颗粒细胞的平行纤维还可与小脑内星形细胞、篮状细胞和高尔基细胞等抑制性中间神经元接触形成突触，并通过这些抑制性中间神经元的介导，对浦肯野细胞产生抑制作用，从而对小脑的精细调节功能产生重要的意义。单胺能纤维分别起源于蓝斑核和中缝核，自髓质进入皮质，分布于皮质各层，与浦肯野细胞胞体及其树突形成突触，分别通过去甲肾上腺素和 5-羟色胺抑制浦肯野细胞的活动。

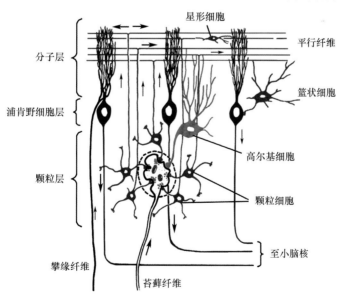

图 8-7　小脑皮质神经元与传入纤维关系模式图

三、脊　　髓

脊髓位于椎管内，呈圆柱形，前后稍扁，外包被膜。脊髓两侧发出许多成对的神经（称为脊神经）分布到全身皮肤、肌肉和内脏器官。在横切面上，脊髓中央为中央管（central canal），内衬室管膜上皮；灰质位于中央管的周围，主要由神经元和纵横交错的无髓鞘纤维组成；白质位于灰质的外面，主要由上行和下行有髓神经纤维组成（图8-8）。

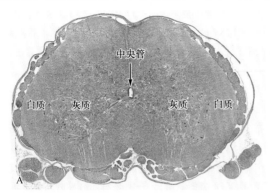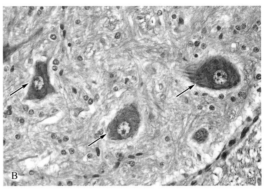

图 8-8　脊髓横切面光镜图（尼氏染色）
A. 脊髓低倍镜；B. 高倍镜（箭头示神经元胞体）

（一）脊髓灰质

灰质呈蝴蝶形或 H 形，分为前角和后角，胸腰段脊髓还形成侧角。前角内含有多极运动神经元，其中体积很大的称为 α 运动神经元，其胞体的平均直径超过 25μm，核周质内有明显的尼氏体，呈斑片状，轴突粗而长，分布到骨骼肌（梭外肌），其末梢与骨骼肌共同形成运动终板；小者称为γ 运动神经元，胞体直径在 15～25μm，轴突较细，支配肌梭的梭内肌纤维。α、γ 神经元均以乙酰胆碱作为神经递质。在脊髓前角内还有一种抑制性中间神经元，称为闰绍细胞（Renshaw cell），这种细胞能以甘氨酸作为神经递质，通过其短轴突与 α 运动神经元建立突触联系，并对其功能活动产生抑制作用。

脊髓后角内的神经元类型复杂，多为小型神经元。这些神经元主要接受感觉神经元中枢突（脊神经后根）的传入冲动，其中有一类神经元具有长轴突，在白质中形成上行投射纤维束到达脑干、小脑和丘脑，称为束细胞（tract cell）或投射神经元。

在脊髓的胸腰节段，前后角之间有侧角，其中含有中型多极神经元，为交感神经的节前神经元，其轴突形成节前纤维终止于交感神经节，并与节细胞建立突触。侧角节前神经元亦为胆碱能神经元。

此外，脊髓灰质内还有许多中间神经元，其轴突长短不一，与前角和后角内的神经元建立联系。其中的短轴突神经元只与同节段内的束细胞和运动神经元建立联系，而长轴突的神经元则可伸至脊髓白质内，并在其中上下穿行一个或数个节段，终止于相邻或较远脊髓节段的同侧或对侧神经元。

（二）脊髓白质

白质的主要结构为各种纵行的神经纤维，多数为有髓神经纤维。这些纤维包括来自脊神经节细胞经后根进入脊髓的传入纤维、脊髓灰质神经元发出的上行传导束、脊髓以上脑区发出的下行传导束、脊髓节段内及节段间的联系纤维，以及起自脊髓前角和侧角经前根传出脊髓的运动纤维。

四、神　经　节

神经节包括脑脊神经节和自主神经节两类，后者进一步分为交感神经节和副交感神经节。神经节多为卵圆形，外包结缔组织被膜。神经节内的神经元称为节细胞，其突起形成神经纤维，卫星细胞及其外面的基膜包绕在节细胞胞体周围。此外，节内还有大量神经纤维及少量结缔组织和血管。

（一）脑脊神经节

脑神经节分布于某些脑神经干上，而脊神经节是脊髓两侧脊神经背根上的膨大结构，两者均属于感觉性神经节。脑脊神经节内的神经元为假单极神经元，其胞体为圆形或卵圆形，大小不等，含有细小而分散的尼氏体。胞核位居胞体中央，圆形，体积较大，染色较浅，核仁明显。节细胞从胞体上发出一个突起，其根部在胞体附近盘曲，然后呈"T"形分支，一支走向中枢称为中枢突，另一支称为周围突，经脑脊神经分布到外周组织，其终末形成感觉神经末梢。其突起形成的神经纤维平行排列成束，将神经元胞体分隔成群。在神经元胞体及突起起始部周围有一层卫星细胞包裹，在突起分支处改由施万细胞包裹，参与形成有髓神经纤维（图 8-9）。

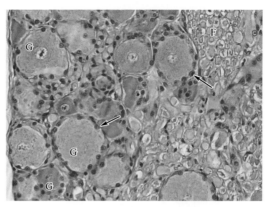

图 8-9　脊神经节光镜图

G. 节细胞；F. 神经纤维；箭示卫星细胞

（二）自主神经节

自主神经节分为交感和副交感神经节两种，其中交感神经节位于脊柱两旁及前方，副交感神经节则位于器官附近或器官内。自主神经节中的节细胞为自主神经系统的节后神经元，属于多极运动性神经元，较感觉神经节的节细胞小，散在分布，胞核常偏居胞体一侧，部分细胞含有双核，胞质内的尼氏体呈细颗粒状并均匀分布。节细胞周边的卫星细胞较少，不完全包绕胞体和突起。与脑脊神经节不同，自主神经节内的纤维主要为无髓神经纤维，并有节前和节后纤维之分。节前纤维与节细胞的胞体和树突建立突触联系，而节后纤维则离开神经节，其末梢形成内脏运动神经末梢，支配平滑肌、心肌和腺体的活动。

在交感神经节内，节细胞可分为体积较大的主节细胞（principal ganglion cell）和体积较小的小强荧光细胞（small intensely fluorescence cell，SIF cell）。主节细胞占多数，其中多数为肾上腺能神经元，少数为胆碱能神经元。SIF 细胞为中间神经元，其轴突终末与主节细胞形成突触，内含多巴胺和去甲肾上腺素，因用甲醛蒸气处理时在紫外线下呈现强的荧光而得名。副交感神经节的节细胞为胆碱能神经元。在自主神经节内，除了肾上腺素能和胆碱能神经元外，还有肽能神经元。

五、脑　脊　膜

脑脊膜（meninges）是包在脑和脊髓外表面的结缔组织膜，从外向内依次分为硬膜（dura mater）、蛛网膜（arachnoid）和软膜（pia mater）。硬膜由致密结缔组织构成，厚而坚硬，分为硬脑膜和硬脊膜两部分。硬膜与蛛网膜之间的狭窄间隙称硬膜下隙（subdural space），内含少量液体。蛛网膜由薄层疏松结缔组织构成，结缔组织纤维形成许多小梁将蛛网膜与其下方的软膜相连，二者之间有较大的腔隙，称蛛网膜下腔（subarachnoid space），腔内充满脑脊液。蛛网膜的内外表面和小梁表面均衬以单层扁平上皮。软膜紧贴脑和脊髓的表面，为一层富含血管的疏松结缔组织，其外表面也覆盖有单层扁平上皮。软膜的血管供应脑和脊髓的营养，但软膜与血管之间仍有间隙，称血管周隙（perivascular space），与蛛网膜下腔相通，内含脑脊液。小血管在脑实质内分支形成毛细血管后，其周围的结缔组织消失，只有胶质膜包裹（图 8-10）。

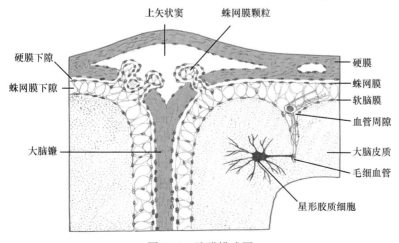

图 8-10　脑膜模式图

六、血-脑屏障

血-脑屏障（blood-brain barrier）是中枢神经系统中血液与脑实质之间的屏障结构。该屏障结构主要由脑毛细血管的内皮细胞、血管基膜和星形胶质细胞突起末端扩大的脚板共同构成。脑毛细血管属于连续型毛细血管，其内皮细胞之间存在紧密连接，内皮细胞外侧由完整的基膜、周细胞及星形胶质细胞突起的脚板包绕，其中内皮细胞及其间的紧密连接是血-脑屏障的主要结构（图8-11）。血-脑屏障能阻止多种物质，如毒素、某些药物等进入脑内，但由于细胞膜上存在许多蛋白质构成的不同类型的转运器（transporter），能识别特定分子并进行转运，因此营养物质和代谢产物能顺利通过血-脑屏障，脑组织内环境因此保持相对稳定。在不同脑区，血-脑屏障的特性存在一定差异，如下丘脑第三脑室周围和延髓后缘区等处的室周器官，血-脑屏障比较薄弱，毛细血管壁对许多物质的通透性高于脑的其他部分。在一些病理情况下，如脑肿瘤、血管性脑水肿等，血-脑屏障的通透性会增大，丧失屏蔽作用，可导致脑内微环境自稳态的破坏。

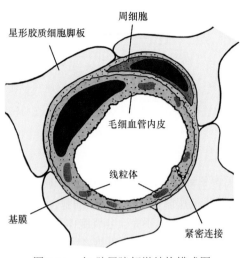

图 8-11　血-脑屏障超微结构模式图

七、脉络丛和脑脊液

脉络丛（choroid plexus）是富含血管的软膜与室管膜（ependyma）共同向脑室内突出而形成的皱襞状结构，见于第三、四脑室顶部和部分侧脑室壁，脉络丛上皮由一层立方形或矮柱形的室管膜细胞组成，上皮下为基膜与结缔组织，结缔组织内含丰富的有孔型毛细血管和巨噬细胞（图8-12）。脉络丛的主要功能是生成脑脊液。

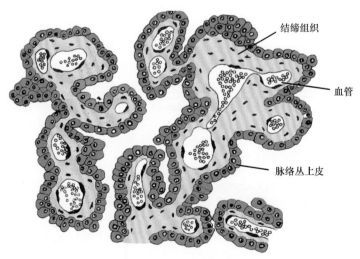

图 8-12　脉络丛模式图

脑脊液（cerebrospinal fluid）是由脉络丛上皮细胞分泌的一种无色透明的液体，位于脑室、脊髓中央管、蛛网膜下腔和血管周隙中，含有少量蛋白质，但有较高浓度的 Na^+、K^+ 和 Cl^-，并有少许脱落细胞和淋巴细胞。在成年男性，脑脊液约为 100ml。脑脊液由脉络丛上皮不断分泌产生（每天约产生 800ml），同时又不断通过蛛网膜粒（蛛网膜突入颅静脉窦内的绒毛状突起）渗入矢状窦，回流入血，形成脑脊液循环。脑脊液的主要功能是营养及保护脑和脊髓，脑脊液也是脑和血液之间进行物质交换的中介。脉络丛上皮和脉络丛毛细血管内皮共同构成血-脑脊液屏障（blood-cerebrospinal fluid barrier），使脑脊液保持稳定的成分，并且与血液成分不同。血-脑脊液屏障的形态学基础是连续的毛细血管壁和脉络丛上皮细胞中运输各种物质的特殊载体系统。

神经退行性疾病

　　神经退行性疾病是由于神经元和（或）髓鞘结构破坏、逐渐丧失正常功能而引发的一类神经系统疾病，包括帕金森病（PD）、阿尔茨海默病（AD）、亨廷顿氏病（HD）、肌萎缩性侧索硬化（ALS）、脊髓小脑共济失调（SCA）、Pick病等；神经元属于终末分化细胞，变性死亡的神经元数量达到一定的程度后，该脑区的相应功能即出现难以逆转的丧失。研究发现导致神经元变性死亡的原因很多，如基因突变、氧化应激、免疫炎症、线粒体功能障碍等，其发病机制异常复杂，因此目前对这类疾病的早期诊断常比较困难，而且缺乏有效治愈手段。随着人口老龄化加重，神经退行性疾病的发病率逐年升高，严重威胁患者的生活质量，给社会带来沉重的治疗和看护负担。因此，神经退行性疾病也是多年生物医学的研究热门，科学家们试图从不同神经退行性疾病的发病机制、病理表现及早期诊断和合理干预等方面进行攻克，以缓解这一世界难题。

（李宏莲）

第 9 章 循 环 系 统

思维导图

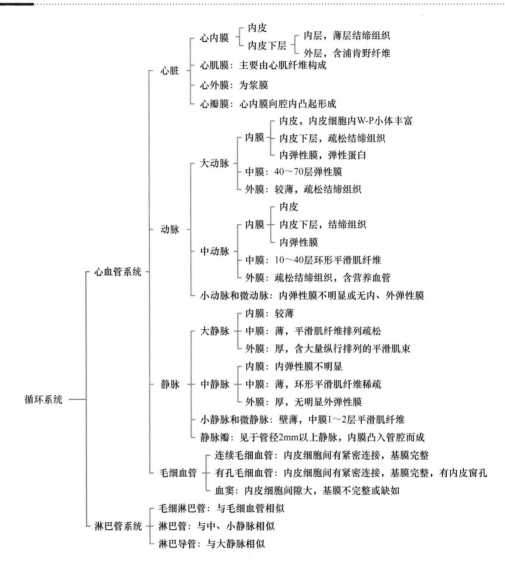

循环系统（circulatory system）包括心血管系统和淋巴管系统，是一封闭的连续管道系统，分布于身体各部。心血管系统由心脏、动脉、静脉和毛细血管组成。淋巴管系统由毛细淋巴管、淋巴管和淋巴导管组成。

循环系统的功能，主要是将消化系统吸收的营养物质和呼吸系统吸收的氧运送到全身各器官、组织和细胞，供其新陈代谢之用；并将代谢产物如二氧化碳和尿素等分别运送到肺、肾或皮肤等器官，排出体外，保证人体新陈代谢的正常进行。

<h2 style="text-align:center">一、心　脏</h2>

心脏是一肌性空腔器官，心壁很厚，主要由心肌构成。心壁内还含有心脏传导系统，由特殊分化的心肌纤维组成，其功能是发生冲动并传导到整个心脏，使心肌按一定的节律舒缩，赋予血液流动的动力，从而完成射血功能。

（一）心壁的结构

心壁由内向外依次为心内膜、心肌膜和心外膜三层。

1. 心内膜（endocardium） 是衬贴于心房和心室腔面的一层光滑的薄膜，与血管的内膜相延续。心内膜由内皮和内皮下层构成，内皮与出入心脏血管的内皮相连续。内皮下层分为内、外两层：内层较薄，为细密结缔组织，含丰富弹性纤维、胶原纤维以及平滑肌纤维；外层靠近心肌膜，又称心内膜下层，为疏松结缔组织，含血管、神经。在心室的心内膜下层，含心脏传导系统分支即浦肯野纤维（图 9-1，图 9-2）。

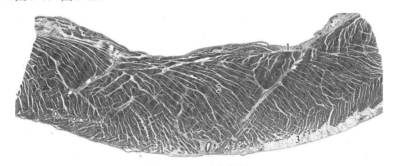

图 9-1　心壁光镜图
1. 心内膜；2. 心肌膜；3. 心外膜

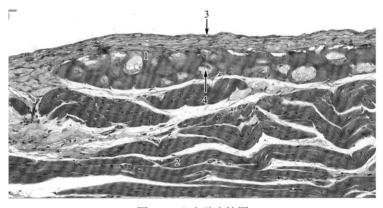

图 9-2　心室壁光镜图
1. 心内膜；2. 心肌膜；3. 内皮；4. 浦肯野纤维

2. 心肌膜（myocardium） 是心壁中最厚的一层，主要由心肌纤维构成。心肌纤维集合成束，呈螺旋状排列，可分内纵行、中环行和外斜行三层。心肌纤维之间、肌束之间有少量结缔组织和丰富的毛细血管，心室肌内也分布有浦肯野纤维（图 9-3）。心房的心肌膜较薄，左心室的心肌膜最厚。心房肌与心室肌不相连续，二者分别附着于心骨骼（cardiac skeleton）。心骨骼是由致密结缔组织构成的坚实支架，包括室间隔膜部、纤维三角和纤维环。电镜下可见部分心房肌纤维含有电子密度高的膜包分泌颗粒，称心房特殊颗粒，内含心房钠尿肽（atrial natriuretic peptide），具有排钠利尿、扩张血管和降低血压作用。心肌还能合成和分泌多种其他生物活性物质，如脑钠素、抗心律失常肽、内源性洋地黄素、肾素-血管紧张素等。

3. 心外膜（epicardium） 即心包膜的脏层，为浆膜（serosa），其表面覆以间皮，间皮下方为薄层结缔组织。心外膜内含血管、神经，并常有脂肪组织（图9-4）。心包膜的脏层与壁层之间为心包腔，内含有少量浆液，以减少心外膜和心包壁层之间的摩擦，利于心脏搏动。患心包炎时，心包的脏、壁两层之间可发生粘连、心包增厚等，使心脏舒张受限。

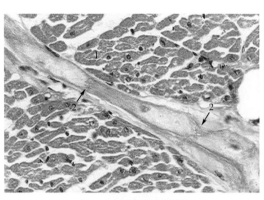

图 9-3　心肌膜光镜图

1. 心肌膜；2. 浦肯野纤维

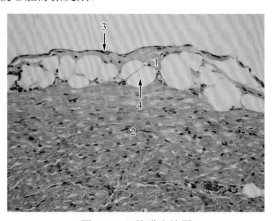

图 9-4　心外膜光镜图

1. 心外膜；2. 心肌膜；3. 间皮；4. 脂肪组织

4. 心瓣膜（cardiac valve）　位于房室孔和动脉口处，包括二尖瓣、三尖瓣、主动脉瓣和肺动脉瓣，是心内膜向腔内凸起形成的薄片状结构，基部与心骨骼的纤维环相连。心瓣膜表面为内皮，内部为致密结缔组织，基部含平滑肌纤维和弹性纤维（图9-5）。心瓣膜的功能是阻止心房、心室和动脉间的血液逆流。患风湿性心脏病时，心瓣膜内胶原纤维增生，使瓣膜变硬、变短或变形，瓣膜还可发生粘连，使瓣膜不能正常地关闭和开放。

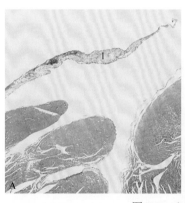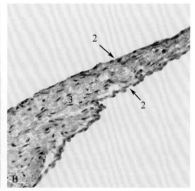

图 9-5　心瓣膜光镜图

1. 心瓣膜；2. 内皮；3. 结缔组织

（二）心脏传导系统

心脏传导系统位于心壁内，由特化的心肌纤维构成，该系统包括窦房结、房室结、房室束及其各级分支（图9-6）。窦房结位于上腔静脉与右心耳交界处的心外膜深层，是心脏的起搏点，能激活心房肌，并传导到房室结。房室结、房室束及其主要分支位于心内膜下层，房室束的进一步分支则深入心肌膜。它们的功能是产生使心脏搏动的刺激，将冲动传导到心肌的各部分，以保证心脏所特有的节律性舒缩。心脏传导系统受自主神经系统和肽能神经支配。组成心脏传导系统的特殊心肌纤维有三种类型。

1. 起搏细胞（pacemaker cell）　位于窦房结和房室结中央部的结缔组织中。与普通心肌纤维相比，起搏细胞体积小，呈梭形或多边形，有分支连接成网，HE 染色浅，胞质内细胞器和肌原纤维少，糖原较多。起搏细胞是心肌兴奋的起搏点。

2. 移行细胞（transitional cell） 主要位于窦房结和房室结周边部及房室束，移行细胞比普通心肌纤维短而细，胞质内含肌原纤维较起搏细胞略多，肌质网较发达。移行细胞具有传导冲动的作用。

3. 浦肯野纤维（Purkinje fiber） 组成房室束、左右束支及其分支，位于心室的心内膜下层和心肌膜。与心肌纤维相比，浦肯野纤维短而粗，形状常不规则，有 1～2 个细胞核，位于细胞中央，胞质含丰富的线粒体和糖原，肌原纤维稀少，故 HE 染色浅。细胞间有发达的闰盘。房室束末端的浦肯野纤维与普通心肌纤维相连，将冲动快速传导到心室各部，使心室肌纤维同步舒缩。传导系统的疾病，可引起两侧心室搏动的非同时性，或房室收缩的定时性紊乱，从而造成心脏功率减弱。

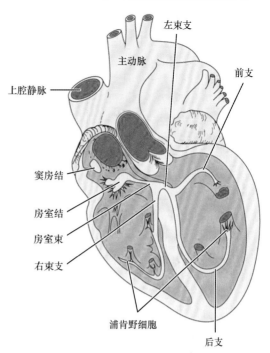

图 9-6　心脏传导系统分布模式图

二、血　管

血管包括动脉、毛细血管和静脉。心脏搏出的血液经动脉输送到毛细血管，通过毛细血管与周围组织进行物质交换，然后经静脉回流入心脏。

（一）血管壁的一般结构

除毛细血管外，动脉与静脉的管壁一般分为三层，从内向外依次分为内膜、中膜和外膜（图 9-7）。

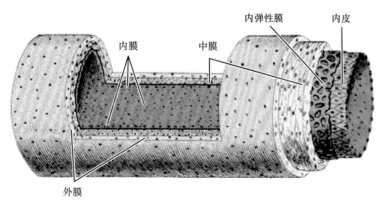

图 9-7　血管壁一般结构模式图

1. 内膜（tunica intima） 最薄，从内向外又分为内皮、内皮下层和内弹性膜三层。

（1）内皮（endothelium）：是衬贴于血管腔面的单层扁平上皮，表面光滑。光镜下内皮细胞很薄，胞质少，其胞核所在部位较明显。扫描电镜下，内皮细胞大多呈梭形，细胞核位于细胞中央，其所在部位隆起，稍凸于管腔，内皮细胞镶嵌排列，其长轴通常沿血管纵轴排列。透射电镜下，内皮细胞的游离面可见稀疏而大小不等的胞质突起，细胞游离面还覆盖 30～60nm 厚的细胞衣，基底面附着于基膜。相邻内皮细胞之间有紧密连接、缝隙连接等细胞连接。内皮细胞还具有如下超微结构特征。

1）质膜小泡（plasmalemmal vesicle）：内皮细胞胞质中含 60～70nm 的质膜小泡或称吞饮小泡。可见细胞游离面或基底面出现小泡状凹入部分，也称小凹。有时小泡可相互通连，与小凹共同形成穿过内皮细胞的暂时性孔道，称穿内皮通道（transendothelial channel）。其功能是向血管内外输送物质，还能作为膜储备用于细胞的扩展或延伸。

2）怀布尔-帕拉德小体（Weibel-Palade body，W-P body）：内皮细胞胞质中有一种有膜包裹的长杆状结构，称怀布尔-帕拉德小体（W-P 小体），小体长约 3μm，直径 0.1～0.3μm，外包单位膜，内含 6～26 根直径约 15nm 的平行细管，它是内皮细胞特有的细胞器，细管包埋在致密的基质中，其功能可能是合成和贮存与凝血相关的第Ⅷ因子相关抗原。当血管内皮受损时，第Ⅷ因子相关抗原促使血小板附着于内皮下层，形成血小板血栓，起到初步止血作用。

血管内皮的主要功能：①维持血管壁的完整性而有利于血液流动；②血管内皮细胞表面的细胞衣，对于血浆大分子物质具有屏障作用；③内皮细胞微丝收缩可改变细胞间隙宽度和细胞连接的紧密程度，影响和调节血管通透性；④合成和分泌多种生物活性物质，如具有强烈收缩血管的内皮素（endothelin，ET）、具有缩张血管作用的内皮源性舒张因子（endothelium-derived relaxing factor，EDRF），即一氧化氮（nitric oxide，NO）；⑤合成组织纤维酶原活性物质和前列环素，降解 5-羟色胺、组胺和去甲肾上腺素；⑥代谢功能，如内皮细胞表面的血管紧张素转换酶能将血浆中的血管紧张素Ⅰ转换为收缩更强的血管紧张素Ⅱ。

（2）内皮下层（subendothelial layer）：位于内皮与内弹性膜之间的薄层结缔组织，含少量胶原纤维和弹性纤维，有些血管还有少量平滑肌纤维。

（3）内弹性膜（internal elastic membrane）：是动脉内膜与中膜分界的膜状结构，由弹性蛋白组成，HE 染色呈亮粉红色，因血管壁收缩而常呈波浪状。动脉的内弹性膜明显，而静脉的内弹性膜不清楚或缺如。

2. 中膜（tunica media）　由弹性膜、平滑肌和结缔组织构成，其厚度及组成成分因血管类型不同而有很大差异。动脉的中膜明显厚于静脉。大动脉中膜以弹性膜为主，中、小动脉中膜则由环行平滑肌纤维组成。中膜内的胶原纤维、弹性纤维和基质均由平滑肌纤维产生。

血管平滑肌纤维具有两种功能状态或表型，以合成及分泌状态为主的称为合成表型，以收缩状态为主的称为收缩表型。合成表型的血管平滑肌纤维形状不规则，核大，核质比例及血管平均直径均较大，胞质中游离核糖体较多，粗面内质网扩张，高尔基复合体发达。收缩表型的平滑肌纤维较小，呈纺锤形，核近似长杆状，核质比例较小，高尔基复合体、粗面内质网和游离核糖体不发达，胞质内的肌丝和中间丝均较多，肌丝的附着结构密体和密斑也较多。血管平滑肌之间有黏着小带和缝隙连接；血管平滑肌纤维还可与内皮细胞之间形成肌-内皮连接，接受血液与内皮细胞之间的化学信息。合成型血管平滑肌纤维可能是成纤维细胞的亚型，具有产生胶原纤维、弹性纤维和基质的能力。血管平滑肌还可分泌多种蛋白质，如肾素和血管紧张素原，它们与内皮细胞表面的血管紧张素转换酶共同构成肾素-血管紧张素系统。

3. 外膜（tunica adventitia）　由疏松结缔组织组成，含较多纵向排列的胶原纤维、少量弹性纤维和成纤维细胞等。较大的动脉在中膜和外膜交界处有外弹性膜（external elastic membrane）。较大血管外膜结缔组织中还含有血管、淋巴管和神经。外膜中营养管壁自身的小血管，称营养血管，其分支可伸入中膜。内膜一般无血管分布，其营养由血管腔内的血液渗透供给。

（二）动脉

血液从心脏通过动脉到达组织和器官的毛细血管网。动脉组成了一个由主动脉和肺动脉开始的庞大管状系统。动脉反复分支，直径越来越小，管壁逐渐变薄。根据管径大小和管壁结构特点，动脉分为大动脉、中动脉、小动脉和微动脉四种类型。

1. 大动脉（large artery）　为靠近心脏的动脉，包括主动脉、肺动脉、头臂干、颈总动脉、锁骨下动脉、髂总动脉等。大动脉管壁的中膜富含弹性膜和弹性纤维，故又称弹性动脉（elastic artery）（图 9-8，图 9-9）。大动脉的管径较大，管壁约占管径的 1/10。各层结构特点如下。

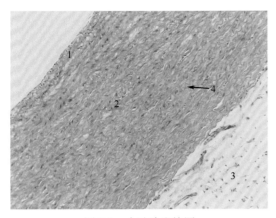

图 9-8　大动脉光镜图
1. 内膜; 2. 中膜; 3. 外膜; 4. 弹性膜

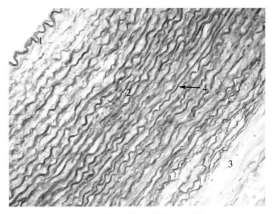

图 9-9　大动脉光镜图（特染）
1. 内膜; 2. 中膜; 3. 外膜; 4. 弹性膜

（1）内膜（tunica intima）：由内皮和内皮下层构成。大动脉内皮细胞内的 W-P 小体尤为丰富。内皮下层较厚，为疏松结缔组织，含纵行胶原纤维和少量平滑肌束。由于内弹性膜与中膜的弹性膜相连续，故内膜与中膜的分界不清。

（2）中膜（tunica media）：最厚，主要由 40～70 层呈同心圆排列的弹性膜组成，其主要成分是弹性蛋白。弹性膜上有许多微小窗孔，各层弹性膜由弹性纤维相连。弹性膜之间还有少许胶原纤维、平滑肌纤维和基质组成的薄层结缔组织。血管平滑肌纤维可分泌多种蛋白质，形成细胞外基质成分，如弹性膜和基质。中膜的弹性膜和弹性纤维具有使扩张血管回缩的作用，胶原纤维具有维持张力作用。

在病理状态下，中膜平滑肌纤维可迁移入内膜增生，并产生结缔组织成分，使内膜增厚，是动脉粥样硬化发生过程的重要环节。

（3）外膜（tunica adventitia）：外膜比中膜薄，由疏松结缔组织构成，含纵向螺旋状排列的胶原纤维束、弹性纤维和少量平滑肌纤维；外弹性膜与中膜的弹性膜相连，分界不清。

2. 中动脉（medium-sized artery）　除大动脉外，凡在解剖学中有名称的动脉多属中动脉，管径一般大于 1mm。中动脉中膜的平滑肌纤维丰富，故又称肌性动脉（muscular artery）。

中动脉管壁各层的结构特点如下。

（1）内膜：内皮下层较薄，内弹性膜明显，内膜与中膜分界清楚。

（2）中膜：较厚，主要由 10～40 层环行排列的平滑肌纤维组成，肌纤维之间有缝隙连接。平滑肌纤维之间有少量弹性纤维、胶原纤维和基质，均由平滑肌纤维产生。

（3）外膜：厚度与中膜相近，由疏松结缔组织构成，含有营养血管和神经纤维，较大的中动脉在外膜与中膜交界处有外弹性膜，光镜下，外弹性膜呈不规则断续状（图 9-10，图 9-11）。

3. 小动脉（small artery）　管径为 0.3～1mm，结构与中动脉相似，但各层均变薄，一般内弹性膜明显，中膜含 3～9 层环行平滑肌纤维，故也属肌性动脉；外膜厚度与中膜相近，一般无明显的外弹性膜（图 9-12）。

4. 微动脉（arteriole）　管径一般小于 0.3mm，管壁较薄。无内、外弹性膜，中膜含 1～2 层平滑肌纤维。

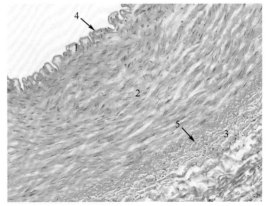

图 9-10　中动脉光镜图
1. 内膜; 2. 中膜; 3. 外膜; 4. 内弹性膜; 5. 外弹性膜

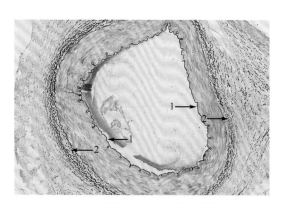

图 9-11　肌性动脉光镜图（特染）
1. 内弹性膜；2. 外弹性膜

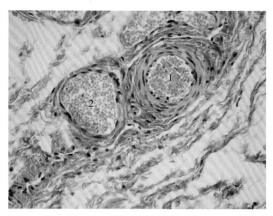

图 9-12　小动、静脉光镜图
1. 小动脉；2. 小静脉

5. 动脉管壁结构的生理学意义　心脏的间歇性收缩导致大动脉内血液呈搏动性流动。近心脏的大动脉在心缩期，瞬间快速射血进入大动脉使其扩张，大动脉管壁积累了强大的势能；在心舒期，大动脉的弹性膜随之反弹回缩，释放势能以做辅助泵，使血液继续向前流动以维持血流的平稳和连续，而不受心脏间歇的影响。中动脉管壁平滑肌纤维在神经支配下舒缩，可调节分配到身体各部的血流量，因此，中动脉又称分配动脉（distributing artery）。小动脉和微动脉平滑肌纤维均受神经和多种体液因子的调节而舒缩，调节血流的外周阻力，从而调节局部组织的血流量，并维持正常血压，因此，小动脉和微动脉又称外周阻力血管（peripheral resistance vessel）。

6. 动脉壁内的特殊感受器　动脉管壁内有一些特殊感受器，如颈动脉体、主动脉体和颈动脉窦等。

（1）颈动脉体（carotid body）：位于颈总动脉分叉处，附着于血管外膜或埋在其中，是直径2～3mm 的扁平小体。由不规则而染色淡的上皮细胞群构成，细胞之间有丰富的血窦。电镜下，上皮细胞分为两型：Ⅰ型细胞（也称主细胞）聚集成群，数量多，常呈圆形，有突起。胞质内含许多致密核心小泡，贮存多巴胺、5-羟色胺和肾上腺素。舌咽神经和迷走神经的纤维终止于Ⅰ型细胞。Ⅱ型细胞（也称支持细胞）伸出突起包绕Ⅰ型细胞和神经末梢发挥支持作用，胞质中无颗粒或少许颗粒。颈动脉体是感受动脉血氧、二氧化碳分压和血液 pH 的化学感受器，参与调节心血管系统和呼吸系统的功能。

（2）主动脉体（aortic body）：在结构和功能上与颈动脉体相似，右侧主动脉体位于颈总动脉和锁骨下动脉之间的夹角处，左侧主动脉体位于锁骨下动脉起点内侧的主动脉壁上。

（3）颈动脉窦（carotid sinus）：为颈总动脉分支和颈内动脉起始处的膨大部分，也称压力感受器。此处血管壁的中膜很薄，外膜较厚，外膜中含丰富的神经末梢，使血压保持相对稳定。若突然持续压迫颈动脉窦，可使心率持续减慢和血压持续降低而致猝死。在主动脉弓和靠近心脏的大静脉壁中也有类似于颈动脉窦的压力感受器。

与颈动脉窦和主动脉弓的压力感受性反射不同，颈动脉体和主动脉体的化学感受性反射在生理状态下对心血管反射没有明显的调节作用，只有在病理状况下如低氧、动脉血压过低和酸中毒等情况下才发挥作用。

（三）毛细血管（capillary）

毛细血管由微动脉分支形成，为管径最细、分布最广的血管，其分支互相吻合成毛细血管网。毛细血管网在各器官内的疏密程度不同，代谢率旺盛的器官，如心、肝、肺、肾和骨骼肌等，毛细血管网密集；而代谢率较低的如骨、肌腱、韧带组织和平滑肌等，毛细血管网稀疏。

1. 毛细血管的基本结构　毛细血管的管径一般为 6～8μm，可容纳 1 个红细胞通过，但在不同组织器官和不同组织功能状态下毛细血管的直径会有不同。毛细血管壁由内皮细胞及其基膜和周细胞（pericyte）构成。毛细血管横切面上一般由 1～3 个内皮细胞围成，内皮细胞富含质膜小泡，基膜薄，只有基板。周细胞位于内皮与基膜之间，是一种扁平有突起的细胞，细胞核卵圆形或肾形，胞质内有高尔基复合体、粗面内质网、线粒体等细胞器；胞质内含有较多的微丝，散在或束附着于质膜内侧的密体，具有收缩功能，可调节毛细血管血流。在血管生长或再生时，周细胞可增殖分化为内皮细胞、平滑肌细胞和成纤维细胞（图 9-13）。

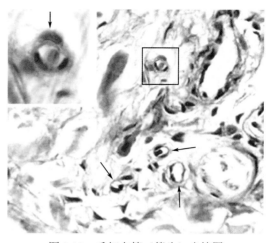

图 9-13　毛细血管（箭头）光镜图

2. 毛细血管的分类　根据光学显微镜的分辨能力，不同组织和器官的毛细血管结构相似。电镜下根据内皮细胞和基膜的特点，毛细血管可分为三型。

（1）连续毛细血管（continuous capillary）：连续毛细血管的内皮连续，细胞间有紧密连接，基膜完整；内皮细胞游离面和基底面出现小泡状凹，并通过狭窄的颈部与膜的表面相连，胞质中含大量质膜小泡，质膜小泡是血液与组织间进行物质交换的主要方式。连续毛细血管主要分布于结缔组织、肌组织、外分泌腺、神经系统、胸腺和肺等。连续毛细血管通透性小，参与了屏障性结构形成（图 9-14）。

（2）有孔毛细血管（fenestrated capillary）：有孔毛细血管的内皮连续，细胞间也有紧密连接，基膜完整。胞质不含核的部分很薄，其上有许多贯穿胞质的内皮窗孔，窗孔直径 60～80nm，孔上有 4～6nm 的隔膜封闭。内皮窗孔有利于血管内外的中、小分子物质交换。主要分布于胃肠黏膜、某些内分泌腺和肾血管球等（图 9-15）。

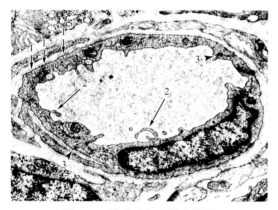

图 9-14　连续毛细血管电镜图

1. 基膜；2. 胞质突起；3. 细胞间连接

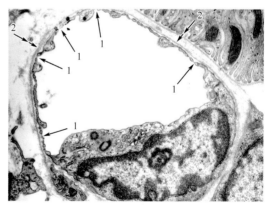

图 9-15　有孔毛细血管电镜图

1. 窗孔；2. 基膜

（3）血窦（sinusoid）：又称窦状毛细血管或不连续毛细血管，管腔较大，直径可达 40μm，形状不规则。内皮细胞间有较大的间隙，有利于大分子物质甚至血细胞出入血窦。血窦主要分布于肝、脾、骨髓和某些内分泌腺，不同器官内的血窦的结构差别较大。如某些内分泌腺的血窦，内皮细胞有间隙，内皮细胞上有孔，但基膜完整；肝的血窦内皮细胞上有孔，细胞间的间隙较宽，无基膜；脾血窦内皮细胞呈长杆状，细胞上无孔，细胞间的间隙大，基膜不连续。

（四）静脉

血液从毛细血管通过静脉运往心脏。随着静脉接近心脏，其管径逐渐增大，管壁逐渐变厚。根据管径大小和管壁结构特点，静脉可分为微静脉、小静脉、中静脉和大静脉四种类型。小静脉及中静脉常与相应的动脉伴行，与伴行动脉相比，静脉具有以下特点：①管腔大，管壁薄而柔软，且弹性小，因而在切片中的静脉常因塌陷而多呈不规则形；②管壁的三层结构分界不明显，外膜常比中膜厚；③中膜的平滑肌纤维不如动脉丰富，结缔组织成分相对较多；④管径 2mm 以上的静脉，尤其是四肢的静脉常有静脉瓣，以防止血液逆流。

1. 微静脉（venule）　管径一般为 50～200μm，其内皮细胞间的间隙大，故通透性较大，中膜无或仅有少量平滑肌纤维，外膜薄。与毛细血管直接相连的微静脉称毛细血管后微静脉（postcapillary venule），其管径小于 50μm，管壁结构与毛细血管相似，但内皮细胞呈立方形或柱状，管径比毛细血管略粗。

2. 小静脉（small vein）　管径一般为 200μm～1mm，其中膜的平滑肌纤维逐渐增多，较大的小静脉有一至数层较完整的环行平滑肌纤维，外膜逐渐增厚（图 9-12）。

3. 中静脉（medium-sized vein）　管径为 1～9mm，包括皮下静脉和到达臂与腘部末端的四肢深静脉，以及除主干以外的内脏静脉和头部静脉。中静脉内膜薄，内皮下层含少量细胞和弹性纤维的结缔组织，内弹性膜不如中动脉明显；中膜比中动脉薄很多，主要有环行平滑肌纤维组成，之间有胶原纤维和少量成纤维细胞。外膜通常比中膜厚，无明显的外弹性膜，结缔组织中可含纵行胶原纤维束和弹性纤维，且常含有纵行平滑肌束（图 9-16）。

4. 大静脉（large vein）　为靠近心脏的静脉，包括颈外静脉、头臂静脉、奇静脉、肺静脉、髂外静脉，门静脉和腔静脉等。管径在 10mm 以上，大静脉内膜较薄，内皮下层含少量平滑肌纤维，内膜与中膜分界不清；中膜不甚发达，为几层排列疏松的环行平滑肌纤维；外膜则较厚，结缔组织内含有大量纵行平滑肌纤维束。

5. 静脉瓣（venous valve）　常见于管径 2mm 以上的静脉，特别是四肢的静脉，都具有静脉瓣，为静脉壁内表面上的半月小袋，由血管内膜凸入管腔折叠而成，表面覆以内皮，内部为含有弹性纤维的结缔组织。静脉瓣游离缘与血流方向一致，可防止血液逆流（图 9-17）。

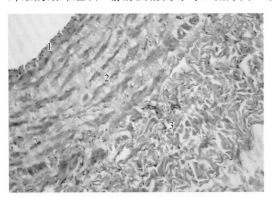

图 9-16　中静脉光镜图
1. 内膜；2. 中膜；3. 外膜

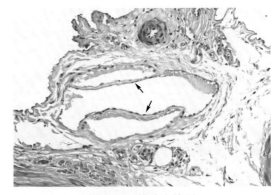

图 9-17　静脉光镜图
静脉瓣（箭头示）

（五）微循环

微循环（microcirculation）指从微动脉至微静脉之间的血液循环，是血液循环和物质交换的基本结构和功能单位，其功能主要是运输氧、二氧化碳、营养物质、代谢产物和生物活性物质等成分；还可随组织代谢情况而调整血流量，并通过局部自我调整而稳定血流和血压；由于毛细血管内静水压及血液内胶体渗透压的差异，还可调节组织及血液内的含水量。因此，微循环功能状态是否正常，对机体内环境稳态的影响很大。

不同组织中微循环血管的组成各有其特点，但一般都由以下几部分组成（图 9-18）。

1. 微动脉　已如前述。其平滑肌纤维的舒缩是控制微循环血流量的"总闸门"。

2. 中间微动脉（metaarteriole）　是微动脉的分支，又称后微动脉，由内皮和一层不连续的平滑肌纤维构成，其平滑肌纤维的舒缩可调节进入毛细血管的血流量。

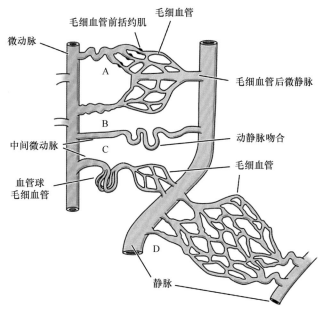

图 9-18　微循环结构模式图

3. 真毛细血管（true capillary）　指中间微动脉分支形成的相互吻合成网的毛细血管，即通称的毛细血管。真毛细血管网的行程迂回曲折，构成迂回通路（circuitous channel），此处的血流缓慢，利于物质的充分交换，是进行物质交换的主要部位。约 20% 的真毛细血管处于交替开放状态。在真毛细血管起始端有 1～2 条平滑肌纤维，形成环行毛细血管前括约肌（precapillary sphincter），是调节微循环血流量的分闸门。当组织处于功能活跃时，毛细血管前括约肌开放，大部分血液流经真毛细血管网进行充分的物质交换，起"分闸门"的作用。

4. 直捷通路（thoroughfare channel）　是中间微动脉直接延伸而与微静脉相通、距离最短的毛细血管，其管径比真毛细血管略粗。生理状态下，大部分血流通过此通路回流入心。

5. 动静脉吻合（arteriovenous anastomosis）　是微动脉发出的侧支直接与微静脉相通的血管，构成动静脉短路（arteriovenous shunt）。此段血管的管壁较厚，管腔较小，有丰富的纵行平滑肌纤维和血管运动神经末梢。动静脉血管收缩时，血液由微动脉流入毛细血管；动静脉吻合血管舒张时，微动脉血液经此直接流入微静脉。动静脉吻合血管主要分布于指（趾）、耳、唇和鼻等处的皮肤，是调节局部组织血流量的重要结构。

6. 微静脉　已如前述。

三、淋巴管系统

人体内除了中枢神经系统、软骨、骨和骨髓、胸腺、牙齿和胎盘外，大部组织和器官中的毛细血管均有毛细淋巴丛相伴行，其主要功能是将组织液中的水、电解质和大分子物质等回流入血，以及使在淋巴结中形成的免疫球蛋白补充到血液中。

1. 毛细淋巴管（lymphatic capillary）　以盲端起始于组织内，互相吻合成网，然后汇入淋巴管。与毛细血管相比，毛细淋巴管的管腔更大而不规则，管壁更薄，仅由一层内皮及不完整的基膜构成，无周细胞；除核周部分外，内皮通常极薄，内皮细胞间的间隙更大，易于大分子物质进出，一些不易透过毛细血管的大分子物质如大分子蛋白质、脂类物质以及细菌、癌细胞等较易进入毛细淋巴管。毛细淋巴管的内皮细胞通过 5～10nm 的锚丝锚定于结缔组织的胶原束之间。

2. 淋巴管（lymphatic vessel）　包括管径粗细不等的几级分支，其管壁结构与相应管径大小的中、小静脉相似，也具有内膜、中膜和外膜三层膜结构，但淋巴管的管壁更薄，三层分界更不清楚。瓣膜是淋巴管的显著特征，瓣膜成对出现，其两片瓣膜位于淋巴管的相对面上。瓣膜的游离缘指向淋巴流的方向。在瓣膜之间的管壁膨大成结节状或串珠状。

3. 淋巴导管（lymphatic duct） 通过淋巴管的汇合，逐渐形成较大的淋巴导管，包括胸导管和右淋巴导管，其管壁结构与大静脉相似，但管壁更薄，三层分界不明显，内膜由内皮和几层胶原纤维和弹性纤维构成。中膜平滑肌纤维呈纵行和环行排列。外膜较薄，由疏松结缔组织构成，内含纵行平滑肌束，含营养血管和神经。

血管内皮与动脉粥样硬化

内皮不仅是介于血管壁和血液之间的屏障结构，而且内皮细胞具有内分泌功能，能合成和分泌多种生物活性物质，如一氧化氮、前列腺素等；内皮细胞的损伤是动脉粥样硬化（AS）进程的第一步，多种危险因素通过对内皮细胞的损伤启动、触发巨噬细胞入侵和脂质的沉积。内皮细胞不断受损可导致内皮功能失调，是 AS 形成的前提条件和始动因素。

从分子和细胞水平上看，内皮细胞功能失调的标志是一氧化氮（NO）的生物利用度下降和内皮细胞的进行性丢失。炎性、机械、化学因素均可导致内皮细胞受损，受损后的内皮细胞可调整血管的功能，进而维持自我平衡。各种心血管危险因素可对内皮细胞造成过度损害，导致内皮细胞凋亡和完整性丧失，从而引起血管内皮的渗透性增加和平滑肌增生，使得单核细胞易于迁移，并伴有脂质的沉积和炎症因子的激活，最后形成不可逆的粥样斑块。

（李艳萍）

第10章　免疫系统

思维导图

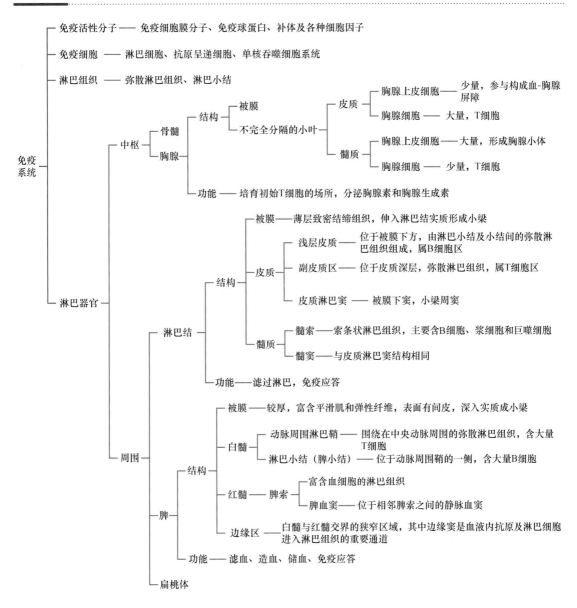

免疫活性分子 —— 免疫细胞膜分子、免疫球蛋白、补体及各种细胞因子

免疫细胞 —— 淋巴细胞、抗原呈递细胞、单核吞噬细胞系统

淋巴组织 —— 弥散淋巴组织、淋巴小结

免疫系统

中枢 —— 骨髓、胸腺

结构 —— 被膜、不完全分隔的小叶

皮质 —— 胸腺上皮细胞 —— 少量，参与构成血-胸腺屏障

胸腺细胞 —— 大量，T细胞

髓质 —— 胸腺上皮细胞 —— 大量，形成胸腺小体

胸腺细胞 —— 少量，T细胞

功能 —— 培育初始T细胞的场所，分泌胸腺素和胸腺生成素

淋巴器官

淋巴结

结构

被膜 —— 薄层致密结缔组织，伸入淋巴结实质形成小梁

皮质

浅层皮质 —— 位于被膜下方，由淋巴小结及小结间的弥散淋巴组织组成，属B细胞区

副皮质区 —— 位于皮质深层，弥散淋巴组织，属T细胞区

皮质淋巴窦 —— 被膜下窦，小梁周窦

髓质

髓索 —— 索条状淋巴组织，主要含B细胞、浆细胞和巨噬细胞

髓窦 —— 与皮质淋巴窦结构相同

功能 —— 滤过淋巴，免疫应答

周围

脾

结构

被膜 —— 较厚，富含平滑肌和弹性纤维，表面有间皮，深入实质成小梁

白髓

动脉周围淋巴鞘 —— 围绕在中央动脉周围的弥散淋巴组织，含大量T细胞

淋巴小结（脾小结）—— 位于动脉周围鞘的一侧，含大量B细胞

红髓

脾索 —— 富含血细胞的淋巴组织

脾血窦 —— 位于相邻脾索之间的静脉血窦

边缘区 —— 白髓与红髓交界的狭窄区域，其中边缘窦是血液内抗原及淋巴细胞进入淋巴组织的重要通道

功能 —— 滤血、造血、储血、免疫应答

扁桃体

免疫系统（immune system）是人体内重要的防御系统，由淋巴器官、淋巴组织、免疫细胞和免疫活性分子组成。淋巴器官包括中枢淋巴器官（胸腺和骨髓）和外周淋巴器官（淋巴结、脾和扁桃体）；淋巴组织是构成外周淋巴器官的主要成分，同时也广泛分布于消化管、呼吸道和生殖管道等器官；免疫细胞主要由淋巴细胞、抗原呈递细胞组成，广义上还包括血液中的粒细胞及结缔组织中的浆细胞和肥大细胞。它们或聚集于淋巴组织中，或分散在血液、淋巴及其他组织内；免疫活性分子包括免疫球蛋白、补体和细胞因子等。以上成分虽分散于全身各处，但可通过血液循环和淋巴

循环相互关联，形成一个功能整体。

免疫系统主要有三方面的功能。①免疫防御：识别和清除侵入机体的抗原，包括病原微生物、异体细胞和异体大分子。②免疫监视：识别和清除体内表面抗原发生变异的细胞，包括肿瘤细胞和病毒感染的细胞等。③免疫稳定：识别和清除体内衰老和死亡的细胞，维持机体内环境的稳定。

免疫系统行使识别和清除抗原功能的分子基础是：①特异性抗原受体，位于 T 细胞和 B 细胞的表面，其种类可超过百万种，但每个细胞表面只有一种抗原受体。因此，每个淋巴细胞作为个体只参与针对一种抗原的免疫应答；而作为群体时，淋巴细胞可以针对许多种类的抗原发生免疫反应。②主要组织相容性复合体分子（major histocompatibility complex molecules），简称 MHC 分子。MHC 分子具有种属特异性和个体特异性，即同一个体所有细胞的 MHC 分子是相同的，而在不同个体（除单卵孪生外）的 MHC 分子则具有一定的差异。因此，MHC 分子成为自身细胞的标记。MHC 分子可分为两类，即 MHC-Ⅰ类分子和 MHC-Ⅱ类分子，前者广泛分布于个体的所有细胞表面，而后者却只分布于免疫系统的某些细胞表面，有利于细胞之间功能的相互协作。

一、免疫活性分子

免疫活性分子包括免疫细胞膜分子、免疫球蛋白、补体及各种细胞因子等可溶性免疫分子，广泛参与免疫应答和免疫调节。

二、免疫细胞

免疫细胞泛指参与免疫应答的各种细胞，包括淋巴细胞、抗原呈递细胞、浆细胞、粒细胞、肥大细胞等。

（一）淋巴细胞

淋巴细胞（lymphocyte）是构成免疫系统的主要细胞，是执行免疫功能的主要成员。淋巴细胞种类繁多，但各种淋巴细胞在光镜下形态相似，不易区分，只有用免疫细胞化学等方法才能予以鉴别。通常根据细胞的来源、免疫功能或细胞表面标志等方面的不同，将淋巴细胞分为 T 细胞、B 细胞和 NK 细胞三类。

1. 胸腺依赖淋巴细胞（thymus-dependent lymphocyte） 简称 T 细胞，是骨髓来源的淋巴干细胞在胸腺内分化而成，是淋巴细胞中数量最多、功能最复杂的一类细胞，占外周血淋巴细胞总数的 65%～75%。从胸腺产生的淋巴细胞为初始 T 细胞（naïve T cell），进入外周淋巴器官或淋巴组织后保持静息状态。一旦接受相应的抗原刺激，大部分 T 细胞增殖分化为效应 T 细胞（effector T cell），小部分保持静息状态，称记忆 T 细胞（memory T cell）。效应 T 细胞寿命较短，仅 1 周左右，具有杀伤靶细胞的功能，称细胞免疫（cellular immunity）。记忆 T 细胞寿命可长达数年，甚至终生，当它们再次遇到相同抗原时，能迅速转化增殖，形成大量效应 T 细胞，启动更大强度的免疫应答。根据 T 细胞的功能不同，可分为三个亚群。①细胞毒性 T 细胞（cytotoxic T cell）：简称 Tc 细胞，能直接杀伤肿瘤细胞、病毒感染细胞和异体细胞。当 Tc 细胞与靶细胞的抗原结合后，可释放穿孔素，使靶细胞膨胀破裂死亡。Tc 细胞还分泌颗粒酶，诱发靶细胞凋亡。②辅助性 T 细胞（helper T cell）：简称 Th 细胞，能识别抗原，分泌多种淋巴因子。Th 细胞既能辅助 B 细胞增强体液免疫应答，又能辅助 Tc 细胞进行细胞免疫应答。艾滋病病毒可破坏 Th 细胞，导致患者的免疫系统瘫痪。③调节性 T 细胞（regulatory T cell）：简称 Tr 细胞，通过减弱或抑制免疫应答，来阻止自身免疫病的发生，维持自身免疫耐受功能。

2. 骨髓依赖淋巴细胞（bone marrow-dependent lymphocyte） 简称 B 细胞，由骨髓中的淋巴干细胞分化而成，占血液淋巴细胞总数的 5%～10%。新形成的初始 B 细胞离开骨髓，无须抗原呈递细胞的介导，便可受抗原刺激增殖和分化，大部分形成效应 B 细胞，即浆细胞，分泌抗体，清除相应的抗原，称体液免疫（humoral immunity）。小部分初始 B 细胞保持静息状态，称记忆 B 细胞。

3. 自然杀伤细胞（nature killer cell） 简称 NK 细胞，由骨髓中淋巴干细胞分化而来，占血液淋巴细胞总数的 10%～15%。它不需抗原呈递细胞的介导，也不借助抗体的存在，就能直接杀伤肿瘤细胞和某些病毒感染细胞。

（二）抗原呈递细胞

能摄取、加工、处理抗原，并将抗原信息提呈给 T 细胞的一类免疫细胞，称抗原呈递细胞（antigen presenting cell）。它们是免疫应答起始阶段的重要辅佐细胞，广泛分布在机体的各个部位，并有多种类型，主要有巨噬细胞和树突状细胞等。巨噬细胞在机体内分布最广，参与摄取、加工处理、呈递抗原并激发免疫应答，是机体处理抗原的主要细胞。树突状细胞（dendritic cell，DC）是目前所知的体内功能最强的抗原呈递细胞，因其成熟时伸出许多树枝状或伪足样突起而命名。树突状细胞数量极少，但分布极广，包括血液 DC、表皮和消化管上皮的朗格汉斯细胞（Langerhans cell）、淋巴内的面纱细胞（veiled cell）、淋巴器官和淋巴组织的交错突细胞（interdigitating cell），以及心、肺、肾、肝及消化管内的间质 DC 等。不同的 DC 可能是同一种细胞在不同阶段的表现形式。比如，血液 DC 形似单核细胞，进入表皮等处后，演变为朗格汉斯细胞或间质 DC，捕获和处理抗原，经过一段时间后，又迁移入淋巴，突起变为菲薄的片状成为面纱细胞，以后转移到淋巴器官或淋巴组织的 T 细胞区，进一步成熟为交错突细胞。DC 细胞表面都有大量的 MHC-Ⅱ 类分子。DC 主要以吞饮方式捕获可溶性蛋白抗原，其抗原呈递能力强于巨噬细胞。此外，滤泡树突状细胞（follicular dendritic cell）和微皱褶细胞（microfold cell）也是机体重要的抗原呈递细胞。

（三）单核吞噬细胞系统

血液内单核细胞穿出血管后分化形成巨噬细胞，广泛分布于机体各组织器官，具有强大的吞噬功能。1972 年，世界卫生组织正式提出将单核细胞及由单核细胞分化而来的具有吞噬功能的细胞，统称为单核吞噬细胞系统（mononuclear phagocytic system）。该系统包括单核细胞、结缔组织和淋巴组织的巨噬细胞、骨组织的破骨细胞、神经组织的小胶质细胞、皮肤的朗格汉斯细胞、肝和肺中的巨噬细胞等，它们除了能捕获和呈递抗原，参与免疫应答（抗原呈递作用）外，还能以吞噬和清除抗原、合成和分泌多种免疫活性分子的形式参与免疫反应。

三、淋 巴 组 织

淋巴组织（lymphoid tissue）以网状组织为支架，网眼中充满大量淋巴细胞及一些浆细胞、巨噬细胞和肥大细胞等。一般将淋巴组织分为弥散淋巴组织和淋巴小结两种。

（一）弥散淋巴组织

弥散淋巴组织（diffuse lymphoid tissue）为一片弥散的淋巴细胞形成的淋巴组织，与周围其他组织无明显的界线。弥散淋巴组织中除含有一般的毛细血管和毛细淋巴管外，还常有毛细血管后微静脉（postcapillary venule），因其内皮细胞为立方形或柱状，又称高内皮细胞小静脉（high endothelial venule），是淋巴细胞从血液进入淋巴组织的重要通道（图 10-1）。抗原刺激可使弥散淋巴组织扩大，并出现淋巴小结。

（二）淋巴小结

淋巴小结（lymphatic nodule）又称淋巴滤泡，细胞密集，呈圆形或卵圆形小体，界线较明确，主要由 B 细胞密集而成。淋巴小结受抗原刺

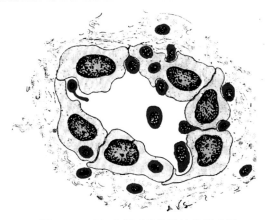

图 10-1　毛细血管后微静脉结构模式图

激后增大，并在中央出现一个浅染的区域，称生发中心（germinal center）。有生发中心的淋巴小结称次级淋巴小结，一般可分为暗区、明区和小结帽。暗区和明区共同构成生发中心，其中，暗区较

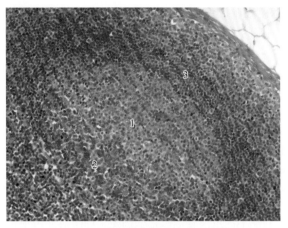

图 10-2　淋巴结中的次级淋巴小结
1. 明区；2. 暗区；3. 小结帽

小，主要由许多较大的 B 细胞和 Th 细胞组成，由于细胞嗜碱性较强而使暗区着色较深；明区主要由中等大的 B 细胞和部分 Th 细胞构成，还有一些滤泡树突状细胞和巨噬细胞。生发中心周边有一层密集的小淋巴细胞，含幼浆细胞和记忆 B 细胞，着色较深，尤以顶部最厚，称为小结帽（图 10-2）。在抗原刺激下，淋巴小结增大增多，是体液免疫应答的主要标志，抗原被清除后淋巴小结的数目减少，体积变小。未受抗原刺激的淋巴小结较小，亦无生发中心，称初级淋巴小结。

四、淋巴器官

淋巴器官（lymphoid organ）是以淋巴组织为主要成分的器官。依据发生、结构和功能的不同，淋巴器官分为中枢淋巴器官（central lymphoid organ）和外周淋巴器官（peripheral lymphoid organ）。中枢淋巴器官包括胸腺和骨髓，执行生成初始免疫细胞的功能。淋巴性造血干细胞进入中枢淋巴器官内，受激素及所在特殊微环境的影响，在胸腺形成初始 T 细胞，在骨髓形成初始 B 细胞。人在出生前数周，这两类细胞即已连续不断地随血液或淋巴输送到外周淋巴器官及淋巴组织。中枢淋巴器官内淋巴细胞的增殖不受抗原刺激的直接影响。外周淋巴器官包括淋巴结、脾和扁桃体，其发育较中枢淋巴器官晚，在出生后数月才逐渐发育完善。在抗原的刺激下，成熟的免疫细胞在这些部位增殖、分化，执行免疫应答功能。无抗原刺激时，这些淋巴器官体积相对较小，受抗原刺激后则迅速增大，结构也发生变化，免疫应答减弱后又逐渐恢复原状。

（一）胸腺

胸腺（thymus）分左右两叶，其大小和结构随年龄的增长有明显变化，在幼儿期较大，进入青春期后逐渐缩小和退化，到老年期时大部分胸腺被脂肪组织代替。

1. 胸腺的结构　表面有薄层结缔组织被膜（capsule）。被膜成片状伸入胸腺实质形成小叶间隔（interlobular septum），将实质分成许多不完全的胸腺小叶（thymic lobule）。每个小叶分周边的皮质和中央的髓质两部分，由于小叶间隔分隔不完全，使各小叶内皮质是隔开的，而髓质则在小叶中央相连。皮质内胸腺细胞密集，故着色较深；髓质含较多的胸腺上皮细胞，胸腺细胞较少，故

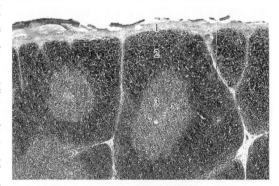

图 10-3　胸腺光镜图
1. 被膜；2. 皮质；3. 髓质

着色较浅（图 10-3）。胸腺为 T 细胞发育提供了独特的微环境，构成这一微环境的细胞主要是胸腺上皮细胞，还有少量树突状细胞、巨噬细胞、嗜酸性粒细胞、肥大细胞和成纤维细胞等，统称为胸腺基质细胞（thymic stromal cell）。

（1）皮质（cortex）：以胸腺上皮细胞为支架，间隙内含有大量胸腺细胞和少量基质细胞（图 10-4）。①胸腺上皮细胞（thymic epithelial cell）：又称上皮性网状细胞（epithelial reticular cell），分布于被膜下和胸腺细胞之间，多呈星形，有分支状突起，相邻细胞的突起以桥粒相互连接呈网状。某些被膜下胸腺上皮细胞的胞质较丰富，包绕胸腺细胞，称哺育细胞（nurse cell）。胸腺上皮细胞能分泌胸腺素（thymosin）和胸腺生成素（thymopoietin），促进胸腺细胞的发育分化。②胸腺

细胞（thymocyte）：即胸腺内分化发育的各期 T 淋巴细胞，它们密集于皮质内，占皮质细胞总数的 85%～90%。由骨髓里的淋巴干细胞迁入胸腺，发育为胸腺细胞的过程中，约 95% 的胸腺细胞由于能与机体自身抗原相结合将被淘汰而凋亡，仅 5% 的胸腺细胞能继续分化成为功能正常的初始 T 细胞。

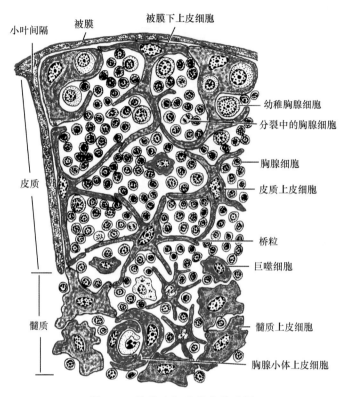

图 10-4　胸腺内细胞分布模式图

（2）髓质（medulla）：内含大量胸腺上皮细胞、少量初始 T 细胞和巨噬细胞等（图 10-4）。髓质的胸腺上皮细胞呈多边形或星形，胞体较大，细胞间以桥粒相连，也是分泌胸腺激素的主要细胞。部分胸腺上皮细胞构成胸腺小体（thymic corpuscle），是胸腺髓质的特征性结构，直径 30～150μm，由数层扁平的胸腺上皮细胞呈同心圆状排列而形成（图 10-5）。胸腺小体外周的胸腺上皮细胞较幼稚，细胞核明显，细胞可分裂。近胸腺小体中心的胸腺上皮细胞较成熟，胞质中含有较多的角蛋白，核逐渐退化。胸腺小体中心的胸腺上皮细胞则已完全角质化，呈嗜酸性染色，有的已破碎呈均质透明状。胸腺小体还常见巨噬细胞、嗜酸性粒细胞和浸润淋巴细胞。胸腺小体的功能尚未完全阐明，其上皮细胞能分泌胸腺基质淋巴细胞生成素，缺乏胸腺小体的胸腺不能培育出 T 细胞。

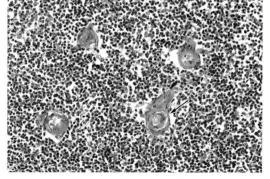

图 10-5　胸腺实质光镜图
箭头示胸腺小体

（3）血-胸腺屏障（blood-thymus barrier）：实验证明，血液内的大分子物质不能进入胸腺皮质，说明皮质的毛细血管及其周围结构具有屏障作用，称为血-胸腺屏障。它由下列结构组成：①连续毛细血管内皮细胞；②内皮基膜；③血管周隙，内含巨噬细胞；④胸腺上皮的基膜；⑤一层连续的胸腺上皮细胞突起（图 10-6）。血液内一般抗原物质和某些药物不易透过此屏障，可维持胸腺内环境的稳定，对保证胸腺细胞的正常发育起着极其重要的作用。

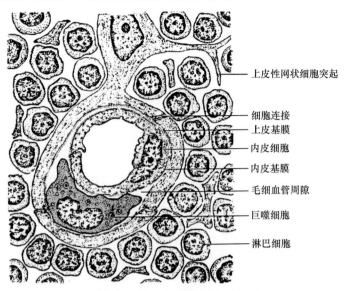

图 10-6　血-胸腺屏障结构模式图

2. 胸腺的功能　胸腺是培育 T 细胞的重要器官。胸腺能分泌胸腺趋化素，吸引干细胞并诱导其分裂和分化；胸腺上皮细胞能分泌多种激素，包括胸腺素和胸腺生成素，参与形成微环境，促进初始 T 细胞的形成。

（二）淋巴结

淋巴结（lymph node）呈豆形，成群分布于肠系膜、肺门、腹股沟及腋下等处，均位于淋巴回流的通路上，是机体滤过淋巴和产生免疫应答的重要器官。

1. 淋巴结的结构　表面有薄层致密结缔组织构成的被膜，数条输入淋巴管（afferent lymphatic vessel）穿越被膜与被膜下淋巴窦相通。淋巴结的一侧凹陷，称门部（hilus），有血管、神经和输出淋巴管（efferent lymphatic vessel）进出。被膜和门部的结缔组织伸入实质形成小梁（trabecula），构成淋巴结的粗支架。在小梁之间为淋巴组织和淋巴窦。淋巴结实质分为皮质和髓质两部分，两者无明显分界（图 10-7）。

（1）皮质：位于被膜下方，由浅层皮质、副皮质区及皮质淋巴窦构成（图 10-8）。

1）浅层皮质（superficial cortex）：由淋巴小结及小结间的薄层弥散淋巴组织组成，为 B 细胞区。

2）副皮质区（paracortex zone）：位于皮质的深层，为较大片的弥散淋巴组织，主要由 T 细胞聚集而成，故又称胸腺依赖区（thymus dependent area）。副皮质区有一些交错突细胞、巨噬细胞和

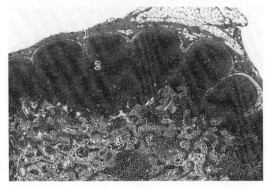

图 10-7　淋巴结光镜图
1. 被膜；2. 皮质；3. 髓质

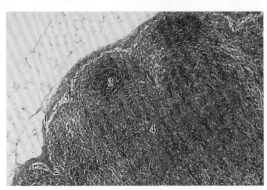

图 10-8　淋巴结皮质光镜图
1. 被膜；2. 小梁；3. 浅层皮质；4. 副皮质区；5. 皮质淋巴窦

少量的 B 细胞等。免疫应答时，此区体积迅速增大，细胞分裂相增多。副皮质区存在许多毛细血管后微静脉（图 10-1），是血液内淋巴细胞进入淋巴组织的重要通道。血液流经此段时，约有 10% 的淋巴细胞穿越内皮进入副皮质区，再迁移到其他部位。

3）皮质淋巴窦（cortical sinus）：是被膜下方和小梁周围的淋巴窦，分别称被膜下窦（subcapsular sinus）和小梁周窦（peritrabecular sinus），两者相连通。被膜下窦是包围整个淋巴结实质的大扁囊，其被膜侧有数条输入淋巴管通入。小梁周窦末端常为盲端，仅部分与髓质淋巴窦直接相通。淋巴窦壁由扁平的内皮细胞构成，内皮外有薄层基质、少量网状纤维及一层扁平的网状细胞。淋巴窦内有呈星状的内皮细胞支撑窦腔，腔内含有淋巴细胞，并见有许多巨噬细胞附着于内皮细胞表面。淋巴在窦内缓慢流动，有利于巨噬细胞清除抗原。

（2）髓质：由髓索及其间的髓窦组成（图 10-9）。髓索（medullary cord）是索条状淋巴组织，彼此连接成网，主要含 B 细胞、浆细胞和巨噬细胞。当淋巴回流区有慢性炎症时，髓索内的浆细胞明显增多并在抗原刺激下分泌抗体。髓窦（medullary sinus）为髓质淋巴窦，与皮质淋巴窦的结构相同，但窦腔更大，腔内巨噬细胞较多，故有较强的滤过功能。

2. 淋巴结内的淋巴通路 淋巴从输入淋巴管进入被膜下窦和小梁周窦，部分渗入皮质淋巴组织，然后渗入髓窦，部分经小梁周窦直接流入髓窦，继而汇入输出淋巴管。淋巴流经一个淋巴结约需数小时，含抗原越多则流速越慢。此时，淋巴组织中的细胞和

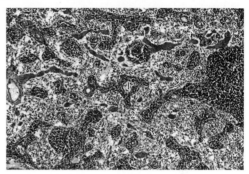

图 10-9 淋巴结髓质光镜图
（图片由南方医科大学提供）
1. 髓索；2. 髓窦

产生的抗体等也不断进入淋巴，因此，输出的淋巴常含有较多的淋巴细胞和抗体。

3. 淋巴细胞再循环 外周淋巴器官和淋巴组织内的淋巴细胞可经淋巴管进入血流，循环于全身，它们又可通过弥散淋巴组织内的毛细血管后微静脉再返回淋巴器官或淋巴组织，如此不断循环，称淋巴细胞再循环（lymphocyte recirculation）。淋巴细胞再循环有利于识别抗原，促进细胞间的协作，使分散于全身的免疫细胞成为一个相互关联的有机统一体。

4. 淋巴结的功能

（1）滤过淋巴：淋巴结广泛分布于淋巴回流的通道上，构成一个强大的过滤器。当带有细菌、病毒等抗原物质的淋巴缓慢流过淋巴结时，可被淋巴窦内的巨噬细胞清除。正常淋巴结对细菌的清除率可达 99%，但对病毒及癌细胞的清除率常很低，因此肿瘤细胞可通过淋巴管发生转移。

（2）免疫应答：抗原进入淋巴结后，被巨噬细胞、交错突细胞和滤泡树突状细胞捕获和处理，并呈递给 Th 细胞，Th 细胞在副皮质区增殖，同时效应 T 细胞增多，引发细胞免疫；而位于生发中心的滤泡树突状细胞将抗原呈递给 B 细胞，B 细胞接触抗原刺激后，在 Th 细胞的辅助下于浅层皮质处增殖分化，淋巴小结增多增大，髓索中浆细胞增多，输出淋巴管内所含抗体量明显上升，引起体液免疫。淋巴结内细胞免疫应答和体液免疫应答常同时发生。

（三）脾

脾（spleen）是人体最大的淋巴器官，位于血液循环的通路上。

1. 脾的结构 脾表面包有结缔组织的被膜，脾实质主要由淋巴组织构成，分为白髓、红髓和边缘区（图 10-10）。

（1）被膜与小梁：脾的被膜较厚，表面覆有间皮，其下为致密结缔组织，富含弹性纤维和平滑肌。被膜结缔组织伸入实质形成小梁，构成脾的粗支架。被膜和小梁内的平滑肌细胞收缩可调节脾的容积和血量。

（2）白髓（white pulp）：为淋巴细胞密集的淋巴组织，可分为动脉周围淋巴鞘和淋巴小结（图 10-11，图 10-13）。动脉周围淋巴鞘（periarterial lymphatic sheath）是围绕在中央动脉（central artery）周围的弥散淋巴组织，由大量 T 细胞、少量巨噬细胞与交错突细胞等构成，相当于淋巴结内的副皮质区，但无高内皮毛细血管后微静脉。当发生细胞免疫应答时，动脉周围淋巴鞘内的 T 细胞分裂增殖，鞘也增厚。中央动脉旁有一条伴行的小淋巴管，它是鞘内 T 细胞经淋巴迁出脾的重要通道。淋巴小结又称脾小结或脾小体（splenic nodule），位于动脉周围淋巴鞘的一侧，主要由大量的 B 细胞构成。健康人脾内淋巴小结很少，当抗原侵入引起免疫应答时，淋巴小结数量急剧增加，生发中心明显，其小结帽朝向红髓。

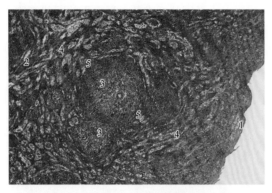
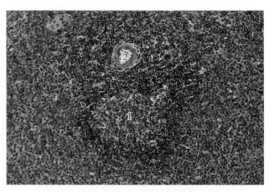

图 10-10　脾光镜图
1. 被膜；2. 小梁；3. 白髓；4. 红髓；5. 边缘区

图 10-11　白髓光镜图
1. 淋巴小结；2. 中央动脉

（3）红髓（red pulp）：分布于被膜下、小梁周围及白髓之间的广大区域，由脾索及脾血窦组成（图 10-12）。脾索（splenic cord）由富含血细胞的淋巴组织构成，呈不规则的条索状并连接成网。脾索含较多的 B 细胞、浆细胞、巨噬细胞和树突状细胞，是脾内进行滤血的主要场所。脾索之间即为脾血窦（splenic sinus），是一种静脉性血窦，形态不规则，宽 12～40μm，相互连接成网。纵切面上，血窦壁由一层长杆状的内皮细胞平行排列围成，细胞间隙 0.2～0.5μm，内皮外有不完整的基膜及环行网状纤维围绕。横切面上，可见内皮细胞沿血窦壁呈点状排列，核突入管腔。血窦外侧有较多的巨噬细胞，其突起可通过内皮间隙伸向窦腔。

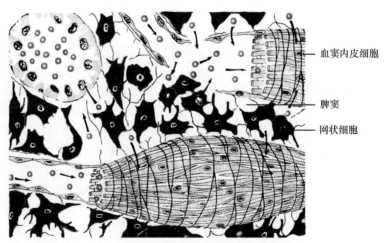

血窦内皮细胞

脾窦

网状细胞

图 10-12　脾索和脾血窦模式图

（4）边缘区（marginal zone）：位于白髓和红髓交界处，宽约 100μm，含有 T 细胞、B 细胞和较多的巨噬细胞，但淋巴细胞较白髓稀疏，较脾索密集。中央动脉侧支末端在白髓和边缘区之间膨大形成的小血窦，称边缘窦（marginal sinus），是血液内抗原及淋巴细胞进入淋巴组织的重要通道。白髓内的淋巴细胞也可进入边缘窦，参与再循环。边缘区也是脾的淋巴细胞首先接触抗原的部位，对捕获、识别抗原和诱发免疫应答起重要作用。

2. 脾的血液循环 脾动脉从脾门入脾后分支形成小梁动脉，进入动脉周围淋巴鞘再分支形成中央动脉，其侧支末端膨大形成边缘窦，主干在进入脾索时分支形成微动脉，由于形似笔毛，故称笔毛微动脉（penicillar arteriole）。笔毛微动脉的末端多数扩大成喇叭状，开口于脾索，少数则直接连通于血窦。血窦依次汇入小梁静脉和脾静脉出脾（图10-13）。

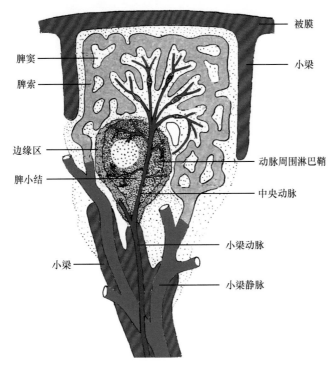

图 10-13 脾血液循环模式图

3. 脾的功能

（1）滤血（filtration of blood）：脾内的脾索和边缘区含大量巨噬细胞，可对血液中的病原体和衰老的血细胞进行吞噬清除，因此，从脾静脉出来的血液与脾动脉不同，其血液内抗原等物质已被清除过滤。当脾大或脾功能亢进时，红细胞破坏过多，可引起贫血。脾切除后，血液中异形衰老红细胞会大量增多。

（2）免疫应答（immune response）：脾是各类免疫细胞居住的场所，也是对血源性抗原物质产生免疫应答的部位。侵入血液的病原体，如细菌、疟原虫和血吸虫等，可引起脾内发生免疫应答，脾的体积和内部结构也发生变化。体液免疫应答时，淋巴小结增多增大，脾索内浆细胞增多；细胞免疫应答时则动脉周围淋巴鞘显著增厚。

（3）造血（hematopoiesis）：胚胎早期的脾有造血功能，成年后，脾内仍含有少量造血干细胞，当机体严重缺血或某些病理状态下，脾可以恢复造血功能。

（4）储血（storage of blood）：人脾可储血40ml，主要储于脾血窦内。脾大时储血量增大。当机体需血时，脾被膜和小梁的平滑肌收缩，可将所储的血排入血液循环。

（四）扁桃体

扁桃体（tonsil）包括腭扁桃体、咽扁桃体和舌扁桃体。它们与咽黏膜内多处分散的淋巴组织共同组成咽淋巴环，构成机体的重要防线。

腭扁桃体最大，呈扁卵圆形，黏膜表面覆盖复层扁平上皮。上皮向固有层内陷形成数十个隐窝（crypt）。隐窝周围的固有层内有大量的弥散淋巴组织及淋巴小结（图10-14），隐窝深部的上皮内含有淋巴细胞、浆细胞、巨噬细胞、朗格汉斯细胞等，称为隐窝浸润上皮。上皮细胞之间有许多间隙和通道，它们相互连通并开口于隐窝上皮表面的小凹陷，淋巴细胞则充塞于这些通道内。这样的上皮称淋巴上皮组织（lympho-epithelial tissue）。

咽扁桃体和舌扁桃体体积较小，结构与腭扁桃体相似。咽扁桃体无隐窝，舌扁桃体也仅有一个浅隐窝，故较少引起炎症。成人的咽扁桃体和舌扁桃体多萎缩退化。

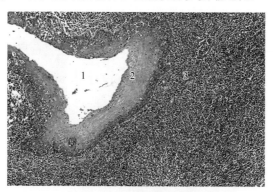

图 10-14　腭扁桃体光镜图
1. 隐窝；2. 上皮；3. 固有层

艾 滋 病

人类免疫缺陷病毒（human immunodeficiency virus，HIV），即艾滋病（AIDS，获得性免疫缺陷综合征）病毒，是造成人类免疫系统缺陷的一种病毒。1983 年，HIV 在美国首次发现。它是一种感染人类免疫系统细胞的慢病毒，属逆转录病毒的一种。HIV 通过破坏人体的 T 淋巴细胞，进而阻断细胞免疫和体液免疫过程，导致免疫系统瘫痪，从而致使各种疾病在人体内蔓延，最终导致艾滋病。HIV 在人体内的潜伏期平均为 8～9 年，在艾滋病病毒潜伏期内，可以没有任何症状地生活和工作多年。

由于 HIV 的变异极其迅速，难以生产特异性疫苗，至今无有效治疗方法，对人类健康构成极大威胁。自 20 世纪 80 年代以来，艾滋病的流行已经夺去超过 3400 万人的生命。为阻止病毒大量复制对免疫系统造成损害，HIV 感染者需要每天甚至终身接受抗逆转录病毒疗法（ART）治疗。虽然服用 ART 已被证明能有效抑制艾滋病发作，但这类药物价格昂贵、耗时耗力且副作用严重。人们急需找到治愈 HIV 感染的方法。

（莫发荣）

第 11 章　皮肤及其附属结构

思维导图

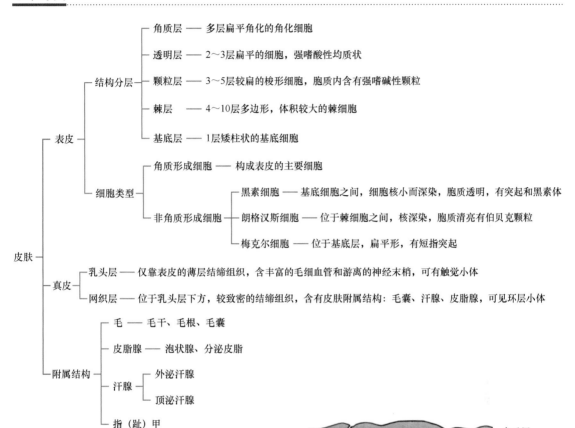

皮肤 ┬ 表皮 ┬ 结构分层 ┬ 角质层 ── 多层扁平角化的角化细胞
　　　　　　　　├ 透明层 ── 2～3层扁平的细胞，强嗜酸性均质状
　　　　　　　　├ 颗粒层 ── 3～5层较扁的梭形细胞，胞质内含有强嗜碱性颗粒
　　　　　　　　├ 棘层 ── 4～10层多边形，体积较大的棘细胞
　　　　　　　　└ 基底层 ── 1层矮柱状的基底细胞
　　　　　└ 细胞类型 ┬ 角质形成细胞 ── 构成表皮的主要细胞
　　　　　　　　　　　└ 非角质形成细胞 ┬ 黑素细胞 ── 基底细胞之间，细胞核小而深染，胞质透明，有突起和黑素体
　　　　　　　　　　　　　　　　　　　├ 朗格汉斯细胞 ── 位于棘细胞之间，核深染，胞质清亮有伯贝克颗粒
　　　　　　　　　　　　　　　　　　　└ 梅克尔细胞 ── 位于基底层，扁平形，有短指突起
　　　├ 真皮 ┬ 乳头层 ── 仅靠表皮的薄层结缔组织，含丰富的毛细血管和游离的神经末梢，可有触觉小体
　　　　　　　└ 网织层 ── 位于乳头层下方，较致密的结缔组织，含有皮肤附属结构：毛囊、汗腺、皮脂腺，可见环层小体
　　　└ 附属结构 ┬ 毛 ── 毛干、毛根、毛囊
　　　　　　　　├ 皮脂腺 ── 泡状腺、分泌皮脂
　　　　　　　　├ 汗腺 ┬ 外泌汗腺
　　　　　　　　　　　　└ 顶泌汗腺
　　　　　　　　└ 指（趾）甲

　　皮肤是人体面积最大的器官，其面积为（1.2～2.0）m²，约占体重的16%。皮肤由表皮和真皮构成，借皮下组织与深层组织相连（图11-1，图11-2）。皮肤内的毛发、皮脂腺、汗腺和指（趾）甲等是表皮衍生的皮肤附属器。皮肤直接与外界环境接触，能阻挡异物和病原菌侵入，并能防止体内组织液丢失，对人体具有重要的屏障保护作用和显著的再生能力。皮肤内有丰富的感觉神经末梢，能感受外界的多种刺激。此外，皮肤对调节体温也起重要作用。

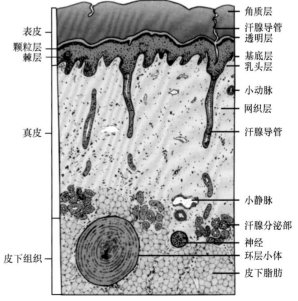

图 11-1　皮肤模式图

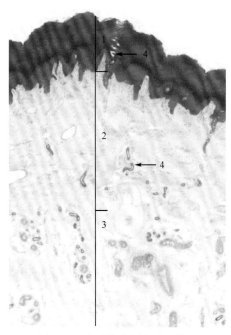

图 11-2　人手指掌侧皮肤光镜图
1. 表皮；2. 真皮；3. 皮下组织；4. 汗腺导管

一、表　皮

皮肤表面可见皮纹，在指端掌侧面形成指纹，其形态因人而异并一生不变，对人类学和法医学研究具有一定的参考价值。

表皮（epidermis）位于皮肤的浅层，由角化复层扁平上皮构成。人体各部分的表皮厚薄不等，手掌和足底最厚。表皮由两类细胞组成：一类是角质形成细胞（keratinocyte），占表皮细胞的绝大多数；它们在分化过程中合成大量的角蛋白，最终细胞角化并脱落；另一类是非角质形成细胞（nonkeratinocyte），数量少，分散在于角质形成细胞之间，包括黑素细胞、朗格汉斯（Langerhans）细胞和梅克尔（Merkel）细胞，它们各有特定的功能。

（一）表皮的分层

手掌和足底的厚表皮结构较典型，从基底到表面可分为五层（图 11-1，图 11-3，图 11-4）。

1. 基底层（stratum basale） 附着于基膜上，由一层矮柱状的基底细胞（basal cell）组成。细胞核呈椭圆形或圆形，胞质较少，呈强嗜碱性。电镜下可见胞质内含有丰富的游离核糖体和散在或成束的角蛋白丝（keratin

filament）。角蛋白丝直径 10nm，属中间丝，因具有很强的张力，又称张力丝（tonofilament）。基底细胞与相邻细胞间以桥粒相连，与基膜以半桥粒相连。基底细胞是表皮的干细胞，有活跃的增殖分裂能力，增殖形成的部分子细胞脱离基膜后，进入棘层，分化为棘细胞并丧失分裂能力。在皮肤的创伤愈合中，基底细胞具有重要的再生修复功能。

2. 棘层（stratum spinosum） 在基底层的上方，一般由 4～10 层细胞组成。光镜下细胞体积较大，呈多边形，细胞表面有许多短小的突起，相邻细胞的突起镶嵌，故名棘细胞（spinous cell）。棘细胞核较大，呈圆形，胞质丰富呈弱嗜碱性。电镜下可见，相邻棘细胞突起由桥粒相连，胞质内游离核糖体丰富，具有旺盛的合

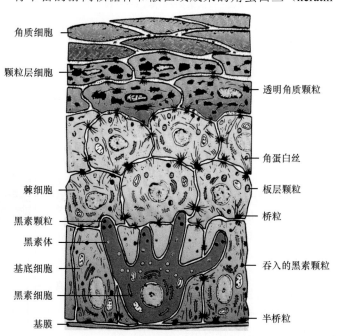

图 11-3　角化复层扁平上皮超微结构模式图

成功能，可见成束的角蛋白丝从核周呈放射状延伸至桥粒内侧并附着在桥粒上，形成光镜下的张力原纤维（tonofibril）。胞质中还有一种卵圆形有界膜包被的含脂质的分泌颗粒，在电镜下呈明暗相间的板层状，故称为板层颗粒（lamellated granule）（图 11-5），主要分布于细胞周边，并以胞吐方式将脂质分泌到细胞间隙，形成膜状物。

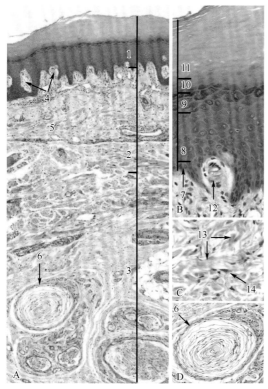

图 11-4　人手指掌侧皮肤表皮和真皮光镜图

A. 人手指掌侧皮肤（低倍）；B. 人手指掌侧皮肤表皮和触觉小体；C. 真皮；D. 皮下组织和环层小体。1. 表皮；2. 真皮；3. 皮下组织；4. 真皮乳头；5. 网织层；6. 环层小体；7. 基底层；8. 棘层；9. 颗粒层；10. 透明层；11. 角质层；12. 触觉小体；13. 胶原纤维；14. 成纤维细胞

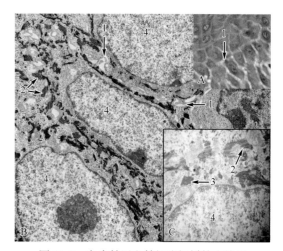

图 11-5　表皮棘层和棘细胞间桥粒电镜图

A. 表皮棘层（HE 染色）；B 棘层（低倍）和 C（高倍）透射电镜。1. 棘细胞突起；2. 棘细胞间桥粒；3. 板层颗粒；4. 棘细胞核

3. 颗粒层（stratum granulosum）　常位于棘层的上方，由 3～5 层较扁的多边形细胞组成。光镜下细胞的主要特点是胞核与细胞器已退化，胞质内含有许多强嗜碱性，大小不等，形状不规则的透明角质颗粒（keratohyalin granule）。电镜下，透明角质颗粒没有界膜包被，呈致密均质状，颗粒的主要成分是富有组氨酸的蛋白质。该层细胞含板层颗粒较多，常位于胞质周边，与细胞膜贴连，将所含的糖脂等物质释放到细胞间隙内，在细胞外形成多层膜状结构，是构成阻止物质透过表皮的主要屏障之一。

4. 透明层（stratum lucidum）　位于颗粒层上方，由 2～3 层扁平细胞组成。此层仅见于无毛厚皮肤。光镜下细胞呈透明均质状，细胞界限不清，核和细胞器均已消失。在 HE 染色切片上，此层呈强嗜酸性，折光度高。细胞的超微结构与角质层相似。

5. 角质层（stratum corneum）　为表皮的表层，由多层扁平的角质细胞（horny cell）组成。这些细胞是已完全角化的死细胞。HE 染色光镜下细胞轮廓不清，无细胞核和细胞器，呈嗜酸性的均质状。电镜下，可见胞质内充满密集平行的角蛋白丝束，浸埋在均质状的物质中，该物质主要为透明角质颗粒所含的富有组氨酸的蛋白质，这种蛋白质与角蛋白丝的复合体称为角蛋白（keratin）或角质。细胞膜内面附有一层厚约 12nm 的不溶性蛋白质，使细胞膜明显增厚而坚固，不溶性蛋白质是一层外皮蛋白。细胞表面褶皱不平，相邻细胞互相嵌合，细胞间隙内充满的膜状物是由板层颗粒释放的脂质构成。近表面的浅表细胞间的桥粒解体，细胞彼此之间连接不牢，逐渐脱落，形成皮屑。

身体大部分的表皮相当薄，与厚表皮的分层有差别。基底层与厚表皮的相同，棘层的细胞层数少，颗粒层只有2～3层细胞，没有透明层，角质层也薄，只有几层细胞。

表皮由基底层到角质层的结构变化，反映了角质形成细胞增殖、分化、移动和脱落的过程，同时也是细胞逐渐生成角蛋白和角化的过程。表皮角蛋白形成细胞不断脱落和更新，其更新周期为3～4周。表皮角质形成细胞的定期脱落和增殖，使表皮各层得以保持正常的结构和厚度。

表皮是皮肤的重要保护层。角质层细胞干硬，胞质内充满角蛋白，细胞膜增厚，其保护作用尤其明显。棘层到角质层细胞间隙内的脂类，构成阻止物质出入的屏障。因此，表皮对多种物理和化学性刺激有很强的耐受力，能阻挡异物和病原侵入，并能防止组织液丧失。

（二）非角质形成细胞

1. 黑素细胞（melanocyte） 是生成黑色素的细胞，来源于胚胎早期的神经嵴，然后迁移至皮肤中。黑素细胞胞体大多散在基底细胞之间，其突起则伸入基底细胞和棘细胞之间，真皮中数量较少，这种细胞的数目在身体不同部位皮肤中数量有明显的差别。在HE染色中，胞体呈圆形，核小而深染，胞质透亮（图11-6A）。电镜下，黑素细胞与角质形成细胞之间无桥粒连接，胞质内含有丰富的游离核糖体、粗面内质网和发达的高尔基复合体。胞质内还有特征性的黑素体（melanosome），其形态是长圆形有界膜包被，内含酪氨酸酶，能将酪氨酸在黑素体内转化为黑色素（melanin）。当黑素体充满黑素后则成为黑素颗粒（melanin granule），在光镜下呈黄褐色（图11-3，图11-6）。黑素颗粒移入突起末端，以胞吐方式释放，被邻近的基底细胞和棘细胞吞入，因此这两种细胞内常含有许多黑素颗粒。故黑素细胞内黑素颗粒很少，而角质形成细胞内反而较多（图11-6B、C）。黑色素为棕黑色物质，是决定皮肤颜色的一个重要因素。由于细胞中黑素颗粒的大小和含量的差别、细胞合成黑色素的速度不同，决定了不同种族和个体不同部位皮肤颜色的差异。黑色素能吸收和散射紫外线，可保护表皮深层的组织不受辐射损伤。

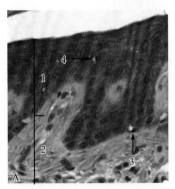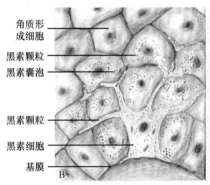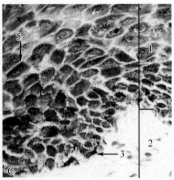

角质形
成细胞

黑素颗粒

黑素囊泡

黑素颗粒

黑素细胞

基膜

图 11-6

A. 薄皮表皮光镜图；B. 黑素细胞模式图；C. 黑色素颗粒染色［马森-丰塔纳（Masson-Fontana）银染色方法］。1.表皮；2.真皮；3.黑素细胞；4.朗格汉斯细胞；5.棘细胞中的黑色素颗粒

2. 朗格汉斯细胞（Langerhans cell） 是皮肤内的抗原呈递细胞，由胚胎期的骨髓发生，以后迁移到皮肤内，分散在表皮的棘细胞之间。它们在身体各部位的数目不等，每平方毫米为400～1000个。在HE染色的切片上，胞体呈圆形，胞质透亮，核小而深染（图11-6A，图11-7B）。用三磷酸腺苷酶等特殊染色法可见它们是多突起的细胞，细胞向周围伸出几个较粗的突起，这些突起又分出多个树枝状的细突起，穿插在棘细胞之间。电镜下可见细胞具有以下的特点：①胞核呈弯曲形或分叶形；②胞质密度低，无角蛋白丝和桥粒；③胞质内有呈球拍状的伯贝克颗粒（Birbeck granule），有膜包裹，呈盘状或扁囊形，长15～30nm，宽4nm，一端或两端常有小泡，颗粒的切面为杆状或球拍形，内有纵向的致密线，颗粒的意义尚不清楚（图11-7A）。

朗格汉斯细胞的表面标志与巨噬细胞很相似（图11-7C）。能识别、结合和处理侵入皮肤的抗原，并把抗原传送给T细胞，是皮肤免疫功能的重要细胞。在对抗侵入皮肤的病毒、排斥移植的异体组织和监视表皮癌变细胞方面起重要作用。

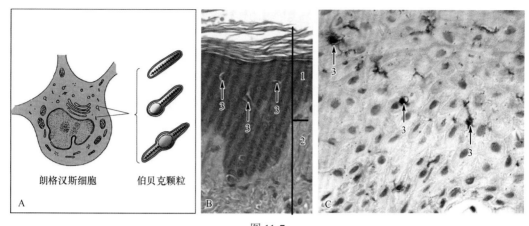

图 11-7

A. 朗格汉斯细胞模式图；B. 薄皮表皮光镜图；C. 皮肤表皮朗格汉斯细胞表面标志物 CD1a（免疫组化）。
1. 表皮；2. 真皮；3. 朗格汉斯细胞

　　朗格汉斯细胞并不是长期固定生存在表皮内，而是不断进行更新。有些细胞受损伤死亡，有些携带抗原移入周围淋巴器官的胸腺依赖区，将抗原传递给 T 细胞；新生的细胞由血液内的单核细胞形成，也可由表皮内有分裂能力的朗格汉斯细胞增殖补充。

　　3. 梅克尔细胞（Merkel cell） 是一种具短指状突起的细胞，数目很少，每平方厘米约 1 个，大多存在于指尖、口腔和生殖道黏膜上皮基底细胞之间，在 HE 染色标本上不易辨认，须用特殊染色法显示。电镜下可见细胞的胞核较小，呈不规则形，胞质内有许多含致密核心的膜性小泡，与肾上腺髓质细胞内的分泌颗粒很相似。常见有些细胞的基底面与盘状的感觉神经末梢紧相接触，而且胞质中的小泡也多聚集在细胞基底部，形成类似于突触的结构。由于细胞具有突触样结构，故推测这种细胞是感觉细胞，能感受触觉刺激（图 11-8）。

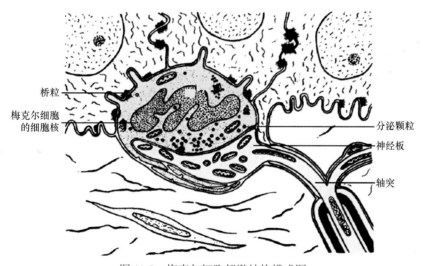

图 11-8　梅克尔细胞超微结构模式图

　　梅克尔细胞是起源于胚胎期的原始表皮，还是由神经嵴发生后迁移到表皮，有不同的见解。关于梅克尔细胞的功能也有待阐明。由于梅克尔细胞所含的小泡与肾上腺髓质细胞的分泌颗粒很相似，故有人认为该细胞可能合成儿茶酚胺，属于 APUD 细胞系统的一种细胞，但尚无梅克尔细胞合成儿茶酚胺的确实证据。有研究显示，在人和某些动物，不同部位的梅克尔细胞含有不同的生物活性肽，同一部位的细胞在胚胎和成年时期所含的肽也不同；正常表皮中有些梅克尔细胞不与神经末梢接触。因此，认为梅克尔细胞可能是一个异质性的细胞群。有些细胞可能是感觉细胞，与神经末梢共同构成触觉感受器；其余细胞可能对表皮细胞增殖和皮肤附属器的发生，或对皮肤内神经纤维的生长起诱导和调节作用。

二、真　皮

真皮（dermis）位于表皮下面，由结缔组织组成，与表皮牢固相连。真皮深部与皮下组织接连，两者之间没有清楚的界线。身体各部位真皮的厚薄不等，一般厚1～2mm。真皮又分为乳头层和网织层两层（图11-4）。

1. 乳头层（papillary layer）　为紧邻表皮的薄层结缔组织。胶原纤维和弹性纤维较细密，含细胞较多。此层的结缔组织向表皮底部突出，形成许多嵴状或乳头状的凸起，称为真皮乳头（dermal papilla），使表皮与真皮的连接面扩大，有利于两者牢固连接，并便于表皮真皮的血管获得营养。乳头层毛细血管丰富，有许多游离神经末梢，在手指等触觉灵敏的部位常有触觉小体（tactile corpuscle）。

2. 网状层（reticular layer）　在乳头层下方，较厚，是真皮的主要组成部分，与乳头层无清楚的分界。网织层由致密结缔组织组成，粗大的胶原纤维束交织成密网，并有许多弹性纤维，使皮肤有较大的韧性和弹性（图11-9）。此层内有许多血管、淋巴管和神经，毛囊、皮脂腺和汗腺也多存在于此层内，并常见环层小体。有的婴儿骶部皮肤真皮中有较多的黑素细胞（图11-10），使局部皮肤显灰蓝色，称蒙古斑（Mongolian spot）。

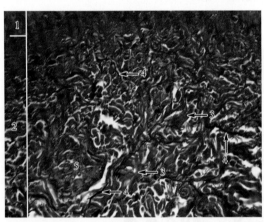

图11-9　皮肤真皮弹性纤维染色
1. 表皮；2. 真皮；3. 胶原纤维；4. 弹性纤维；5. 毛囊

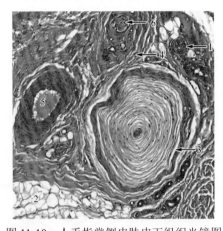

图11-10　人手指掌侧皮肤皮下组织光镜图
1. 汗腺；2. 脂肪组织；3. 环层小体；4. 胶原纤维束；5. 血管；6. 神经

三、皮下组织

皮下组织（hypodermis）即解剖学中所称的浅筋膜，由疏松结缔组织和脂肪组织组成，一般认为它不是皮肤的组成部分。皮下组织将皮肤与深部的组织连接一起，并使皮肤有一定的可动性。皮下组织的厚度因个体、年龄、性别和部位而有较大的差别。腹部皮下组织中脂肪组织丰富，厚可达3cm以上。眼睑、阴茎和阴囊等部位皮下组织最薄。分布到皮肤的血管、淋巴管和神经由皮下组织中通过，毛囊和汗腺也常延伸到此层组织中。

四、皮肤的附属器

（一）毛

除手掌和足跖等部位外，人体大部分皮肤都长有毛（hair）。毛的粗细和长短不一。头发、胡须和腋毛等较粗较长，并富有黑色素；其余部位的毛细软而短，含色素少。兽类皮肤有极多的毛，对保持体温和防御机械性损害有重要的作用。人类的毛已相当退化，无上述的作用，但毛囊有丰富的感觉神经末梢，能敏锐地感受触觉等刺激。

1. **毛的结构**　毛由毛干、毛根和毛囊三部分组成。露在皮肤外面的部分称为毛干（hair shaft），埋在皮肤内的称为毛根（hair root），包在毛根周围的上皮和结缔组织构成的鞘称为毛囊（hair follicle）（图 11-11，图 11-12）。毛根和毛囊的下端合为一体，成为膨大的毛球（hair bulb）。毛球底面向内凹陷，容纳毛乳头（hair papilla）。毛乳头是富有血管和神经的结缔组织，毛球是毛和毛囊的生长点，毛乳头对毛的生长起诱导和维持作用。毛根和毛囊斜长在皮肤内，在它们与皮肤表面呈钝角的一侧，有一束平滑肌连接毛囊和真皮，称为立毛肌（arrector pilli muscle）。立毛肌受交感神经支配，收缩时使毛竖立。

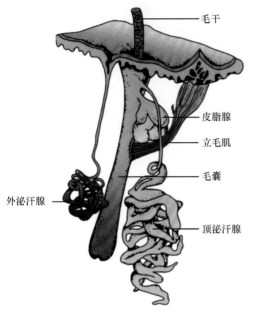

图 11-11　皮肤附属器示意图

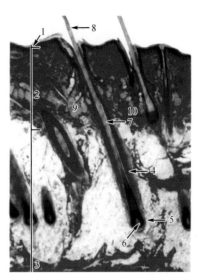

图 11-12　头皮，毛囊，毛球和毛乳头光镜图
1. 表皮；2. 真皮；3. 皮下组织；4. 毛囊；5. 毛球；6. 毛乳头；
7. 毛根；8. 毛干；9. 皮脂腺；10. 立毛肌

　　毛干和毛根由排列规则的角化上皮细胞组成，细胞内充满角蛋白并含有数量不等的黑素颗粒。毛囊分为内、外两层，内层为上皮性鞘，包裹毛根，与表皮相连续，其结构也与表皮相似；外层为结缔组织鞘，由致密结缔组织构成。毛根、上皮性根鞘与毛球部细胞相连。毛球的上皮细胞为幼稚细胞，称为毛母质细胞。这些细胞分裂活跃，可以增殖和分化为毛根和上皮性鞘的细胞。毛的色素由分布在毛母质细胞间的黑素细胞生成，黑素颗粒生成后转送到新生的毛根上皮细胞中（图 11-13）。

2. **毛的生长和更新**　毛的生长周期分为生长期、退化期和静止期。身体各部位毛的生长周期长短不等，头发的生长周期通常为 2～7 年，其他部位毛的生长周期只有数月。生长期的毛囊较长，毛球膨大，毛乳头血流丰富，毛母质细胞分裂活跃，使毛不断生长。由生长期进入退化期，毛囊开始变短，毛球缩小，毛乳头萎缩变小，毛母质细胞逐渐停止分裂并开始发生凋亡，毛囊在退化的过程中黑素颗粒逐渐消失，毛停止生长。退化期进入静止后，毛囊全完静止，此时旧毛随着毛囊底部向表皮推移而自然脱落。在下一个生长周期开始后，在毛囊底端形成新的毛球和毛乳头，开始生长新毛。

（二）皮脂腺

　　皮脂腺（sebaceous gland）多位于毛囊和立毛肌之间，为泡状腺，由一个或几个囊状腺泡和一个共同的短导管构成（图 11-11，图 11-14）。导管为复层扁平上皮，大多开口于毛囊上端，有些开口于皮肤表面。腺泡周边是一层较小的幼稚细胞，有丰富的细胞器，有活跃的分裂能力，可生成新的腺细胞。新生的腺细胞逐渐变大，向腺泡中心迁移的过程中，胞质中形成越来越多的小脂滴。腺泡中心的细胞更大，呈多边形，胞质内充满脂滴，核固缩，细胞器消失。在近导管处，腺细胞解

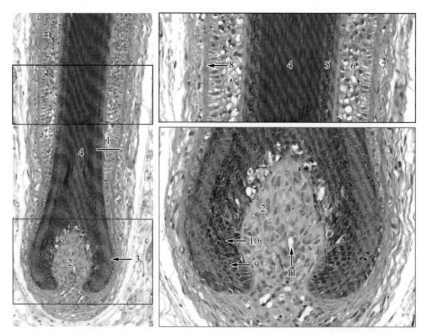

图 11-13　毛囊，毛球和毛乳头光镜图

1. 毛囊；2. 毛乳头；3. 毛球；4. 毛根；5 内根鞘；6. 外根鞘；7. 结缔组织鞘；8. 玻璃膜；9. 毛母质细胞；10. 黑素细胞；11. 毛细血管

体，连同脂滴一起排出，即为皮脂（sebum）。皮脂腺的发育和分泌受性激素的调节，故青春期分泌活跃。皮脂具有润滑皮肤和保护毛发的作用。

（三）汗腺

1. 外泌汗腺（eccrine sweat gland） 又称汗腺（sweat gland），遍布于全身皮肤内，但不同部位皮肤内的汗腺数量有明显的差别，以手掌和足底尤多。汗腺为单曲管状腺，分泌部较粗，管腔小，盘曲成团，位于真皮深层和皮下组织中。分泌部腺细胞由一层锥体形细胞组成，细胞核呈圆形，位于细胞近基底部，胞质着色浅。在腺细胞和基膜之间有肌上皮细胞（myoepithelial cell），其收缩时能帮助排出分泌物。真皮中导管较细而直，进入皮肤表皮呈螺旋状走行，并开口于皮肤表面的汗孔，HE 染色中导管由两层立方形细胞组成，细胞小，胞质弱嗜碱性（图 11-11，图 11-15）。腺细胞分泌的汗液中除含大量水分外，还有钠、钾、氯、乳酸盐和尿素等。导管上皮细胞能吸收分泌物中的部分钠和氯。汗液分泌（出汗）是身体散热的主要方式，对调节体温起重要作用。

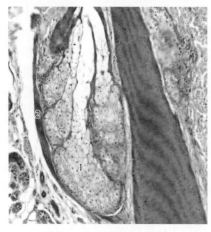

图 11-14　皮脂腺光镜图

1. 皮脂腺；2. 立毛肌

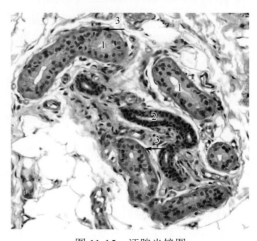

图 11-15　汗腺光镜图

1. 分泌部；2. 导管；3. 肌上皮细胞

2. 顶泌汗腺（apocrine sweat gland） 又名大汗腺，主要分布在腋窝、乳晕、阴部等处。这种腺与上述的外泌汗腺不同，分泌部管径粗，管腔大，盘曲成团。腺细胞呈立方形或矮柱状，胞核圆形，胞质嗜酸性，着色浅，胞质内含许多分泌颗粒和溶酶体。腺细胞与基膜之间也有肌上皮细胞。导管较细而直，也由两层上皮细胞组成，开口于毛囊上段。分泌物为较黏稠的乳状液，含蛋白质、碳水化合物和脂类等，被细菌分解后产生特殊气味。这种腺在性成熟前呈静止状态，青春期后由于受性激素的刺激，分泌活跃。

（四）指（趾）甲

指（趾）甲由甲体和其周围以及下面的几部分组织组成（图 11-16）。甲体（nail body）是长在指（趾）末节背面的外露部分，为坚硬透明的长方形角质板，由多层连接牢固的角质细胞构成，细胞内充满角蛋白丝。甲体下面的组织称为甲床（nail bed），由非角化复层扁平上皮和真皮组成。甲体的近端埋在皮肤所形成的深凹内，称为甲根（nail root）。甲体两侧皮肤形成甲襞（nail fold），甲体和甲襞之间的沟为甲沟（nail groove）。甲根周围是复层扁平上皮，其基底层细胞分裂活跃，称为甲母质（nail matrix），是甲体生长区（图 11-17）。甲母质形成的细胞逐渐发生角化，并向甲体方向迁移，成为构成甲体的细胞，使甲体生长。指（趾）甲受损或拔除后，如甲母质保留，甲仍能再生。

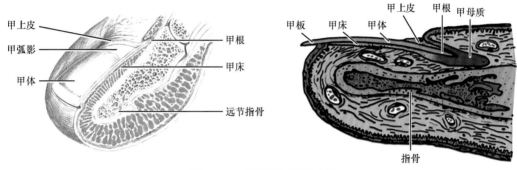

图 11-16 指甲纵切面模式图

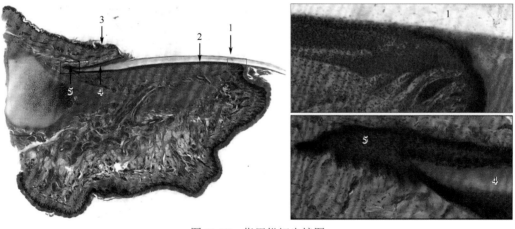

图 11-17 指甲纵切光镜图
1. 甲体；2. 甲床；3. 甲上皮；4. 甲根；5. 甲母质

银 屑 病

银屑病约影响世界人口的 2%。银屑病表现为标志性红斑鳞状斑块，可覆盖患者身体的大面积。银屑病皮肤在角质形成细胞的分化和增殖方面具有非常特殊的特征。据报道，银屑病皮损基底部角质形成细胞的细胞周期由正常皮损的 311 小时缩短为 36 小时，提示皮损中角质形成细胞增殖明显加快。银屑病的病理机制是加速细胞增殖和角质形成细胞从基底层向颗粒层的快速迁移。银屑病治疗的目的是控制角质形成细胞的分化和增殖。与调节免疫系统的治疗方法不同，直接针对角质形成细胞的治疗方法似乎可以解决这些问题，而不存在感染的直接风险。视黄酸和维生素 D 是主要针对角质形成细胞的治疗方法。进一步分析表皮细胞调控的机制是必要的。

（张　敏）

第12章 内分泌系统

思维导图

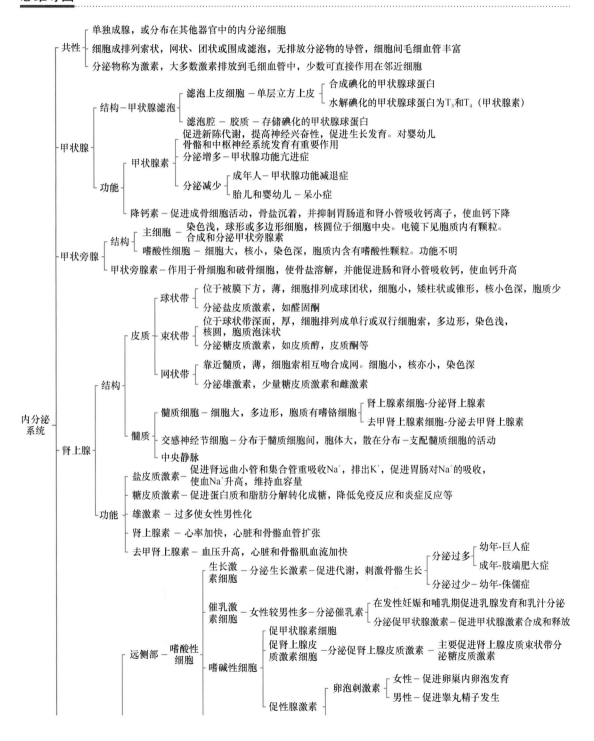

- 共性
  - 单独成腺，或分布在其他器官中的内分泌细胞
  - 细胞成排列索状，网状、团状或围成滤泡，无排放分泌物的导管，细胞间毛细血管丰富
  - 分泌物称为激素，大多数激素排放到毛细血管中，少数可直接作用在邻近细胞
- 甲状腺
  - 结构-甲状腺滤泡
    - 滤泡上皮细胞-单层立方上皮
      - 合成碘化的甲状腺球蛋白
      - 水解碘化的甲状腺球蛋白为T_3和T_4（甲状腺素）
    - 滤泡腔-胶质-存储碘化的甲状腺球蛋白
  - 功能
    - 甲状腺素
      - 促进新陈代谢，提高神经兴奋性，促进生长发育。对婴幼儿骨骼和中枢神经系统发育有重要作用
      - 分泌增多-甲状腺功能亢进症
      - 分泌减少
        - 成年人-甲状腺功能减退症
        - 胎儿和婴幼儿-呆小症
    - 降钙素-促进成骨细胞活动，骨盐沉着，并抑制胃肠道和肾小管吸收钙离子，使血钙下降
- 甲状旁腺
  - 结构
    - 主细胞
      - 染色浅，球形或多边形细胞，核圆位于细胞中央。电镜下见胞质内有颗粒。合成和分泌甲状旁腺素
    - 嗜酸性细胞-细胞大，核小，染色深，胞质内含有嗜酸性颗粒。功能不明
  - 甲状旁腺素-作用于骨细胞和破骨细胞，使骨盐溶解，并能促进肠和肾小管吸收钙，使血钙升高
- 肾上腺
  - 结构
    - 皮质
      - 球状带
        - 位于被膜下方，薄，细胞排列成球团状，细胞小，矮柱状或锥形，核小色深，胞质少
        - 分泌盐皮质激素，如醛固酮
      - 束状带
        - 位于球状带深面，厚，细胞排列成单行或双行细胞索，多边形，染色浅，核圆，胞质泡沫状
        - 分泌糖皮质激素，如皮质醇，皮质酮等
      - 网状带
        - 靠近髓质，薄，细胞索相互吻合成网。细胞小，核亦小，染色深
        - 分泌雄激素，少量糖皮质激素和雌激素
    - 髓质
      - 髓质细胞-细胞大，多边形，胞质有嗜铬细胞
        - 肾上腺素细胞-分泌肾上腺素
        - 去甲肾上腺素细胞-分泌去甲肾上腺素
      - 交感神经节细胞-分布于髓质细胞间，胞体大，散在分布-支配髓质细胞的活动
      - 中央静脉
  - 功能
    - 盐皮质激素-促进肾远曲小管和集合管重吸收Na^+，排出K^+，促进胃肠对Na^+的吸收，使血Na^+升高，维持血容量
    - 糖皮质激素-促进蛋白质和脂肪分解转化成糖，降低免疫反应和炎症反应等
    - 雄激素-过多使女性男性化
    - 肾上腺素-心率加快，心脏和骨骼血管扩张
    - 去甲肾上腺素-血压升高，心脏和骨骼肌血流加快
  - 远侧部
    - 嗜酸性细胞
      - 生长激素细胞-分泌生长激素-促进代谢，刺激骨骼生长
        - 分泌过多
          - 幼年-巨人症
          - 成年-肢端肥大症
        - 分泌过少-幼年-侏儒症
      - 催乳激素细胞-女性较男性多-分泌催乳素
        - 在发性妊娠和哺乳期促进乳腺发育和乳汁分泌
        - 分泌促甲状腺激素-促进甲状腺激素合成和释放
    - 嗜碱性细胞
      - 促甲状腺素细胞
      - 促肾上腺皮质激素细胞-分泌促上腺皮质激素-主要促进肾上腺皮质束状带分泌糖皮质激素
      - 促性腺激素
        - 卵泡刺激素
          - 女性-促进卵巢内卵泡发育
          - 男性-促进睾丸精子发生

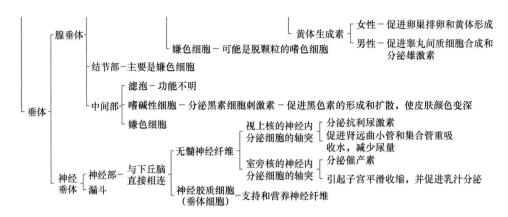

内分泌系统是人体的重要调节系统，由若干内分泌器官和分布于其他器官内的内分泌细胞组成，其分泌物称激素（hormone）。本章主要讲述甲状腺、甲状旁腺、肾上腺、脑垂体、松果体等重要内分泌器官和弥散神经内分泌系统。

一、甲　状　腺

甲状腺（thyroid gland）位于颈前部，分左、右两叶（lobe），中间以峡部（isthmus）相连。甲状腺表面包以结缔组织被膜（capsule），被膜结缔组织深入腺实质（parenchyma），将实质分成许多大小不等的小叶（lobule），每个小叶内含有 20～40 个滤泡（follicle）。

甲状腺滤泡

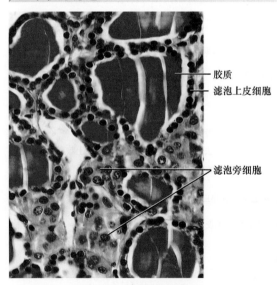

胶质
滤泡上皮细胞

滤泡旁细胞

图 12-1　甲状腺光镜图

滤泡是甲状腺的结构和功能单位，大小不等，呈圆形或不规则形，直径 0.02～0.9mm。滤泡主要由单层滤泡上皮细胞围成，滤泡腔内充满胶质（colloid），胶质被伊红染成红色，为碘化甲状腺球蛋白（iodinated thyroglobulin）。滤泡间有少量的结缔组织、丰富的毛细血管和成群的滤泡旁细胞（图 12-1）。

1. 滤泡上皮细胞（follicular epithelial cell） 滤泡上皮细胞是组成滤泡壁的主要细胞，一般为立方形，但其形态可因功能状态不同而变化。功能活跃时的滤泡上皮细胞呈低柱状，滤泡腔内胶质较少；而功能不活跃的滤泡上皮细胞可呈扁平状，滤泡腔内胶质较多。电镜下，滤泡上皮细胞的游离面有微绒毛，胞质内有发达的粗面内质网，较多的线粒体和溶酶体，高尔基复合体位于核上区。细胞顶部胞质内有电子密度中等、体积较小的分泌颗粒，还有从滤泡腔内摄入的电子密度较低的胶质小泡（vesicle）（图 12-2）。滤泡上皮的基底面有完整的基板，邻近的结缔组织内含有丰富的毛细血管和毛细淋巴管。

滤泡上皮细胞合成和分泌甲状腺激素（thyroid hormone）。甲状腺激素的生成需经合成、碘化、储存、重吸收、分解和释放等过程。滤泡上皮细胞从血液中摄取氨基酸（主要是酪氨酸），在粗面内质网合成甲状腺球蛋白的前体，继而运至高尔基复合体加糖并浓缩成分泌颗粒，再以胞吐方式排放到滤泡腔内储存。滤泡上皮细胞基底面的细胞膜上有碘泵，可从血液中摄取碘离子，在细胞内过氧化物酶的催化下活化，也进入滤泡腔与甲状腺球蛋白结合形成碘化的甲状腺球蛋白，以胶质形式储存于滤泡腔内。在腺垂体分泌的促甲状腺素作用下，滤泡上皮细胞以胞吞方式将碘化的甲状腺球蛋白重吸收入胞质，形成胶质小泡。胶质小泡和溶酶体融合，碘化的甲状腺球蛋白被溶酶体内的蛋白水解酶分解为大量的四碘甲腺原氨酸（tetraiodothyronine，T_4）即甲状腺素（thyroxine）和少量的三碘甲腺原氨酸（triiodothyronine，T_3）。T_3 和 T_4 经细胞基底部释放入毛细血管（图 12-2）。

T_3 和 T_4 的主要功能是增进机体的新陈代谢，提高神经兴奋性，促进生长发育，尤其对婴幼儿的骨骼和中枢神经系统的发育影响更大。胎儿和婴幼儿甲状腺功能减退时，甲状腺激素减少，不仅导致身材矮小，而且脑发育障碍，称呆小症（cretinism）。

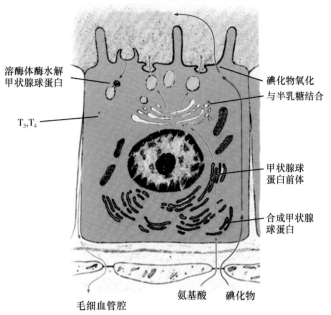

图 12-2 甲状腺激素合成示意图

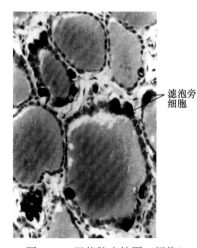

图 12-3 甲状腺光镜图（银染）

2. 滤泡旁细胞（parafollicular cell） 滤泡旁细胞又称亮细胞（clear cell）或 C 细胞，常成群分布于滤泡间的结缔组织内或单个散在于滤泡上皮细胞之间（图 12-3）。较滤泡细胞稍大，在 HE 染色标本中胞质着色略淡。电镜下，滤泡上皮细胞之间的滤泡旁细胞位于基板上，胞质内含有丰富的粗面内质网、高尔基复合体及许多膜包被的分泌颗粒。细胞以胞吐方式释放颗粒内的降钙素（calcitonin）。降钙素是一种多肽，可促进成骨细胞的活动，使骨盐沉积于类骨质，并抑制肾小管和胃肠道对钙的吸收，从而使血钙降低。

二、甲状旁腺

甲状旁腺（parathyroid gland）位于甲状腺左右两叶的背面，为扁圆形棕黄色小腺体，一般（80%）上下各 1 对，偶尔可有 3 个、5 个或更多个腺体。腺细胞分主细胞和嗜酸性细胞两种（图 12-4）。

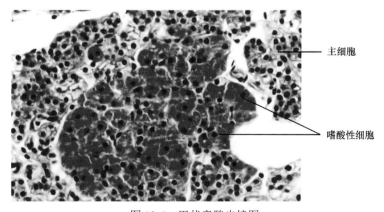

图 12-4 甲状旁腺光镜图

（一）主细胞

主细胞（chief cell）体积较小，呈圆形或多边形，HE 染色标本中，胞质着色暗，胞核圆，位于细胞中央。电镜下可见粗面内质网、高尔基复合体和膜被分泌颗粒，还有一些糖原和脂滴。主细胞合成和分泌甲状旁腺素（parathyroid hormone），甲状旁腺素是一种单链多肽，它可增强破骨细胞的活性，使骨盐溶解，并能促进肠及肾小管吸收钙，从而使血钙升高。在甲状旁腺素和降钙素的共同调节下，维持机体血钙浓度的稳定。

（二）嗜酸性细胞

嗜酸性细胞（oxyphil cell）随着年龄的增长而增多，细胞体积大，核小染色深，胞质内含有许多嗜酸性颗粒。电镜下嗜酸性颗粒为线粒体。该细胞功能不清楚。

三、肾　上　腺

肾上腺（adrenal gland）位于肾的上方，表面包有结缔组织被膜，被膜发出少量结缔组织伴随血管和神经深入实质内。肾上腺实质由周围的皮质和中央的髓质两部分构成。

（一）皮质

皮质（cortex）占肾上腺体积的 80%～90%，根据细胞的形态结构和排列等特征，可将皮质自外向内分为 3 个带，即球状带、束状带和网状带（图 12-5）。

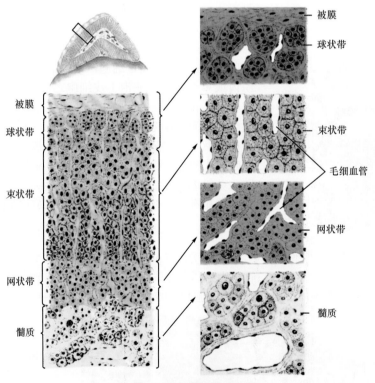

图 12-5　肾上腺结构示意图

1. 球状带（zona glomerulosa） 紧贴被膜下，较薄，约占皮质总体积的 15%。细胞排列成球状团块，细胞团之间为窦样毛细血管和少量结缔组织（图 12-5）。细胞较小，呈矮柱状或多边形，胞核小，染色深，胞质少，含少量细小脂滴。球状带细胞分泌盐皮质激素（mineralocorticoid），如醛固酮（aldosterone），可促进肾远曲小管和集合小管重吸收 Na^+ 及排出 K^+，同时也刺激胃黏膜、唾液腺及汗腺导管吸收 Na^+，使血中 Na^+ 浓度升高，K^+ 浓度降低，维持血容量于正常水平。盐皮质激素的分泌受肾素-血管紧张素系统（renin-angiotensin-system）的调节。

2. 束状带（zona fasciculata） 位于球状带的深部，是皮质中最厚的部分，约占皮质总体积的

78%。腺细胞排列成单行或双行的细胞索，索间为窦样毛细血管和少量结缔组织（图 12-5）。细胞体积大，呈多边形，胞核圆形，着色浅，胞质内富含脂滴。在 HE 染色标本中，脂滴被溶解，故胞质成泡沫状。束状带细胞分泌糖皮质激素（glucocorticoid），主要为皮质醇（cortisol），可促使蛋白质及脂肪分解并转变为糖（糖异生，gluconeogenesis）。此外，还有抑制免疫应答及炎症反应等作用。束状带细胞受腺垂体分泌的促肾上腺皮质激素的调节。

3. 网状带（zona reticularis） 位于皮质的最内层，紧靠髓质，占皮质总体积的 7%，细胞排列呈索并相互吻合成网，其间为窦样毛细血管和少量结缔组织（图 12-5）。网状带细胞较小，形态不规则，核小染色深。胞质内含少量脂滴和较多脂褐素（lipofuscin），故细胞染色较深。网状带细胞主要分泌雄激素（androgen）、少量糖皮质激素和雌激素（estrogen），也受促肾上腺皮质激素的调节。

肾上腺皮质细胞所分泌的激素均属于类固醇激素，其细胞具有类固醇激素分泌细胞的超微结构特征，其中以束状带细胞最为典型。

（二）髓质

髓质（medulla）位于肾上腺的中央，主要由髓质细胞（medullary cell）组成。髓质细胞体积较大，呈多边形，排列呈索或团状，细胞团或索间为窦状毛细血管和少量结缔组织。如用含铬盐（chromate salt）的固定液固定标本，胞质内会出现黄色的嗜铬颗粒（chromaffin granules），故髓质细胞又称为嗜铬细胞（chromaffin cell）。另外，髓质内还有少量的交感神经节细胞，胞体较大，散在分布于髓质内（图 12-6）。

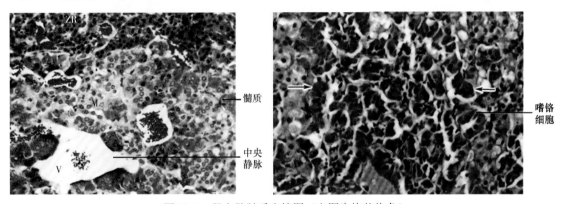

图 12-6　肾上腺髓质光镜图（右图为铬盐染色）

电镜下，嗜铬细胞最显著的特征是胞质内含有大量膜被的电子致密颗粒（嗜铬颗粒）。根据颗粒内含物的不同，可将髓质细胞分为两种：一种为肾上腺素细胞（epinephrine-secreting cell），其分泌颗粒中的核心电子密度低，颗粒内含肾上腺素（epinephrine），此种细胞数量多，约占髓质细胞的 80%；另一种为去甲肾上腺素细胞（norepinephrine-secreting cell），其分泌颗粒的核芯电子密度高，颗粒内含有去甲肾上腺素（norepinephrine）。肾上腺素和去甲肾上腺素均为儿茶酚胺类（catecholamine）物质，它们的分泌受交感神经的调控，当交感神经节前纤维释放的乙酰胆碱（acetylcholine）作用于髓质细胞时，引起激素的释放。因此，嗜铬细胞被认为相当于节后神经元。但是，嗜铬细胞缺少轴突。实验研究显示，培养的嗜铬细胞可伸出轴突样突起，但轴突样突起的生长可被肾上腺皮质分泌的糖皮质激素所抑制。肾上腺素可使心率加快，心脏和骨骼肌血管扩张。去甲肾上腺素使血压增高，心脏、脑和骨骼肌内的血流加速。

（三）肾上腺的血管分布

肾上腺动脉进入被膜后，大部分分支进入皮质，形成窦状毛细血管网，经皮质进入髓质，并与髓质毛细血管通连。少数小动脉分支穿越皮质直接进入髓质，形成窦状毛细血管。髓质内的毛细血管汇合成小静脉，再由多条小静脉汇合成一条中央静脉，经肾上腺静脉出肾上腺。从上述血管走

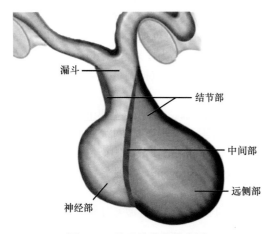

图 12-7　脑垂体结构模式图

行路径可以看出，肾上腺的大部分血液是经皮质到达髓质，故进入髓质的血液含有皮质激素。

四、脑 垂 体

脑垂体（hypophysis）为一椭圆形小体，体积约 0.5cm×1cm×1cm，重约 0.5g，位于颅底蝶鞍垂体窝内，外包结缔组织被膜，以一柄与下丘脑相连。脑垂体由腺垂体和神经垂体两部分组成。腺垂体又分为远侧部、中间部和结节部三部分；神经垂体分为神经部和漏斗两部分，漏斗与下丘脑相连。远侧部又称前叶（anterior lobe），神经部和中间部又称后叶（posterior lobe）（图 12-7）。

（一）腺垂体

1. 远侧部（pars distalis）　构成腺垂体的主要部分，腺细胞排列成团索状，少数围成小滤泡，细胞间有丰富的窦状毛细血管和少量结缔组织。HE 染色标本中，腺细胞分为嗜色细胞（chromophil cell）和嫌色细胞（chromophobe cell）两大类。嗜色细胞又分为嗜酸性细胞和嗜碱性细胞两种（图 12-8）。根据分泌的激素不同，可进一步对腺细胞进行分类，并以所分泌的激素来命名。

（1）嗜酸性细胞（acidophil cell）：数量较多，约占远侧部腺细胞总数 40%，细胞呈圆形或椭圆形，胞体较大，直径 14～19μm，胞质内含许多粗大的嗜酸性颗粒。根据所分泌激素的不同，嗜酸性细胞又分为生长激素细胞（somatotroph）和催乳激素细胞（mammotroph）。

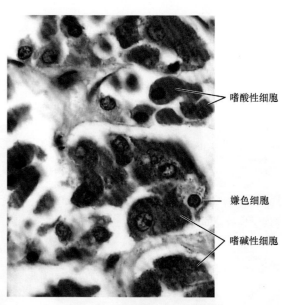

图 12-8　腺垂体远侧部光镜图

1）生长激素细胞：数量较多，合成和释放生长激素（growth hormone，GH），能促进体内多种代谢过程，尤其刺激骺软骨的生长，使骨增长。幼年时期，该激素分泌不足，可导致垂体侏儒症（midgetism），分泌过多则引起巨人症（gigantism）；成人时期，该激素分泌过多则引起肢端肥大症（acromegaly）。

2）催乳激素细胞（mammotroph）：胞质内含有粗大、椭圆形或不规则形的分泌颗粒。妊娠期和哺乳期妇女催乳激素细胞数量增多，而非妊娠期和非哺乳期的妇女，此细胞数量少，男性更少。催乳激素细胞分泌催乳激素（prolactin），促进乳腺发育和乳汁分泌。

（2）嗜碱性细胞（basophil cell）：数量较嗜酸性细胞少，约占远侧部腺细胞总数的 10%。细胞大小不等，直径 15～25μm，呈椭圆形或多边形，胞质内含有嗜碱性颗粒（basophilic granule）。嗜碱性细胞又可分为促甲状腺激素细胞（thyrotroph）、促性腺激素细胞（gonadotroph）和促肾上腺皮质激素细胞（corticotroph）3 种。

1）促甲状腺激素细胞：呈多角形，胞质内分泌颗粒较小。分泌促甲状腺激素（thyroid-stimulating hormone，TSH），促进甲状腺滤泡的增生和甲状腺激素的合成和释放。

2）促性腺激素细胞：细胞较大，胞质内分泌颗粒大小中等。分泌卵泡刺激素（follicle-stimulating hormone，FSH）和黄体生成素（luteinizing hormone，LH）。在女性，卵泡刺激素可促进卵泡发育，在男性则刺激生精小管支持细胞合成雄激素结合蛋白（androgen binding protein），促进精子的发生。黄体生成素在女性是在卵泡刺激素作用的基础上，促进排卵和黄体的形成及分泌，在男性则刺激睾丸间质细胞分泌雄激素，故又称间质细胞刺激素（interstitial cell-stimulating hormone，ICSH）。

3）促肾上腺皮质激素细胞：形态不规则，多呈星状或长梭形，胞质内分泌颗粒较大。分泌促肾上腺皮质激素（adrenocorticotropic hormone，ACTH）和促脂素（lipotrophic hormone，LPH），前者主要促进肾上腺皮质束状带分泌糖皮质激素，后者作用于脂肪细胞，使其分解脂肪产生脂肪酸。

（3）嫌色细胞（chromophobe cell）：数量多，约占远侧部腺细胞总数的50%，细胞体积小，呈圆形或多角形，胞质少，着色浅，细胞界线不清。电镜下，部分嫌色细胞内含有少量分泌颗粒，因此认为这些细胞可能是嗜色细胞的初期阶段，或是脱颗粒的嗜色细胞。其余大多数嫌色细胞具有长的分支突起，并伸入腺细胞之间，起支持作用。

2. 中间部（pars intermedia） 人垂体的中间部不发达，只占垂体的2%左右，是位于远侧部和神经部之间的狭窄部分。由嫌色细胞、嗜碱性细胞和一些大小不等含胶质的滤泡组成（图12-9）。嗜碱性细胞能分泌黑素细胞刺激素（melanocyte-stimulating hormone，MSH），可调节皮肤黑素细胞内的黑色素合成。

3. 结节部（pars tuberalis） 结节部包围着神经垂体的漏斗柄，在漏斗前方较厚，后方较薄或缺如。此部含有丰富的纵行毛细血管，是垂体中血管最丰富的部分。腺细胞多呈索状排列于血管之间。细胞较小，主要是嫌色细胞，还有少量嗜酸性细胞和嗜碱性细胞。

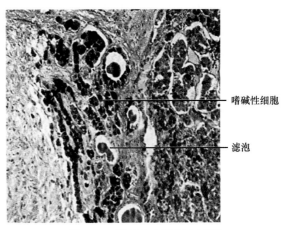

嗜碱性细胞

滤泡

图 12-9　腺垂体中间部光镜图

（二）神经垂体及其与下丘脑的关系

神经垂体包括漏斗（infundibulum）和神经部（pars nervosa），主要由大量无髓神经纤维和神经胶质细胞组成，并含有丰富的窦状毛细血管和少量网状纤维。

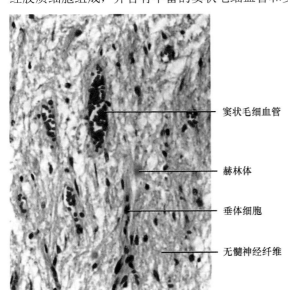

窦状毛细血管

赫林体

垂体细胞

无髓神经纤维

图 12-10　神经垂体光镜图

下丘脑的视上核（supraoptic nucleus）和室旁核（paraventricular nucleus）含有大型神经内分泌细胞（neuroendocrine cell），其轴突经漏斗直抵神经部，是神经部无髓神经纤维的主要来源。这些神经内分泌细胞除具有一般神经元的结构外，胞体内还含有许多分泌颗粒，分泌颗粒沿轴突运输到神经部。在轴突沿途或终末常有分泌颗粒聚集，使轴突局部呈串珠样膨大。在光镜下，神经部内可见大小不等的嗜酸性团块，称赫林体（Herring body），即为轴突内分泌颗粒大量聚集所成的结构。神经部的胶质细胞又称垂体细胞（pituicyte），分布在神经纤维之间，细胞形状、大小不一，通常有数个突起。垂体细胞对神经纤维起支持、营养和保护等作用（图12-10）。

视上核和室旁核的神经内分泌细胞合成抗利尿激素（antidiuretic hormone，ADH）和催产素（oxytocin），通过其轴突运至神经部，由此进入窦状毛细血管，再经血流到达靶器官。抗利尿激素可增强肾远曲小管和集合管重吸收水，使尿量减少。该激素分泌减少时，可引起尿崩症（diabetes insipidus）。超过生理剂量，抗利尿激素可使小动脉收缩，故又称加压素（vasopressin）。催产素可使子宫平滑肌收缩，促进分娩过程，并促进乳汁分泌。由上可见，神经垂体和下丘脑是结构和功能的统一体，二者之间的神经纤维构成下丘脑垂体束（hypothalamohypophyseal tract），神经垂体是下丘脑激素的储存和释放部位。

（三）垂体门脉系统

大脑基底动脉环发出垂体上动脉（superior hypophysial artery）进入结节部的上端，在正中隆起（median eminence）和漏斗处形成窦状毛细血管网，称为第一级（初级）毛细血管丛（primary capillary plexus），这些毛细血管网汇集成数条较大的垂体门微静脉，经漏斗柄和结节部下行进入远侧部，再次形成第二级（次级）毛细血管丛（secondary capillary plexus）。垂体门微静脉及其两端的毛细血管网共同构成垂体门脉系统（hypophyseal portal system）。腺垂体远侧部的毛细血管最后汇集成小静脉注入垂体周围的静脉窦（图 12-11）。

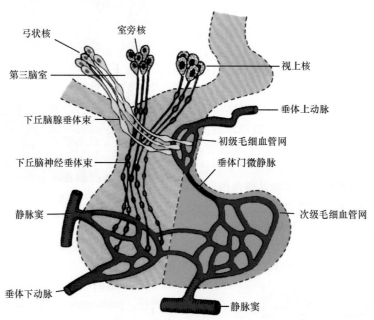

图 12-11　垂体门脉系统模式图

（四）下丘脑与腺垂体的关系

下丘脑的弓状核（arcuate nuclei）等核团内的神经内分泌细胞所分泌的各种激素，经神经元的轴突运输、释放入漏斗处的第一级毛细血管网，继而经垂体门微静脉输送至远侧部的第二级毛细血管网，分别调节远侧部各种腺细胞的分泌活动（图 12-11）。这些激素可分为两类：一类促进腺细胞的分泌，称释放激素（releasing hormone，RH）；另一类抑制腺细胞的分泌，称释放抑制激素（release inhibiting hormone，RIH）。目前已知的释放激素有生长激素释放激素（growth hormone releasing hormone，GRH）、催乳激素释放激素（prolactin releasing hormone，PRH）、促性腺激素释放激素（gonadotropin releasing hormone，GnRH）、促甲状腺激素释放激素（thyrotropin-releasing hormone，TRH）、促肾上腺皮质激素释放激素（corticotropin releasing hormone，CRH）、黑素细胞刺激素释放激素（melanocyte stimulating hormone releasing hormone，MSRH）等。释放抑制激素有生长抑素（somatostatin，SOM）、催乳激素释放抑制激素（prolactin release inhibiting hormone，PIH）和黑素细胞刺激素释放抑制激素（melanocyte stimulating hormone release inhibiting hormone，

MSIH）等。由此可见，下丘脑通过所分泌的释放激素和释放抑制激素，经垂体门脉系统进入腺垂体，以促进或抑制腺垂体内各种细胞的分泌活动，形成下丘脑-腺垂体系。腺垂体细胞分泌的各种激素，又可通过短反馈机制调节下丘脑中这些神经内分泌细胞的分泌活动。

（五）腺垂体的神经支配

传统认为，腺垂体无神经纤维分布，仅有少量交感神经和副交感神经纤维沿血管进入腺垂体，似属血管舒缩神经。远侧部腺垂体的分泌活动主要受下丘脑各种激素的调节，神经对远侧部腺细胞的分泌活动直接影响不大。近来研究发现，在人、猴、犬和大鼠的垂体前叶有 P 物质（substance P，SP）、降钙素基因相关肽（calcitonin gene-related peptide，CGRP）等免疫阳性神经纤维分布，这些神经纤维与腺细胞关系密切，电镜下，证实了有突触存在。这些研究结果表明，人和某些动物腺垂体远侧部细胞的功能活动，除直接受体液调节外，还可能直接受神经的支配。

五、松　果　体

松果体（pineal body）又称松果腺（pineal gland）或脑上体（epiphysis），呈扁圆锥形，以细柄连于第三脑室顶。松果体表面包以软脑膜，软脑膜结缔组织伴随血管深入实质，将实质分成若干不规则的小叶。实质主要由松果体细胞、神经胶质细胞和无髓神经纤维等构成。

（一）松果体细胞

数量多，约占全部实质细胞总数的 90%，HE 染色标本中，胞体呈多边形或圆形，胞核大，核仁明显，胞质弱嗜碱性，常含脂滴。在银浸染的标本中，可见松果体细胞具有两个或多个突起。短突起终止于相邻细胞之间；长突起呈放射状终止于血管周间隙，在血管附近形成膨大的终末。电镜下，松果体细胞内线粒体和核糖体丰富，高尔基复合体发达，常见圆形膜被分泌颗粒，颗粒内含有褪黑激素（melatonin）。此外，松果体细胞内还含有一种特殊的细胞器，称突触带（synaptic ribbon，SR），由电子致密中心及周围的许多小泡组成，它们多沿质膜分布。突触带可能参与调节褪黑激素的形成。

（二）神经胶质细胞

数量较少，约占实质细胞总数的 5%，分布于血管周围及松果体细胞之间，大多为星形胶质细胞。HE 染色切片上，核呈椭圆形，着色较松果体细胞深。神经胶质细胞对松果体细胞起支持和营养作用。

（三）脑砂

成人松果体内常见脑砂。脑砂是松果体细胞的分泌物经钙化而成的同心圆板状结构，分布于松果体实质细胞间，偶见于细胞内。脑砂随年龄的增长而增多，其意义不明。

（四）松果体的功能

低等脊椎动物的松果体为光感受器。哺乳动物的松果体是一个内分泌器官，可分泌多种活性物质，其中以褪黑激素最多。在哺乳动物，褪黑激素可通过抑制垂体促性腺激素的分泌而间接抑制性腺的发育。近年研究发现，褪黑激素的合成分泌不足，可能会引起睡眠紊乱、情感障碍、肿瘤发生等。

六、弥散神经内分泌系统

除上述内分泌腺外，机体许多其他器官内还存在大量散在的内分泌细胞，Pearse（1966 年）根据这些内分泌细胞都能摄取胺前体并使其脱羧转变为胺类产物，故将这些细胞统称为摄取胺前体脱羧细胞（amine precursor uptake and decarboxylation cell，APUD 细胞）。近年来，随着 APUD 细胞研究的不断深入，发现此类许多细胞不仅产生胺，而且还产生肽，而有的细胞则只产生肽。特别是发现 APUD 细胞和神经系统有十分密切的关系，几乎所有的神经元都具有 APUD 能力。因此，目前将这些具有内分泌功能的神经元和 APUD 细胞统称为弥散神经内分泌系统（diffuse neuroendocrine system，DNES）。DNES 将神经系统和内分泌系统两大调节系统直接联系起来，构成一个整体，共同完成调节和控制机体生理活动的功能。

神经-内分泌-免疫网络

神经系统、内分泌系统与免疫系统如同网络一般，广泛分布于全身各处，其作用无处不在故称神经内分泌免疫网络（neuroendocrine-immune network）。三大系统各司其职，又相互作用和调节，其中内分泌系统起着重要的枢纽作用。

（一）神经系统与免疫系统的相互作用

神经系统调节免疫系统临床观察和实验研究都表明神经系统能影响免疫系统的功能状态。人处于紧张、劳累或情绪低落或处于恐惧状态时，其免疫能力将大大降低。神经系统调节免疫系统功能最著名的例子是炎症反射（inflammatory reflex）。这种反射是指当内脏发生炎症或损伤时，细胞因子等炎症产物刺激内脏传入纤维将信息传入脑干、下丘脑等中枢部位，中枢整合信息经迷走神经传至脾等淋巴器官，反射性调节免疫反应，不使炎症反应过强。

（二）内分泌系统与免疫系统的相互作用

内分泌系统对免疫系统的调节作用已经证实，在多种免疫细胞上有 ACTH、TSH、TRH、促性腺激素褪黑素生长激素、催乳素、甲状腺素的受体，以及糖皮质激素、雄激素、雌激素、孕激素、盐皮质激素的受体。实验研究表明，糖皮质激素几乎对所有免疫细胞和所有免疫反应都有抑制作用。雄激素具有抑制免疫反应的能力，而雌激素则具有增强免疫反应的功能。此外，TRH、TSH、褪黑素、生长激素、催乳素、甲状腺素等均有增强免疫反应的作用。催乳素能促进 Th1 辅助 T 淋巴细胞合成 IFN-γ 和 IL-2，并且还能激活 Th2 型 T 细胞产生自身免疫性抗体。许多自身免疫性疾病与内分泌激素分泌异常有关，已报道系统性红斑狼疮患者血中催乳素水平显著增高。

（秦丽娜）

第13章 消 化 管

思维导图

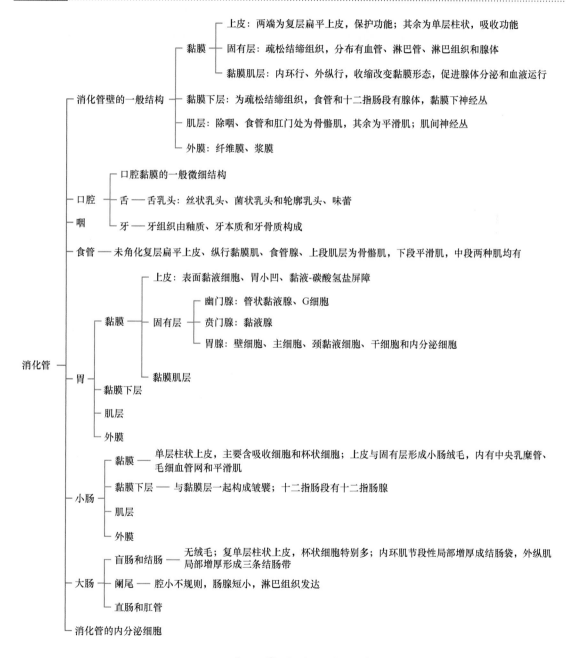

一、消化管壁的一般结构

除口腔和咽外，消化管壁自内向外均分为黏膜（mucosa）、黏膜下层（submucosa）、肌层（muscularis）和外膜（adventitia）四层（图13-1）。

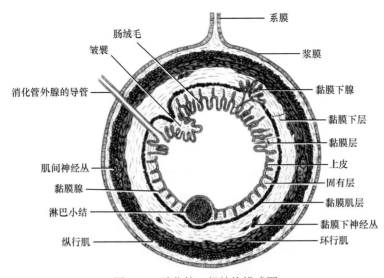

图 13-1　消化管一般结构模式图

（一）黏膜

黏膜由上皮、固有层和黏膜肌层组成，是消化管各段结构差异最大和功能最重要的部分。

1. 上皮（epithelium）　上皮的类型依部位而异。消化管的两端（口腔、咽、食管及肛门）为复层扁平上皮，以保护功能为主；其余部分的上皮均为单层柱状，以消化吸收功能为主。

2. 固有层（lamina propria）　为疏松结缔组织，内含有较多的细胞成分、丰富的血管、淋巴管及淋巴组织，有的部位还有腺体分布。

3. 黏膜肌层（muscularis mucosa）　为薄层平滑肌，一般为内环行、外纵行两层构成。其收缩可改变黏膜的形态，促进腺体分泌物的排出和血液的运行，有利于物质的吸收。

（二）黏膜下层

黏膜下层为疏松结缔组织，其中含有较大的血管及淋巴管。在食管和十二指肠的黏膜下层内分别含有食管腺和十二指肠腺。黏膜下层内还有黏膜下神经丛（submucosal nervous plexus），主要由多极神经元及无髓神经纤维组成，可调节黏膜肌的收缩和腺体的分泌。有的部位黏膜和黏膜下层共同向管腔内突出，形成皱襞（plica）。

（三）肌层

除咽、食管上段及肛门处的肌层为骨骼肌外，其余部分均为平滑肌。肌层一般分为内环行、外纵行两层，其间可见肌间神经丛（myenteric nervous plexus），它与黏膜下神经丛的结构基本相同，可调节肌层的收缩。

（四）外膜

由薄层结缔组织构成者称纤维膜（fibrosa），与周围组织无明显分界。薄层结缔组织外面覆盖间皮者称浆膜（serosa），其表面光滑，有利于器官的活动。

二、口　　腔

（一）口腔黏膜

口腔黏膜只有上皮和固有层，无黏膜肌层。除硬腭部分为角化复层扁平上皮外，其余部分均为未角化复层扁平上皮。固有层结缔组织突向上皮形成乳头，其内有丰富的毛细血管，故黏膜呈红色。乳头内及上皮内有许多感觉神经末梢。固有层内尚有黏液性或浆液性的小唾液腺。

（二）舌

舌由表面的黏膜和深部的舌肌构成。舌肌由纵行、横行和垂直的骨骼肌纤维交织构成。黏膜由复层扁平上皮及固有层组成，舌底面黏膜较光滑，舌根部黏膜固有层内有许多淋巴小结，构成舌扁桃体，舌背部黏膜形成许多乳头状隆起，称舌乳头（lingual papilla），主要有 3 种。

1. 丝状乳头（filiform papilla） 数目最多，遍布于舌背各处。乳头呈圆锥形，尖端稍向咽部倾斜，上皮浅层细胞常有角化，并不断脱落，与唾液和食物残渣共同形成舌苔（图 13-2）。

2. 菌状乳头（fungiform papilla） 数目较少，在舌尖及舌缘部略多，散在于丝状乳头之间。乳头呈蘑菇状，上皮不角化，顶部上皮内有味蕾，固有层内富含毛细血管，使乳头外观呈红色（图 13-2）。

3. 轮廓乳头（circumvallate papilla） 有 10 余个，位于舌界沟前方。形体较大，顶部平坦，乳头周围的黏膜凹陷形成环沟，沟两侧的上皮内有较多的味蕾。固有层内有浆液性味腺，分泌稀薄的液体，通过导管到达沟底，不断冲洗味蕾表面的食物残渣，以利味蕾感受新的刺激（图 13-2）。

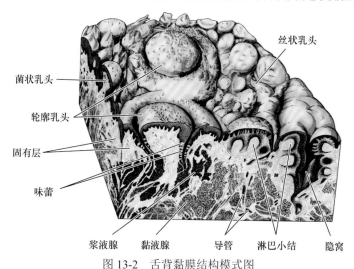

图 13-2　舌背黏膜结构模式图

味蕾（taste bud）为卵圆形小体，主要分布于菌状乳头和轮廓乳头，少数分布于软腭、会厌及咽部等的黏膜上皮内。底部位于基膜上，顶端有一小孔称味孔（gustatory pore）。味蕾由三种细胞组成，即味细胞、支持细胞和基细胞。支持细胞呈梭形，数量较多，位于味细胞之间。味细胞呈梭形，顶部有味毛伸入味孔，基部与味觉神经末梢形成突触。（图 13-3）。电镜下，味细胞游离面有微绒毛伸入味蕾顶端的味孔，胞质基底部可含突触小泡样颗粒，基底面与味觉神经末梢形成突触。基细胞较小，位于味蕾基底部，可分化为味细胞。味蕾能感受酸、甜、苦、咸等，是味觉感受器。

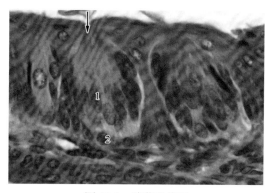

图 13-3　味蕾光镜图
1. 味细胞；2. 基细胞；箭头示味孔

（三）牙

牙分为三部分，露在外面的部分为牙冠（crown of tooth），埋在牙槽骨内的为牙根（root of tooth），两者交界的部分为牙颈（neck of tooth）。牙组织由釉质（enamel）、牙本质（dentin）及牙骨质（cementum）构成。牙根底部有一牙根孔与牙中央的牙髓腔相通，腔中充满牙髓（dental pulp）。牙根周围的牙周膜（peridental membrane）、牙槽骨（alveolar bone）及牙龈（gingiva）统称牙周组织（图 13-4）。

1. 釉质（enamel） 包在牙冠部的牙本质表面，无机物约占 96%，有机物很少，故它是体内最坚硬的组织。釉质由釉柱（enamel rod）和极少量的釉柱间质（interrod substance）构成。釉柱呈棱柱状，主要成分是羟基磷灰石结晶，釉柱从与牙本质交界处向牙冠表面呈放射状排列。在牙

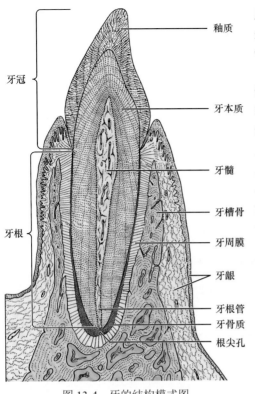

图 13-4　牙的结构模式图

釉质

牙冠

牙本质

牙髓

牙槽骨

牙周膜

牙龈

牙根

牙根管

牙骨质

根尖孔

磨片标本可见以牙尖为中心呈褐色的弧形线称釉质生长线，又称 line of Retzius，是釉柱在生长过程中钙间歇性沉淀所致。

2. 牙本质（dentin） 构成牙的主体，包绕着牙髓腔。牙本质约 80% 为无机物，20% 为有机物，故较骨质坚硬。牙本质主要由牙本质小管（dentinal tubule）及间质构成。牙本质小管从牙髓表面向周围呈放射状排列，小管愈向周边愈细，且有分支吻合。牙本质的内表面有一层成牙本质细胞（odontoblast），其突起伸入牙本质小管内，称牙本质纤维（dentinal fiber）。牙本质小管之间为间质，由大量胶原纤维及钙化的基质组成。成牙本质细胞能合成、分泌牙本质间质的有机成分。当釉质遭到损伤后，牙本质对冷、酸和机械刺激极其敏感，可引起酸痛的感觉。

3. 牙骨质（cementum） 包在牙根部的牙本质外面，其组成及结构与骨组织相似。近牙颈部的牙骨质较薄，无骨细胞。

4. 牙髓（dental pulp） 为疏松结缔组织，血管、淋巴管及神经纤维经牙根孔进入牙髓。

5. 牙周膜（peridental membrane） 是位于牙根与牙槽骨之间的致密结缔组织，胶原纤维较粗，一端埋入牙骨质，另一端伸入牙槽骨，将两者牢固连接。老年人的牙周膜常萎缩，引起牙齿松动或脱落。

6. 牙龈（gingiva） 是由复层扁平上皮及固有层组成的黏膜。牙龈包绕着牙颈，老年人的牙龈也常萎缩，牙颈或牙根外露。

三、咽

咽分为口咽、鼻咽和喉咽三部分。

1. 黏膜 由上皮及固有层组成。口咽及喉咽表面覆以未角化复层扁平上皮，鼻咽主要是假复层纤毛柱状上皮。固有层的结缔组织内有淋巴组织及混合腺或黏液腺，深部有弹性纤维层。

2. 肌层 由内纵行及外斜行的骨骼肌组成，其间可见黏液腺。

3. 外膜 为富有血管及神经纤维的结缔组织。

四、食　管

食管腔面有纵行皱襞，食物通过时皱襞消失。其管壁具有消化管壁的一般结构特征，并具有以下结构特点（图 13-5）。

1. 黏膜 为未角化复层扁平上皮，在食管与贲门交界处，骤然变为单层柱状上皮。黏膜肌层由纵行平滑肌组成。

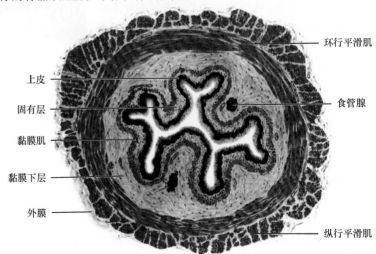

上皮

固有层

黏膜肌

黏膜下层

外膜

环行平滑肌

食管腺

纵行平滑肌

图 13-5　食管横断面模式图

2. 黏膜下层 为结缔组织，内含黏液性的食管腺（esophageal gland），导管穿过黏膜开口于食管腔。腺体周围常见密集的淋巴细胞，甚至淋巴小结。

3. 肌层 分内环行与外纵行两层。食管的上 1/3 段为骨骼肌，下 1/3 段为平滑肌，中 1/3 段二者兼有。食管两端的内环肌稍厚，分别形成食管的上、下括约肌。

五、胃

胃可储存食物，初步消化蛋白质，并吸收部分无机盐、水和醇类。

（一）黏膜

胃空虚时腔面可见许多纵向皱襞，充盈时皱襞几乎消失。黏膜表面有许多浅沟，将黏膜分为许多直径 2～6mm 的胃小区（gastric area）。胃小区表面还遍布约 350 万个胃小凹（gastric pit），每个胃小凹的底部有 3～5 条胃腺的开口（图 13-6）。

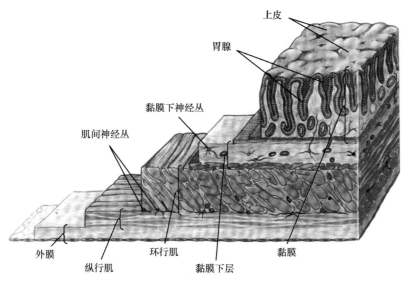

图 13-6 胃底与胃体结构模式图

1. 上皮 为单层柱状，主要由表面黏液细胞（surface mucous cell）组成。表面黏液细胞核呈椭圆形，位于细胞基部；顶部胞质内充满黏原颗粒，PAS 反应阳性，在 HE 染色切片上呈透明状。细胞间有紧密连接。此细胞分泌含高浓度碳酸氢根的不可溶性黏液，覆盖于上皮表面，有重要的保护作用。表面黏液细胞不断脱落，由胃小凹底部的干细胞增殖补充，3～5 天更新一次。

2. 固有层 内有大量紧密排列的管状腺，根据所在部位和结构的不同，分为胃腺（gastric gland）或胃底腺（fundic gland）、贲门腺（cardiac gland）和幽门腺（pyloric gland）。

（1）胃腺（gastric gland）：分布于胃底及胃体部，约有 1500 万个，呈分支管状，可分为颈部、体部和底部。颈部短而细，与胃小凹衔接；体部最长；底部略膨大，直至黏膜肌。胃底腺由壁细胞、主细胞、颈黏液细胞、干细胞和内分泌细胞组成（图 13-7，图 13-8）。

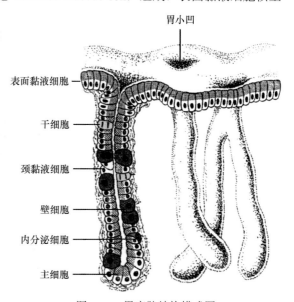

图 13-7 胃底腺结构模式图

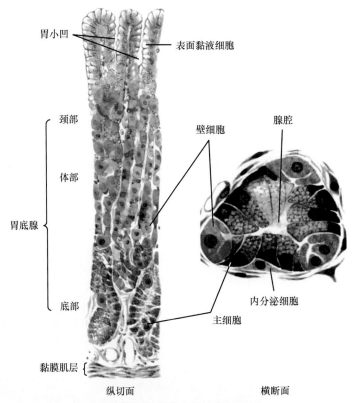

图 13-8　胃底腺光镜结构模式图

1）壁细胞（parietal cell）：又称泌酸细胞（oxyntic cell），在颈部、体部较多。细胞体大，呈圆形或锥体形，核呈圆形，居中，可见双核，胞质呈嗜酸性。电镜下可见壁细胞游离面的胞膜向胞质内深陷，形成迂曲分支的小管，称细胞内分泌小管（intracellular secretory canaliculus），小管腔内有许多微绒毛。分泌小管周围有表面光滑的小管和小泡，称微管泡系统（tubulovesicular system）。当分泌旺盛时，细胞内分泌小管的微绒毛增多，微管泡减少；在静止期时，细胞内分泌小管的微绒毛减少，微管泡增多，这表明微管泡系统实为分泌小管膜的储备形式。壁细胞还有丰富的线粒体、少量粗面内质网和高尔基复合体（图 13-9）。

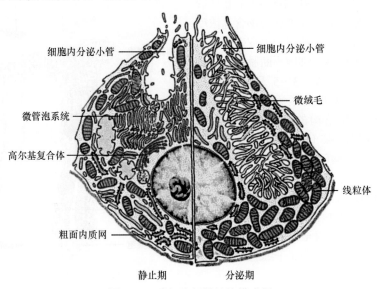

图 13-9　壁细胞超微结构模式图

壁细胞能合成和分泌盐酸，其过程是：分泌小管膜中有大量质子泵（H^+、K^+-ATP 酶）和 Cl^- 通道，能分别把壁细胞内形成的 H^+ 和从血液摄取的 Cl^- 摄入小管，二者结合成盐酸后进入腺腔。线粒体为这一耗能过程提供了大量 ATP。盐酸能激活胃蛋白酶原，使之转变为胃蛋白酶。盐酸还有杀菌作用。人的壁细胞还能分泌内因子（intrinsic factor），这种糖蛋白在胃腔内与食物中的维生素 B_{12} 牢固地结合成复合物，使其在运至回肠的过程中不被水解酶所破坏，并促进回肠吸收维生素 B_{12} 入血，供红细胞生成所需。如果内因子缺乏，维生素 B_{12} 吸收障碍，可出现恶性贫血。

2）主细胞（chief cell）：又称胃酶细胞（zymogenic cell），数量较多，主要分布于腺的体部，细胞呈柱状，核呈圆形，位于基底部。胞质基部呈嗜碱性，顶部充满酶原颗粒，但在普通固定染色标本上颗粒不易保存，故多呈泡沫状。电镜下，核周有大量粗面内质网，核上方有发达的高尔基复合体及许多酶原颗粒（图 13-10）。主细胞分泌胃蛋白酶原（pepsinogen）。

3）颈黏液细胞（mucous neck cell）：较少，位于腺的颈部，常夹于壁细胞之间。核扁平，居细胞基底，核上方充满黏原颗粒，PAS 反应阳性。此细胞分泌的可溶性黏液为酸性黏液。

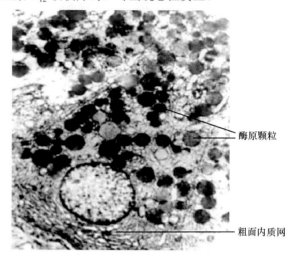

酶原颗粒

粗面内质网

图 13-10 主细胞电镜图

4）干细胞（stem cell）：位于腺体颈部至胃小凹深部处，HE 染色的标本中不易辨认。该细胞处于活跃的增殖状态，增殖的子细胞有的向上迁移，分化为表面黏液细胞，有的停留在局部或向下迁移，分化为其他胃底腺细胞。

5）内分泌细胞（endocrine cell）：种类较多，主要为 ECL 细胞和 D 细胞。ECL 细胞分泌的组胺主要作用于邻近的壁细胞，促其泌酸功能。D 细胞分泌的生长抑素既可直接抑制壁细胞的功能，又可通过抑制 ECL 细胞而间接作用于壁细胞。

（2）贲门腺（cardiac gland）：分布于近贲门处，宽 1～3cm 的狭窄区域，为黏液腺。

（3）幽门腺（pyloric gland）：分布于幽门部，宽 4～5cm 的区域，该区胃小凹较深。幽门腺为分支多而弯曲的管状黏液腺，有较多的 G 细胞。

3. 黏膜肌层 由内环行与外纵行两层平滑肌组成。

胃黏膜的自我保护机制：胃液内含有高浓度的盐酸和胃蛋白酶，但胃黏膜却并不受破坏。这主要是胃黏膜表面细胞之间的紧密连接和分泌的黏液起了重要的保护作用。胃上皮表面覆盖一层厚 0.25～0.5mm 的黏液层，它是由不可溶性的黏液凝胶构成，内含有大量 HCO_3^-。凝胶层将上皮与胃蛋白酶隔离，并减缓 H^+ 向黏膜方向弥散。HCO_3^- 可中和 H^+，形成 H_2CO_3。H_2CO_3 可被胃上皮细胞的碳酸酐酶迅速分解为 H_2O 和 CO_2，这就是黏液-碳酸氢盐屏障（mucous-HCO_3^- barrier）。此外，胃上皮细胞的快速更新也使胃能及时修复损伤。

（二）黏膜下层

该层为疏松结缔组织，其中有较粗的血管、淋巴管和神经。

（三）肌层

肌层较厚，可分为内斜行、中环行和外纵行三层平滑肌，幽门和贲门处的平滑肌增厚，分别形成括约肌。

（四）外膜

外膜为浆膜。

六、小　肠

小肠是消化和吸收的主要部位，按照结构和功能的不同，又分为十二指肠（duodenum）、空肠（jejunum）和回肠（ileum）。其管壁也由四层结构构成。

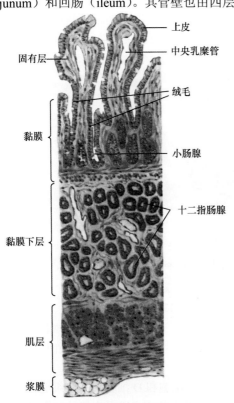

图 13-11　十二指肠光镜结构模式图

（一）黏膜

在小肠黏膜面上可见许多环行皱襞（plicae circulares），它是由黏膜和黏膜下层共同向肠腔内突起而成。它不仅增大了黏膜的表面面积，而且延长了内容物在小肠中的滞留时间，有利于消化和吸收。在小肠的黏膜面上，还有许多密集的小肠绒毛（intestinal villus），长 0.5～1.5mm。小肠绒毛在十二指肠呈叶状（图 13-11），在空肠呈长指状（图 13-12），在回肠呈短指状（图 13-13）。小肠绒毛是表面上皮及其下方的固有层向肠腔突出而成，故其表面为黏膜上皮，中心为固有层的结缔组织。结缔组织中有 3 种重要结构，即中央乳糜管（central lacteal）、毛细血管和纵行的平滑肌纤维（图 13-14）。中央乳糜管是扩大的毛细淋巴管，纵行于绒毛中央，无基膜，通透性强，主要运输脂类和脂溶性物质。毛细血管的内皮有孔，肠上皮吸收的氨基酸、单糖等水溶性物质主要经此入血。纵行平滑肌纤维来自黏膜肌，其舒缩运动可加速绒毛内血液和淋巴的流动。小肠绒毛的存在，大大扩大了黏膜的表面积，有效地增强了小肠的吸收功能。

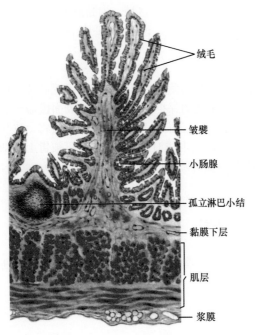

图 13-12　空肠纵切光镜结构模式图

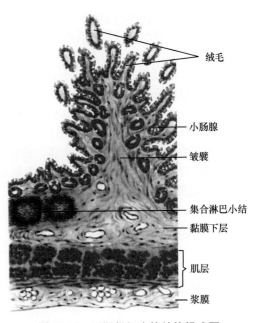

图 13-13　回肠纵切光镜结构模式图

1. 上皮 为单层柱状，主要由吸收细胞、杯状细胞、内分泌细胞和干细胞构成（图 13-14）。

（1）吸收细胞（absorptive cell）：数量最多，呈高柱状，核呈椭圆形，位于细胞基部。细胞游离面上有密集的微绒毛，形成了光镜下的纹状缘（图 13-14，图 13-15）。微绒毛的表面有一层厚的细胞衣，是消化的重要部位。吸收细胞的功能是从肠腔中吸收营养物质，微绒毛的存在极大地扩大了吸收面积。

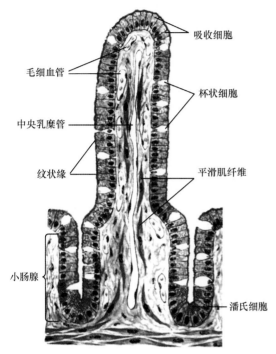

图 13-14　小肠绒毛和小肠腺结构模式图

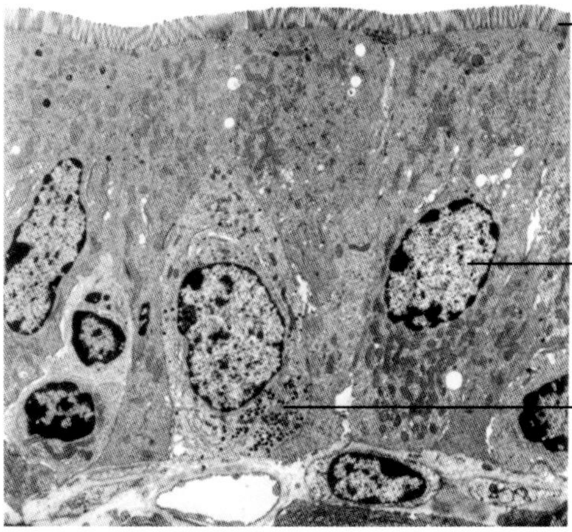

图 13-15　吸收细胞电镜图

（2）杯状细胞（goblet cell）：散在于吸收细胞之间，可分泌黏液，有润滑和保护作用。从十二指肠至回肠末端，杯状细胞逐渐增多。

（3）内分泌细胞：散在分布于上皮细胞之间，在 HE 染色的切片上难以辨认，银染清楚可见，其形态、位置和功能多样，详见表 13-1。

表 13-1　胃肠道的主要内分泌细胞

细胞名称	胃	肠	分泌物	主要作用
D	大部	小肠、结肠	生长抑素	抑制其他内分泌细胞和壁细胞
EC	大部	小肠、结肠	5-羟色胺	促进胃肠运动、扩张血管
			P 物质	促进胃肠运动、胃液分泌
ECL	胃底腺	小肠、结肠	组胺	促进胃酸分泌
G	幽门部	十二指肠	胃泌素	促进胃酸分泌、黏膜细胞增殖
I		十二指肠、空肠	胆囊收缩素-促胰酶素	促进胰酶分泌、胆囊收缩
K		空肠、回肠	抑胃肽	促进胰岛素分泌
M		空肠、回肠	胃动素	参与控制胃肠的收缩节律
N		回肠	神经降压素	抑制胃酸分泌和胃运动
PP	大部	小肠、结肠	胰多肽	抑制胰液分泌、松弛胆囊
S		十二指肠、空肠	促胰液素	促进胰导管分泌水和 HCO_3^-

（4）干细胞：位于绒毛根部、小肠腺开口处。胞体小，矮柱状，胞质嗜碱性。干细胞是一种分化潜力大、增殖能力强且能自我复制的未分化细胞，可分化补充死亡脱落的吸收细胞、杯状细胞、内分泌细胞以及小肠腺上的各种细胞。

2. 固有层　在细密的结缔组织中，有大量由绒毛根部的上皮下陷至固有层而形成的小肠腺（small intestinal gland）或称利伯屈恩隐窝（crypt of Lieberkühn），弥散淋巴组织、淋巴小结和丰富的血管。小肠腺为单管腺，直接开口于肠腔，腺上皮与绒毛的上皮是连续的，多为柱状的吸收细胞，有少量的内分泌细胞和干细胞，在腺管底部常三五成群地分布着一些锥形细胞，即帕内特细胞（Paneth cell）。帕内特细胞是小肠腺的特征性细胞（图 13-14，图 13-16），其胞质顶部充满粗大的嗜酸性颗粒，颗粒中含有防御素（defensin）、溶菌酶等，可杀灭肠道的微生物。固有层中的淋巴细胞、巨噬细胞、弥散淋巴组织和淋巴小结构成了肠道中一道重要的防卫屏障。十二指肠处多为弥散的淋巴组织，少量淋巴小结；空肠处多为孤立淋巴小结（solitary lymphoid nodule）和弥散淋巴组织；回肠处有大量淋巴小结聚集成群，称集合淋巴小结（aggregated lymphoid nodules）或派尔斑（Peyer patch），有的穿过黏膜进入黏膜下层。

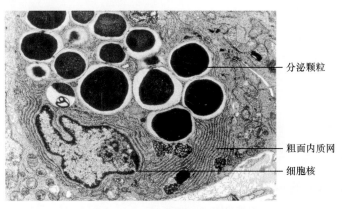

图 13-16　帕内特细胞电镜图

3. 黏膜肌层　由内环行、外纵行两层平滑肌组成。

（二）黏膜下层

该层为较厚的疏松结缔组织，其中有较大的血管、淋巴管和黏膜下神经丛。在十二指肠，该层有大量十二指肠腺（duodenal gland），为复管泡状的黏液腺，其导管穿过黏膜肌开口于小肠腺底部。此腺分泌碱性黏液，保护十二指肠免受胃酸的侵蚀。

（三）肌层

肌层由内环行、外纵行两层平滑肌组成。

（四）外膜

外膜除部分十二指肠壁为纤维膜外，其余均为浆膜。

七、大　肠

大肠分为盲肠、阑尾、结肠、直肠和肛管，主要功能是吸收水分和电解质，食物残渣在此形成粪便。

（一）盲肠和结肠

1. 黏膜　表面光滑，无绒毛。上皮是单层柱状，杯状细胞特别多。固有层内有大量单管状大肠腺，除柱状细胞和大量杯状细胞外，还有少量未分化细胞和内分泌细胞，但无帕内特细胞。固有层内可见孤立淋巴小结。黏膜肌层同小肠（图 13-17）。

2. 黏膜下层　在疏松结缔组织内有较大的血管和淋巴管，以及较多的脂肪细胞。

3. 肌层　为内环行、外纵行两层平滑肌。内环肌常节段性局部增厚成结肠袋，外纵肌则局部增厚形成三条增厚的结肠带,带间的纵肌很薄。

4. 外膜 在盲肠、横结肠、乙状结肠为浆膜;在升结肠与降结肠的前壁为浆膜,后壁为纤维膜。外膜结缔组织中常有脂肪细胞聚集构成的肠脂垂。

(二)阑尾

阑尾的管腔小而不规则,肠腺短而小,固有层内有丰富的淋巴组织形成许多淋巴小结,并突入黏膜下层,致使黏膜肌层不完整。肌层很薄,外覆浆膜(图13-18)。

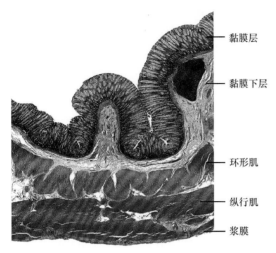

图 13-17 结肠光镜图

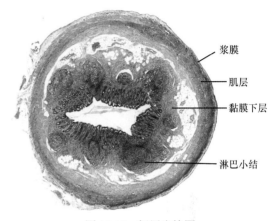

图 13-18 阑尾光镜图
(图片由南方医科大学提供)

(三)直肠与肛管

直肠上段的黏膜与结肠相同。至齿状线处,单层柱状上皮骤变为未角化复层扁平上皮,大肠腺与黏膜肌消失。齿状线以下为角化复层扁平上皮,近肛门处有环肛腺(顶泌汗腺)。黏膜下层的结缔组织中有丰富的静脉丛,无静脉瓣,如静脉淤血扩张则形成痔。肌层为内环、外纵两层平滑肌,内环肌在肛管处形成肛门内括约肌。近肛门处,外纵肌周围有骨骼肌形成的肛门外括约肌。外膜于直肠上 1/3 段的大部、中 1/3 段的前壁为浆膜,其余部分为纤维膜。

八、消化管的内分泌细胞

胃、肠的上皮和腺体中散在大量内分泌细胞,由于胃肠道黏膜的面积巨大,这些细胞的总量超过其他内分泌腺细胞的总和。因此,从某种意义上讲,胃肠是体内最大、最复杂的内分泌器官。胃肠内分泌细胞所分泌的激素统称为胃肠激素,主要协调胃肠自身的运动和分泌功能,也参与调节其他器官的活动。

胃肠内分泌细胞多呈不规则的圆锥形,基底部附于基膜上,并有基底侧突与邻近细胞相接触。细胞最显著的形态特点是基部胞质内含有分泌颗粒,故又称基底颗粒细胞(basal granular cell)。分泌颗粒的大小、形状与电子密度依细胞类型而异。绝大多数细胞具有面向管腔的游离面,称开放型(open type),游离面上有微绒毛伸向管腔,感受管腔食物刺激和 pH 等化学信息,从而引起内分泌活动的变化。少数细胞的顶部被相邻细胞覆盖而未露出腔面,呈封闭型(close type),可受胃肠运动的机械刺激或其他激素的调节而改变其功能状态(图13-19,图13-20)。

内分泌细胞的颗粒内含肽和(或)胺类激素,大多从细胞基部释放入固有层的有孔毛细血管内,经血液循环运送并作用于靶细胞;少数激素被释放后可直接作用于邻近细胞,以旁分泌方式调节靶细胞的生理功能。在 HE 染色的切片上,胃肠内分泌细胞不易辨认,用铬盐或银盐浸染,少数种类的细胞可因其分泌颗粒具有嗜铬性、嗜银性或亲银性而被显示。目前应用免疫组织化学方法确认胃肠内有 40 余种内分泌细胞,其中研究比较清楚的有 EC 细胞、ECL 细胞、G 细胞、I 细胞和 S 细胞等。这些细胞的分布及主要功能见表13-1。

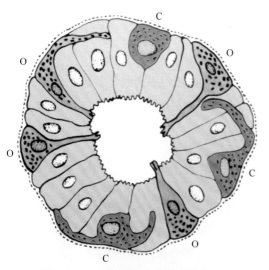

图 13-19 消化管内分泌细胞模式图

O. 开放型；C. 封闭型

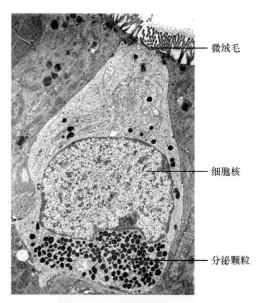

微绒毛

细胞核

分泌颗粒

图 13-20 内分泌细胞电镜图

脑肠双向轴

大脑、肠道和微生物群之间有效连接确保消化道内稳态维持，脑肠双向轴对消化调节有着很重要的作用。来自感觉器官的刺激（如图片或气味）在中枢神经系统中被整合，信号通过脊髓到达肠道神经系统，从而影响消化管的蠕动、分泌和免疫过程及血液流动。

脑肠交流是多途径的，如直接激活迷走神经、调节被称为后生元的微生物群及其代谢产物（例如，短链脂肪酸影响肠上皮细胞营养和调节肠壁通透性），调控精神益生菌合成分泌的神经递质（血清素），以及活化免疫系统通路，包括微生物群产生的细胞因子和其他炎症因子。

由于脑肠的这种相互关系，根据个体酶、激素和递质的分泌情况进行个性化补充是可能的，能够有效促进食物摄入、消化和营养吸收。

（杨桂枝）

第14章 消 化 腺

思维导图

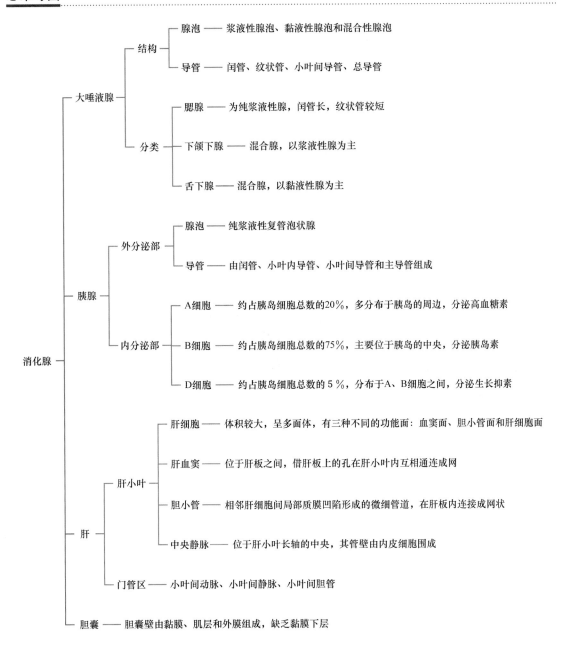

消化腺（digestive gland）包括大消化腺，即唾液腺、胰腺和肝脏，位于消化管壁之外，为独立的器官，以导管与消化管腔通连；以及小消化腺，如舌腺、食管腺、胃腺和肠腺等，位于消化管各段的管壁中，无导管。消化腺分泌的消化液中含有各种酶类，能将食物中的蛋白质、脂肪和糖类等分解为机体可吸收的小分子物质。此外，有的消化腺还具有内分泌等其他重要功能。

一、大唾液腺

大唾液腺（major salivary gland）有三对：腮腺、下颌下腺和舌下腺，分泌的唾液经导管排入口腔。

大唾液腺为复管泡状腺，腺的实质由反复分支的导管和末端的腺泡组成。腺体表面覆以薄层结缔组织被膜，结缔组织深入腺实质将其分隔成许多小叶，血管、淋巴管和神经随之进入腺体。

（一）腺泡

腺泡（acinus）由单层立方或锥体形腺细胞组成，为腺的分泌部。在腺细胞与基膜之间有肌上皮细胞（myoepithelial cell），肌上皮细胞的收缩有助于腺泡分泌物的排出。根据腺泡的形态结构和分泌物的性质，可分为浆液性腺泡、黏液性腺泡和混合性腺泡（图14-1）。

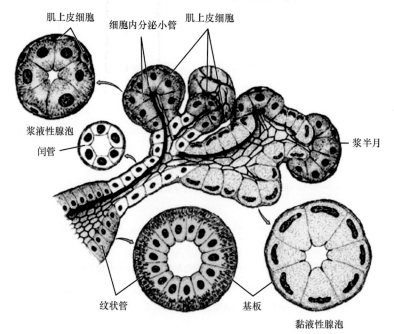

图 14-1　唾液腺腺泡和导管结构模式图

1. 浆液性腺泡（serous acinus） 由浆液性腺细胞组成。光镜下，细胞呈锥体状，细胞核圆形位于基部，顶部胞质可见嗜酸性酶原颗粒（zymogen granule），基部胞质嗜碱性较强；电镜下，胞质核下区富含粗面内质网和核糖体。浆液性腺泡的分泌物较稀薄，内含唾液淀粉酶等。

2. 黏液性腺泡（mucous acinus） 由黏液性腺细胞组成。光镜下，细胞呈柱状，细胞核扁圆并贴近基膜处，胞质着色较浅；电镜下，顶部胞质内聚集有粗大的黏原颗粒（mucinogen granule）和高尔基复合体，基部和两侧胞质有粗面内质网和线粒体。黏液性腺泡的分泌物为黏稠的黏液，内含糖蛋白。

3. 混合性腺泡（mixed acinus） 由浆液性腺细胞和黏液性腺细胞共同组成。常见几个浆液性腺细胞排列成半月形帽状结构附着在黏液性腺泡的顶部或末端，称为浆半月（demilune）。其分泌物可经黏液性细胞间的小管释放入腺泡腔内。

（二）导管

导管（ducts）由反复分支的上皮性管道构成，末端与腺泡腔相通。按其形态特点和存在部位，可分为下列几段（图14-1）。

1. 闰管（intercalated duct） 直接与腺泡相连，管径细，管壁为单层立方或单层扁平上皮。

2. 纹状管（striated duct） 又称分泌管（secretory duct），位于小叶内，与闰管相连，管壁为单层高柱状上皮。上皮细胞核圆，位于细胞顶部，光镜下可见细胞基部有明显的纵纹，为电镜下的质膜内褶及褶间纵向排列的线粒体。

3. 小叶间导管和总导管 小叶间导管由纹状管汇合而成，位于小叶间结缔组织内，管壁起始部，由单层柱状上皮构成，随着管径变大移行为假复层柱状上皮。总导管由小叶间导管逐级汇合而成，有一条或数条，开口于口腔，近开口处的管壁逐渐变为复层扁平上皮。

（三）三大唾液腺的结构特点

1. 腮腺（parotid gland） 为人体最大的唾液腺。腮腺为纯浆液性腺，闰管长，纹状管较短。腮腺分泌丰富的 α 淀粉酶，可启动碳水化合物和富含脯氨酸的蛋白质的水解，具有抗菌和其他保护特性。

2. 下颌下腺（submandibular gland） 为混合性腺，以浆液性腺泡为主，黏液性腺泡和混合性腺泡较少。闰管短，纹状管长。可产生 1/3 的唾液，分泌物内唾液淀粉酶较少而黏液较多（图 14-2）。

3. 舌下腺（sublingual gland） 为较小的混合性腺，以黏液性腺泡和混合性腺泡为主，浆半月较多，无闰管，纹状管也不明显。分泌物以黏液为主。

唾液是由唾液腺的分泌物混合而成，具有消化、润滑和保护功能。唾液中的唾液淀粉酶可将食物中的淀粉分解为麦芽糖。唾液中的某些成分具有

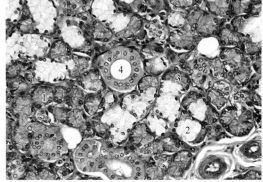

图 14-2 下颌下腺光镜图
1. 浆液性腺泡；2. 混合性腺泡；3. 浆半月；4. 纹状管

一定的防御作用，如溶菌酶和干扰素，溶菌酶具有杀菌作用。此外，唾液腺间质中的浆细胞能分泌 IgA，与腺细胞产生的蛋白质分泌片结合，形成分泌性 IgA（sIgA），具有免疫保护作用。

二、胰 腺

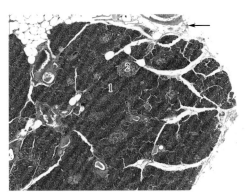

图 14-3 胰腺光镜图
1. 外分泌部；2. 内分泌部（胰岛）；箭头示外膜

胰腺（pancreas）表面覆盖一层薄薄的结缔组织被膜，结缔组织伸入胰腺内将实质分隔成许多小叶。腺实质由外分泌部和内分泌部组成，外分泌部占腺体的绝大部分，分泌含多种消化酶的胰液并经导管排入十二指肠，对肠道的化学性消化至关重要。内分泌部是散在分布于外分泌部之间的细胞群，称胰岛。内分泌部分泌的激素进入血液或淋巴，主要参与糖代谢的调节（图 14-3）。

（一）外分泌部

外分泌部为纯浆液性复管泡状腺，由腺泡和多级导管组成。

1. 腺泡（acinus） 呈泡状或管状，每个腺泡由一层围绕中央腔腔的立方形或锥形细胞组成，没有肌上皮细胞。腺细胞的细胞核呈圆形，位于近基底部，基底部的胞质呈嗜碱性。电镜下，腺细胞具有蛋白质合成细胞的超微结构特点，即基底部胞质中含丰富的粗面内质网和核糖体，核上区有发达的高尔基复合体。细胞顶部的胞质内含分泌颗粒（酶原颗粒），这些颗粒可被伊红或酸性染料染色。腺泡细胞合成并分泌大量消化酶，包括胰蛋白酶、糜蛋白酶、淀粉酶、脂肪酶和核酸酶等。

胰腺腺泡的一个独特特征是腺泡腔内可见小的扁平或立方形细胞，称为泡心细胞（centroacinar cell），胞质染色浅，核呈圆形或卵圆形。泡心细胞是伸入腺泡腔内的闰管起始部的上皮细胞（图 14-4，图 14-5）。

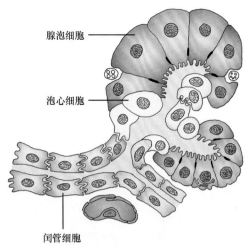

腺泡细胞

泡心细胞

闰管细胞

图 14-4　胰腺腺泡和泡心细胞模式图

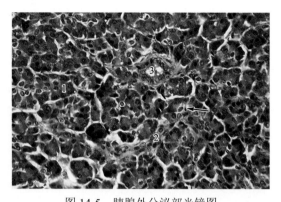

图 14-5　胰腺外分泌部光镜图

1. 腺泡；2. 闰管；3. 小叶内导管；箭头示泡心细胞

2. 导管　由闰管、小叶内导管、小叶间导管和主导管组成。胰腺的闰管较长，为单层扁平或立方上皮，汇入小叶内导管。胰腺内没有纹状管。小叶内导管的复杂分支网络汇入较大的小叶间导管。小叶间导管汇入主导管，主导管沿着胰腺平行于其长轴，在胰头部与胆总管汇合后开口于十二指肠乳头。从小叶内导管至主导管，管壁上皮由单层立方上皮逐渐变为单层柱状上皮，主导管则为单层高柱状上皮，柱状上皮细胞间夹杂有杯状细胞。

胰腺每天分泌 1～2L 的碱性胰液，含有腺泡细胞分泌的多种消化酶，导管细胞分泌大量钠和碳酸氢盐，碳酸氢盐可中和从胃进入十二指肠的食糜的酸度，并为胰酶的活性建立最佳的 pH。胰腺的外分泌部受神经和体液调节，十二指肠的内分泌细胞分泌的促胰液素和胆囊收缩素（CCK），是胰腺外分泌部的主要调节剂。

（二）内分泌部-胰岛

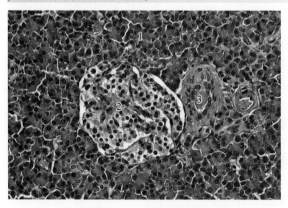

图 14-6　胰岛光镜图

1. 腺泡；2. 胰岛；3. 小叶内导管

胰岛（pancreatic islet）是散布于胰腺腺泡间的球形内分泌细胞团，HE 染色浅。人胰腺中有 17 万～200 万个胰岛，以胰尾部较多。胰岛大小不等，小的仅由几个细胞组成，大的可包含数百个细胞（图 14-6），胰岛细胞呈团索状，细胞索间有丰富的有孔型毛细血管。人胰岛主要有 A、B、D、PP 四种细胞类型。HE 染色不易区分，现多用免疫细胞化学染色方法鉴别（图 14-7）。

1. A 细胞（A cell）　约占胰岛细胞总数的 20%，细胞较大，常呈多边形，多分布于胰岛的周边部（图 14-7）。A 细胞分泌高血糖素（glucagon），故又称高血糖素细胞。高血糖素是 29 个氨基酸组成的直链多肽，可促进糖原分解，抑制糖原合成，使血糖升高。

2. B 细胞（B cell）　约占胰岛细胞总数的 75%，主要位于胰岛的中央部（图 14-7）。B 细胞分泌胰岛素（insulin），故又称胰岛素细胞。胰岛素为 51 个氨基酸组成的多肽，主要参与糖代谢的调节，能促进组织和细胞对葡萄糖的摄取和利用，加速糖原合成，从而导致血糖水平下降。机体血糖水平在胰岛素和高血糖素的协同作用下保持相对稳定。胰岛素缺乏可使血糖升高，引起糖尿病。胰岛 B 细胞肿瘤或细胞功能亢进时，胰岛素分泌过多，可引发低血糖症。

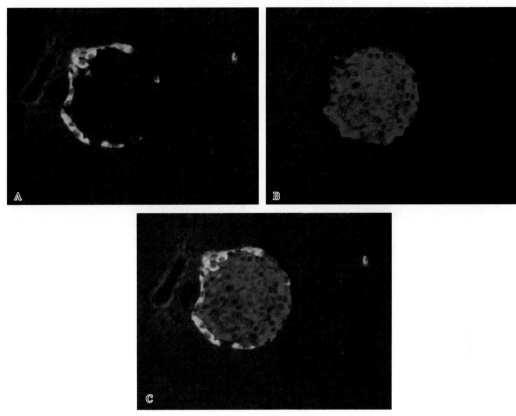

图 14-7 胰岛细胞的免疫荧光染色图

A. A 细胞；B. B 细胞；C. AB 合并图

3. D 细胞（D cell） 约占胰岛细胞总数的 5%，分布于胰岛周边部，A、B 细胞之间。电镜下，D 细胞与 A、B 细胞紧密相贴，细胞间有缝隙连接。D 细胞分泌生长抑素（somatostatin），后者可以旁分泌方式或经缝隙连接直接作用于邻近的 A、B 和 PP 等细胞，抑制这些细胞的分泌活动。生长抑素也可通过血液循环对其他靶细胞起调节作用。

4. PP 细胞（PP cell） 数量很少，但随年龄的增长而有所增加，主要存在于胰岛周边，也见于外分泌部的导管上皮内或腺泡细胞间。PP 细胞分泌胰多肽，能抑制胰液分泌、胃肠运动及胆囊收缩。

<h2 style="text-align:center">三、肝　　脏</h2>

肝脏（liver）是人体最大的腺体，成人肝约占体重的 2%。肝表面除裸区外，大部分有浆膜覆盖，其下是富含弹性纤维的致密结缔组织被膜。在肝门处，结缔组织随门静脉、肝动脉和肝管的分支伸入肝实质，将肝实质分隔为许多肝小叶。肝既有外分泌功能又有内分泌功能。肝细胞产生的胆汁输入十二指肠，参与脂类的消化和吸收；而肝细胞合成的白蛋白、脂蛋白、球蛋白、凝血酶原和纤维蛋白原等直接分泌入血，发挥其重要生理作用。

（一）肝小叶

肝小叶（hepatic lobule）是肝脏的基本结构和功能单位，为不规则的棱柱体，高约 2mm，宽约 1mm，成人肝有 50 万～100 万个肝小叶（图 14-8）。小叶之间有少量结缔组织。人的肝脏中小叶之间的结缔组织很少，界线不清。

肝小叶的中央有一条沿其长轴走行的中央静脉（central vein），以中央静脉为中心，肝细胞向周围呈放射状排列成板状结构，称为肝板（hepatic plate）。肝板有分支，相连接成网状结构。在切片上，肝板的断面呈索状，故称为肝索（hepatic cord）。肝板之间有内皮围成的肝血窦，血窦经肝板上的孔互相连通成网（图 14-9）。肝板和血窦内皮之间的狭窄间隙称窦周隙。肝板内相邻肝细胞的质膜局部凹陷、对合，以紧密连接固定封闭成微细管道，称为胆小管。胆小管在肝板内相互连接成网（图 14-10）。

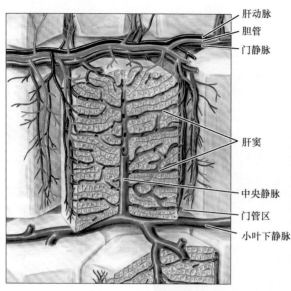

图 14-8　肝小叶模式图

图 14-9　肝小叶光镜图
1. 中央静脉；2. 门管区

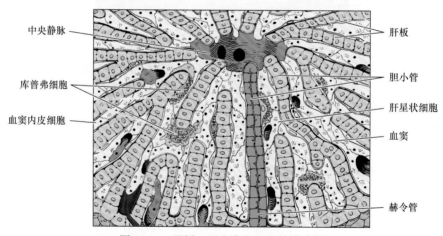

图 14-10　肝板、肝血窦和胆小管模式图

1. 中央静脉（central vein） 中央静脉位于肝小叶长轴的中央，其管壁由内皮细胞围成，内皮外有极少量结缔组织，无平滑肌。周围放射状排列的肝血窦开口于中央静脉，开口处的内皮细胞具有收缩功能，以控制血窦内血液的汇入。若干中央静脉汇合成小叶下静脉。

2. 肝细胞（hepatocyte） 肝细胞是构成肝小叶的主要成分。肝细胞体积较大，呈多面体，直径 20～30μm。肝细胞有三种不同的功能面：血窦面、胆小管面和肝细胞连接面（图 14-11）。电镜下，血窦面和胆小管面有发达的微绒毛。在相邻肝细胞之间的连接面上有紧密连接、桥粒和缝隙连接等结构。肝细胞核大而圆，居中，异染色质少而着色浅，核仁 1 个至数个，25% 的肝细胞有双核。此外，多倍体核的肝细胞数量多，以 4 倍体核为主，这与肝细胞活跃的功能和强大再生能力有关。肝细胞胞质丰富，多呈嗜酸性，当细胞蛋白质合成旺盛时，胞质出现散在的嗜碱性物质。电镜下，肝细胞胞质内可见到各种发达的细胞器及内含物（图 14-11），具有重要的生理功能。

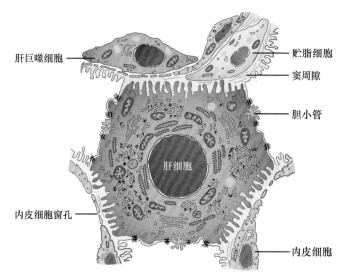

图 14-11　肝小叶细胞及相互关系超微结构模式图

　　线粒体数量多,约占细胞体积的 20%,为肝细胞的代谢活动提供能量。粗面内质网发达,成群分布,是合成多种蛋白质的场所,其合成的血浆白蛋白、大部分凝血蛋白、纤维蛋白原、脂蛋白、补体蛋白及许多载体蛋白等,经高尔基复合体组装形成运输小泡,以出胞方式释放入肝血窦。滑面内质网数量比粗面内质网少,常见于高尔基复合体和糖原聚集处。其膜上有多种酶系分布,如氧化还原酶、水解酶、转移酶、合成酶系等。其主要功能是合成胆汁、进行脂肪和激素代谢及解毒等。高尔基复合体数量多,在核周部和胆小管附近尤为发达。它与肝细胞的胆汁分泌,蛋白质加工、浓缩和储存,以及溶酶体的形成有关。溶酶体的数量和大小不一,功能活跃,主要作用是消化和水解细胞内的代谢产物和衰退的细胞器,维持肝细胞结构的自我更新。过氧化物酶体(微体)多为圆形小体,直径 0.2～1.0μm。人肝细胞的微体基质呈细粒状,无致密核心,主要含有过氧化氢酶和过氧化物酶。过氧化酶可将细胞代谢产生的 H_2O_2 还原成氧和水,以消除其对细胞的毒性作用。

　　此外,肝细胞内含有糖原、脂滴和色素等,其含量随机体所处的不同生理和病理情况而异(图 14-12)。进食后糖原增多,饥饿时糖原减少;正常肝细胞含脂滴少,但在某些病理情况下脂滴含量增加。肝细胞内的色素有胆红素、含铁血黄素、脂褐素等,其中脂褐素的含量可随机体年龄的增长而增多。

　　3. 肝血窦(hepatic sinusoid)　肝血窦位于肝板之间,借肝板上的孔在肝小叶内互相通连成网。血窦内血流从肝小叶的周边汇入中央静脉。血窦腔大而不规则,壁由扁平的内皮细胞构成,窦腔内可见肝巨噬细胞和大颗粒淋巴细胞。

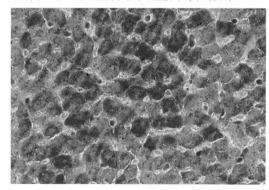

图 14-12　肝细胞光镜图(PAC 反应)
糖原颗粒呈现紫红色

　　肝血窦内皮为有孔内皮,扁而薄,含核部分凸向管腔,细胞无核部分有窗孔,孔径大小不等,孔上无隔膜,呈筛状(图 14-11)。胞质内有大量吞饮小泡是其最明显的超微结构特点。内皮外无基膜,仅见散在网状纤维。内皮细胞不连续,细胞间常有 0.1～0.5μm 宽的间隙,连接结构很少见。因此,肝血窦通透性大,利于肝细胞与血液间的物质交换。血浆中除乳糜微粒外,其他物质均可自由出入。肝细胞产生的脂蛋白等大分子物质也可通过血窦壁进入血液。

　　肝巨噬细胞又称库普弗细胞(Kupffer cell),位于血窦内或血窦壁上,形态不规则,常以许多板状和丝状伪足附着在内皮细胞上,可穿过内皮细胞窗孔或细胞间隙伸入窦周隙内(图 14-13,

图 14-14)。肝巨噬细胞来自血液单核细胞，是定居于组织内最大的巨噬细胞群体，具有变形运动和活跃的吞噬吞饮能力，可吞噬清除经门静脉入肝的细菌及各种异物及衰老损伤的血细胞，还可监视、抑制和杀伤体内的肿瘤细胞，属单核吞噬细胞系统，对机体有着重要的防御功能。

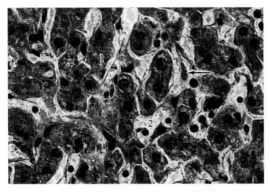

图 14-13　肝小叶（局部）光镜图
1.肝细胞；2.肝血窦；箭头示库普弗细胞

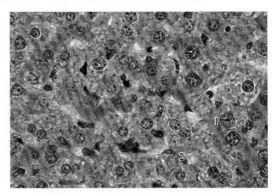

图 14-14　肝小叶光镜图（台盼蓝注射）
1.肝细胞；2.巨噬细胞

此外，肝大颗粒淋巴细胞（large granular lymphocyte）是肝特有的 NK 细胞，位于肝血窦内，细胞呈圆形，表面有短小伪足样突起，细胞核偏居一侧，有齿状凹陷，胞质中含有较多溶酶体。此细胞在抵御病毒感染、防止肝内肿瘤形成及其他肿瘤的肝转移方面有重要作用。

4. 窦周隙（perisinusoidal space）　窦周隙又称 Disse 间隙，宽约 0.4μm，是肝细胞板与血窦内皮之间的狭窄间隙。窦周隙中充满来自血窦的血浆，肝细胞血窦面上的微绒毛浸于其中（图 14-11），所以，窦周隙是肝细胞与血液之间进行物质交换的场所。

窦周隙内有散在的肝星状细胞和网状纤维。肝星状细胞，又称贮脂细胞（fat-storing cell），形态不规则，有突起。肝星状细胞在 HE 染色切片中不易辨认，电镜下，胞质内含有许多大脂滴为其主要特征。在正常情况下，肝星状细胞主要发挥摄取、储存脂肪和维生素 A 的功能。70%～80% 的维生素 A 储存在肝星状细胞内。在病理情况下，如物理、化学刺激或病毒感染时，肝星状细胞异常激活，向成纤维细胞转化，产生细胞外基质，与肝纤维化的病理变化密切相关。

5. 胆小管（bile canaliculus）　胆小管是相邻肝细胞间局部质膜凹陷形成的微细管道，在肝板内连接呈网状，用银浸法或 ATP 酶组织化学染色法可清楚显示。肝细胞每分钟产生约 0.5ml 胆汁，分泌到胆小管腔内。电镜下，肝细胞的胆小管面形成许多微绒毛突入管腔，构成胆小管的相邻肝细胞膜之间有紧密连接和桥粒，封闭胆小管，防止胆汁溢入细胞间或窦周隙（图 14-11，图 14-15）。

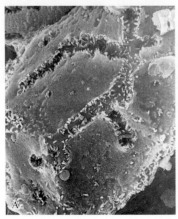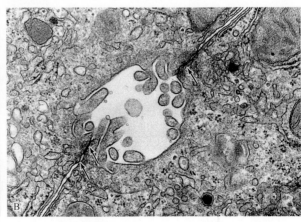

图 14-15　胆小管电镜图（大鼠）
A.扫描电镜图；B.透射电镜图

在病理情况下，如肝细胞变性、坏死或胆道堵塞时，胆小管正常结构遭到破坏，胆汁溢入窦周隙进入肝血窦，造成黄疸。

（二）门管区

肝小叶之间隔以疏松结缔组织，从肝门进出的门静脉、肝动脉、肝管、淋巴管和神经反复分支，伴行于肝小叶之间的结缔组织内。因此在肝切片中，相邻肝小叶之间可见三角形或不规则形的结缔组织小区，即为门管区（portal area）（图 14-16）。每个肝小叶周围有 3～4 个门管区。门管区的结缔组织中可见三种伴行管道，即小叶间静脉（interlobular vein）、小叶间动脉（interlobular artery）和小叶间胆管（interlobular bile duct）。小叶间静脉是门静脉的分支，管径较粗，腔大而不规则，管壁薄，内皮外仅有极少量平滑肌。小叶间动脉是肝动脉

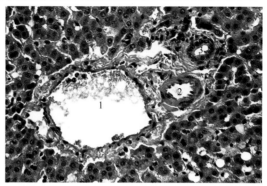

图 14-16 肝门管区光镜图
1. 小叶间静脉；2. 小叶间动脉；3. 小叶间胆管

的分支，管径细，管腔小，管壁相对较厚，内皮外有环行平滑肌。小叶间胆管是肝管的分支，管腔小，管壁由单层立方或低柱状上皮构成，细胞核呈圆形或卵圆形。

（三）肝的血液循环

肝由门静脉和肝动脉双重供血（blood supply）。门静脉将胃肠道吸收的营养和某些有毒物质输入肝内进行代谢和加工处理，是肝的功能血管。门静脉在门管区形成小叶间静脉，然后分支为终末门微静脉（terminal portal venule），行于相邻两个肝小叶之间，其分支穿过界板与血窦相连，将门静脉血输入肝窦内。肝动脉是肝的营养血管，血液的含氧量高。肝动脉在门管区分支为多个小叶间动脉，最终分支形成终末肝微动脉（terminal hepatic arteriole）通入血窦。因此，肝血窦内含有来自门静脉和肝动脉的混合血。肝血窦血液从小叶周边流向中央，汇入中央静脉。若干中央静脉汇合成小叶下静脉，管径大，壁较厚，单独走行于小叶间结缔组织内。小叶下静脉再汇集成 2～3 支肝静脉出肝，汇入下腔静脉。

（四）肝内胆汁排出途径（passage of bile）

肝细胞分泌的胆汁经胆小管从肝小叶的中央流向周边。胆小管在小叶边缘处汇集成若干短小管道，即闰管或称黑林管（Hering canal）。闰管较细，直径约 15μm，由立方上皮围成，细胞着色浅。闰管出肝小叶后，汇入小叶间胆管，再汇合成左、右肝管于肝门处出肝。肝管管径增大，管壁上皮渐变为单层柱状，在肝外汇合成胆总管由胆囊管入胆囊。

四、胆 囊

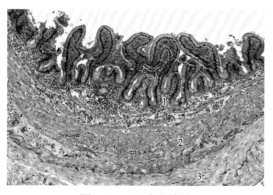

图 14-17 胆囊光镜图
1. 黏膜；2. 肌层；3. 外膜

胆囊（gall bladder）壁由黏膜、肌层和外膜组成，缺乏黏膜下层（图 14-17）。黏膜形成很多高而分支的皱襞，胆囊收缩时皱襞高大明显，充盈扩张时皱襞大部分消失。黏膜由上皮和固有层构成，黏膜上皮为单层柱状，皱襞之间的上皮常向固有层内凹陷形成隐窝，称黏膜窦。上皮细胞游离面有许多微绒毛，具有一定的分泌作用，但以吸收功能为主。上皮下为薄层结缔组织构成的固有膜，有较丰富的血管，但无腺体。肌层厚薄不一，平滑肌纤维排列不规则，呈纵行或螺旋状。外膜为较厚的疏松结缔组织，表面大部分为浆膜，其余为纤维膜。

胆囊管在近胆囊颈的一段，其黏膜形成螺旋状的皱襞，称为螺旋襞或螺旋瓣，胆结石常嵌顿于此。黏膜上皮间夹有少量杯状细胞，固有层内有少量黏液腺，肌层以环行平滑肌为主。

　　胆囊具有储存和浓缩胆汁的功能，总容量为 40～60ml。胆囊上皮细胞主动吸收胆汁中的水和无机盐（主要为 Na^+，Ca^{2+} 等），并经细胞的侧面质膜转运至上皮细胞间隙内，最后进入固有膜的血管和淋巴管中，使胆汁浓缩 4～10 倍，从而增加了储存的效能。胆囊的分泌、吸收和收缩排空功能受神经和体液的调节，特别是在进食尤其是高脂肪食物后，小肠内分泌细胞分泌胆囊收缩素，能使胆囊强烈收缩，排出胆汁。

肝脏再生

　　肝脏是一种独特的器官，具有较强的再生能力，并保持到成年。这种非凡的再生能力主要是基于两类具有自我复制能力的上皮细胞：肝细胞和胆管上皮细胞（也称为胆管细胞）。在急性和慢性肝损伤中，这两类处于增殖静止状态的细胞被激活，重新进入细胞周期进行增殖，启动肝再生过程补偿肝脏实质的损失。在健康的肝脏中，胆管上皮细胞通常局限于小叶间胆管。然而，在许多类型的肝损伤中，表达胆管细胞标记的细胞（称为反应性胆管细胞）从门静脉周围区域扩展到周围的实质，这种现象被称为胆管反应。有些人认为，胆管反应是由肝祖细胞的激活和扩张引起的，也有人提出肝脏中没有祖细胞的理论，在肝脏损伤期间，肝细胞和胆管上皮细胞可以作为兼性干细胞发挥作用，可以转分化为彼此。总之，胆管反应是一个复杂的过程，在不同的损伤条件下有不同的表型，与炎症细胞浸润、成纤维细胞的激活和基质沉积有关。

（闫　媛）

第15章 呼 吸 系 统

思维导图

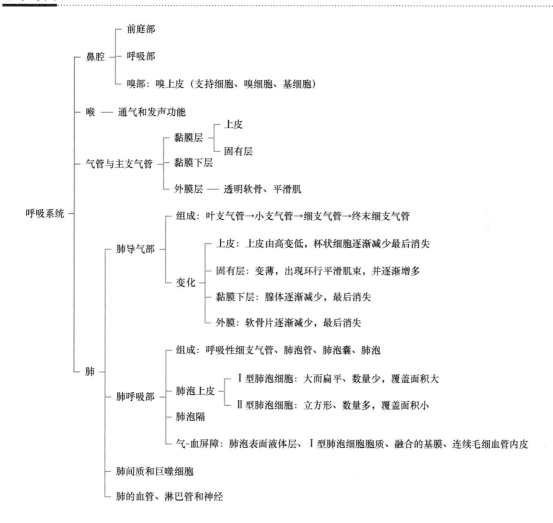

呼吸系统（respiratory system）由鼻、咽、喉、气管、主支气管和肺组成，分为导气部和呼吸部两部分。从鼻腔到肺内终末细支气管为导气部，具有传导气体和净化空气的作用。呼吸部从呼吸性细支气管到肺泡，是血液与吸入的空气进行 O_2 和 CO_2 交换的场所。此外，鼻嗅黏膜是嗅觉感受器；鼻和喉与发音有关；肺还有内分泌及参与体内某些物质代谢的功能。

一、鼻　　腔

鼻是呼吸和嗅觉器官。鼻腔（nasal cavity）的内表面覆盖上皮，下方连接结缔组织，深部与软骨膜、骨膜或骨骼肌相连。根据结构和功能不同，鼻腔分为前庭部、呼吸部和嗅部。

（一）前庭部

前庭部（vestibular region）为鼻腔的入口，是鼻阈之前邻近外鼻孔的部分。表面为未角化复层扁平上皮。此处有鼻毛和皮脂腺，鼻毛可阻挡吸入气体中的尘埃颗粒。上皮下方为致密结缔组织，发生鼻疖时疼痛明显。其深部与软骨膜相连。

（二）呼吸部

呼吸部（respiratory region）位于鼻阈后方，包括上鼻甲以下的大部分鼻黏膜，因血管丰富而呈粉红色。黏膜表面覆盖假复层纤毛柱状上皮，含有较多杯状细胞，基膜较厚。纤毛向咽部摆动，将黏着的细菌和尘埃颗粒推向咽部而被咳出。固有层为疏松结缔组织，内含浆液性腺、黏液性腺和混合性腺，称鼻腺（nasal gland），分泌物经导管排入鼻腔，与上皮内杯状细胞分泌物共同形成一层黏液覆盖于黏膜表面。固有层还含有丰富的静脉丛和淋巴组织。丰富的静脉丛使黏膜形成许多小隆起（swell body）并随动静脉吻合的开放和关闭而呈现周期性的充血变化，对吸入的空气有加温加湿作用。在过敏反应和炎症时，容易引起鼻塞。固有层深部与骨膜相连。

（三）嗅部

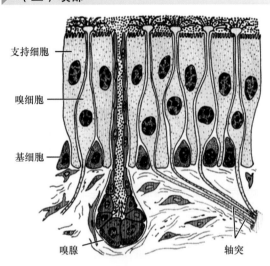

支持细胞
嗅细胞
基细胞
嗅腺　　　　　　　　　　　　轴突

图 15-1　嗅黏膜模式图
显示支持细胞、嗅细胞、基细胞和嗅腺

嗅部（olfactory region）位于上鼻甲及其相对应的鼻中隔部分。黏膜呈浅黄色，由上皮和固有层组成（图 15-1）。人的嗅黏膜约为 2cm²，某些动物的嗅黏膜面积较大，如犬为 100cm²。嗅上皮为假复层柱状上皮，由嗅细胞、支持细胞和基细胞组成。

1. 支持细胞（supporting cell） 支持细胞数目最多，呈顶宽底细的高柱状（图 15-1）。游离面有较多微绒毛，细胞核呈卵圆形，位于细胞上部，胞质内线粒体较多，可见淡黄色脂褐素颗粒。细胞侧面与相邻的嗅细胞构成连接复合体。支持细胞具有支持、保护和分隔嗅细胞的功能。

2. 嗅细胞（olfactory cell） 嗅细胞为双极神经元（图 15-1），位于支持细胞之间。细胞核居中，染色较浅，树突细长，伸到上皮游离面，末端膨大呈球状，称嗅泡（olfactory vesicle）。

从嗅泡发出 6～8 根嗅毛（olfactory cilium），嗅毛是一种静纤毛，常向一侧倾倒，浸于上皮表面的嗅腺分泌物中，可感受气味物质的刺激。嗅细胞基部发出细长的轴突，穿过基膜进入固有层，形成嗅神经（olfactory nerve）。嗅毛可以接受不同化学物质刺激，产生神经冲动，传入中枢，产生嗅觉。

3. 基细胞（basal cell） 基细胞呈圆形或锥体形，位于上皮基底部（图 15-1）。基细胞是一种干细胞，可分裂分化为支持细胞和嗅细胞。

嗅黏膜固有层为薄层结缔组织，其深部与骨膜相连。固有层内含有较多浆液性嗅腺（olfactory gland），又称鲍曼腺（Bowman gland）。嗅腺导管细而短，腺泡分泌物经导管排出至上皮表面，可溶解有气味的物质，刺激嗅毛，引起嗅觉。浆液不断分泌和更新，可保持嗅细胞对气味物质的高度敏锐性。固有层内含有丰富的血管、淋巴管和神经。

二、喉

喉（larynx）连接咽和气管，具有通气和发声两种功能。喉以软骨为支架，借韧带、肌肉和关节相连。会厌舌面及喉面上部的黏膜覆以复层扁平上皮，舌面上皮内有味蕾，会厌的喉面下部黏膜上皮为假复层纤毛柱状上皮。会厌各部黏膜固有层均为疏松结缔组织，内含较多弹性纤维、混合腺和淋巴组织，深部与会厌软骨的软骨膜相连。

喉的侧壁黏膜形成上、下两对皱襞，即室襞和声襞，上、下皱襞之间为喉室。室襞黏膜上皮为假复层纤毛柱状上皮，夹有杯状细胞，其固有层为细密结缔组织，黏膜下层为疏松结缔组织，含较多混合腺和淋巴组织。喉室的黏膜和黏膜下层的结构与室襞基本相同。声襞即为声带，分膜部和软骨部。膜部为声襞的游离缘，较薄；软骨部为声襞的基部。膜部上皮为复层扁平上皮，固有层较厚，浅层疏松，炎症时易发生水肿，深层为致密结缔组织，内含大量弹性纤维，与表面平行排列，形成了致密板状结构，称声韧带。固有层下方的骨骼肌构成声带肌。声带软骨部的黏膜表面衬有假复层纤毛柱状上皮，黏膜下层含有混合腺，外膜中有软骨和骨骼肌。

三、气管和主支气管

气管（trachea）和主支气管（main bronchus）为肺外的气体通道，气管与支气管管壁的结构类似，可分为黏膜、黏膜下层和外膜三层（图 15-2）。随着分支，主支气管比气管的管腔变小，管壁变薄。

（一）黏膜

黏膜（mucosa）由上皮和固有层构成，上皮为假复层纤毛柱状上皮（pseudostratified ciliated columnar epithelium），又称呼吸上皮（respiratory epithelium），由纤毛细胞、杯状细胞、基细胞、刷细胞和小颗粒细胞构成（图 15-3）。

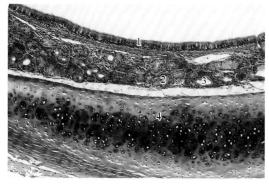
图 15-2　气管光镜图（图片由南方医科大学提供）
1. 上皮；2. 混合性腺；3. 导管；4. 透明软骨

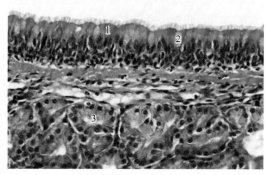
图 15-3　气管光镜图（图片由南方医科大学提供）
1. 纤毛细胞；2. 杯状细胞；3. 气管腺

1. 纤毛细胞（ciliated cell） 纤毛细胞是上皮中数量最多的细胞，胞体呈柱状，游离面有纤毛。纤毛向咽部定向摆动，将黏液和黏附的尘埃和细菌等异物推向咽部，然后咳出，因而纤毛细胞具有清除异物和净化空气的功能。吸烟或患有慢性支气管炎时，可使纤毛减少、变形、膨胀或消失。

2. 杯状细胞（goblet cell） 杯状细胞散在于纤毛细胞之间，其分泌的黏液覆盖在黏膜表面，与气管腺的分泌物共同构成黏液屏障，可黏附和溶解气体中的尘埃颗粒、细菌和其他有害物质。

3. 基细胞（basal cell） 基细胞位于上皮的深部，细胞矮小，呈锥体形，细胞顶部未达上皮的游离面。基细胞是一种干细胞，可增殖分化为纤毛细胞和杯状细胞。

4. 刷细胞（brush cell） 刷细胞呈柱状，游离面有排列整齐的密集微绒毛，形如刷子，细胞核呈圆锥状，位于基部，细胞质内含有丰富的粗面内质网，无分泌颗粒。刷细胞的功能尚未确定，可能是一种纤毛细胞过渡阶段的细胞。另有学者发现，刷细胞基部与传入神经末梢形成上皮树突突触（epitheliodendritic synapse），故认为刷细胞具有感受刺激的功能。

5. 小颗粒细胞（small granule cell） 小颗粒细胞属于弥散神经内分泌细胞（diffuse neuro-endocrine cell），数量少，锥体形，单个或者成团分布于上皮深部，H&E 染色标本中不易与基细胞相区别。电镜下，可见细胞质内含有许多直径为 $100\sim300nm$ 致密核心颗粒，故名小颗粒细胞。在叶支气管至细支气管的上皮内，特别是小支气管分支处，可见小颗粒细胞成群分布，与神经纤维构成神经上皮小体（neuroepithelial body）。小颗粒细胞的功能尚不十分清楚，免疫细胞化学研究证明，细胞内含有 5-羟色胺、铃蟾素、降钙素、脑啡肽等物质，分泌物可能通过旁分泌或经血液循环，调节呼吸道和血管平滑肌的收缩和腺体的分泌。

上皮与固有层之间有明显的基膜，是气管上皮的特征之一。固有层为致密结缔组织，含有许多淋巴细胞、浆细胞和肥大细胞。浆细胞能合成 IgA，当 IgA 通过黏膜上皮时，与上皮细胞产生的分泌片（secretory piece）结合形成分泌型免疫球蛋白 A（sIgA），释放入管腔内，发挥免疫防御作用。固有层内含有较多的血管和淋巴管。在固有层和黏膜下层移行处含有丰富的弹性纤维。

（二）黏膜下层

黏膜下层（submucosa）为疏松结缔组织，与固有层及外膜之间没有明显界线。黏膜下层含有血管、淋巴管、神经和较多混合性气管腺（tracheal gland）（图 15-2，图 15-3）。气管腺的黏液性腺泡所分泌的黏液与杯状细胞分泌的黏液共同形成较厚的黏液层，覆盖在黏膜表面，气管腺的浆液性腺泡分泌的稀薄液体，位于黏液层下方，有利于纤毛的正常摆动。黏膜下层内还有弥散淋巴组织和淋巴小结。

（三）外膜

外膜（adventitia）由透明软骨环和结缔组织构成（图 15-2）。软骨环呈 "C" 形，缺口朝向气管的背侧，缺口处有平滑肌束和弹性纤维组成的韧带，平滑肌主要呈环行分布。人气管外膜有 16～20 个 "C" 形的透明软骨环构成，到支气管变为不规则的软骨片，左侧 7～8 个，右侧 4～5 个。软骨环之间以弹性纤维组成的韧带相连接，使气管保持通畅并有一定的弹性。咳嗽反射时平滑肌收缩，气管腔缩小，以利于清除痰液。

四、肺

肺（lung）的表面有一层光滑的浆膜，即胸膜脏层。浆膜深层的结缔组织深入肺内，将肺分成许多小叶。肺组织可分为实质和间质两部分，肺内支气管树和肺泡为肺的实质，肺内结缔组织及其中的血管、淋巴管和神经等为肺的间质。支气管由肺门进入肺内后，分支为叶支气管，左肺 2 支，右肺 3 支。叶支气管继而分支为段支气管。段支气管反复分支为小支气管，管径为 1mm 左右的分支称为细支气管。每个细支气管再分出 5～7 个直径为 0.5mm 的分支，称为终末细支气管。终末细支气管再顺序分支为呼吸性细支气管、肺泡管、肺泡囊和肺泡。从叶支气管到终末细支气管构成肺的导气部。呼吸性细支气管、肺泡管、肺泡囊和肺泡构成肺的呼吸部。支气管在肺内反复分支形成支气管树（bronchial tree）。每一细支气管连同以下各级分支和肺泡构成肺小叶（pulmonary lobule）。肺小叶呈锥体形，其尖端朝向肺门，底面向着肺表面，透过胸膜的脏层可见肺小叶底部的轮廓，直径约 1cm，每叶肺有 50～80 个肺小叶。临床上小叶性肺炎系指一个或几个肺小叶范围内的炎症病变。

（一）肺导气部

肺导气部（conductive portion of lung）的各段管道随支气管分支，管径逐渐变小，管壁变薄，结构愈趋简单（表 15-1）。

表 15-1   肺导气部各段结构特点

分段	上皮	杯状细胞	腺体	软骨	平滑肌
小支气管	假复层纤毛柱状上皮	少量	少量	软骨片	平滑肌束
细支气管	单层纤毛柱状上皮	很少	很少或无	很少或无	环行平滑肌
终末细支气管	单层柱状或立方上皮	无	无	无	薄层平滑肌

1. 叶支气管至小支气管（lobar bronchus and small bronchus） 叶支气管至小支气管管壁结构与主支气管基本相似，但管径渐细，管壁渐薄，管壁三层结构分界渐不明显（图 15-4）。主要结构变化如下。

（1）黏膜上皮为假复层纤毛柱状上皮，随管径变细，上皮由高变低，杯状细胞逐渐减少。

（2）固有层变薄，其外侧出现少量环行平滑肌束，并逐渐增多。

（3）黏膜下层腺体逐渐减少。

（4）外膜内的软骨环变成不规则的软骨片，并逐渐减少。

2. 细支气管（bronchiole） 黏膜上皮由起始段的假复层纤毛柱状上皮逐渐变为单层纤毛柱状，杯状细胞很少。管壁内腺体和软骨片逐渐减少或消失（图15-5）。管壁环行平滑肌逐渐增多，黏膜皱襞随管径变细而逐渐明显。

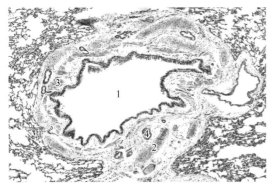
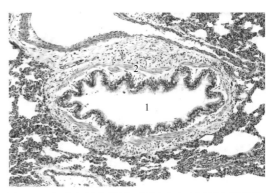

图15-4 小支气管光镜图（图片由南方医科大学提供） 图15-5 细支气管光镜图（图片由南方医科大学提供）

1. 小支气管；2. 软骨片；3. 平滑肌束；4. 腺体　　　　　　　　1. 细支气管；2. 平滑肌束

3. 终末细支气管（terminal bronchiole） 内衬单层纤毛柱状上皮或单层立方上皮，无杯状细胞，管壁内腺体和软骨片均消失，出现完整的环行平滑肌层，黏膜皱襞更明显（图15-6）。电镜下，终末细支气管的上皮由两种细胞组成，即纤毛细胞和克拉拉细胞（Clara cell）。纤毛细胞数量少，克拉拉细胞数量多（图15-7）。克拉拉细胞游离面略高于纤毛细胞，呈圆锥状凸向管腔，顶部胞质内可见丰富的滑面内质网和分泌颗粒。克拉拉细胞分泌物稀薄，含有蛋白水解酶，可分解管腔中的黏液，降低分泌物的黏稠度，利于排出。克拉拉细胞内尚有较多的氧化酶系，可对吸入的毒物或某些药物进行生物转化和解毒。上皮损伤时，克拉拉细胞可增殖分裂，分化为纤毛细胞。

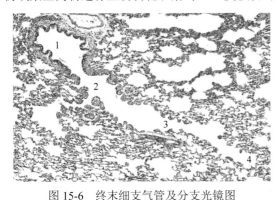
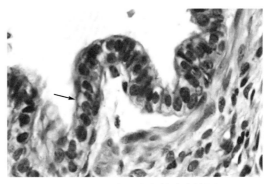

图15-6 终末细支气管及分支光镜图 图15-7 终末细支气管壁光镜图

（图片由南方医科大学提供） （图片由南方医科大学提供）

1. 终末细支气管；2. 呼吸性细支气管；3. 肺泡管；4. 肺泡囊　　　　　　　箭头示克拉拉细胞

（二）肺呼吸部

肺的呼吸部（respiratory portion of lung）是呼吸系统完成换气功能的部位，由呼吸性细支气管、肺泡管、肺泡囊和肺泡组成（表15-2），各部分共同特点是都有肺泡。

表15-2 肺呼吸部各段结构特点

分段	上皮	平滑肌	特殊结构
呼吸性细支气管	单层立方上皮	少量环行平滑肌	有肺泡开口

分段	上皮	平滑肌	特殊结构
肺泡管	单层立方或扁平上皮	少量平滑肌束	肺泡开口处结节状膨大
肺泡囊	Ⅰ型和Ⅱ型肺泡细胞	无	由几个肺泡围成
肺泡	Ⅰ型和Ⅱ型肺泡细胞	无	呈半口袋状

1. 呼吸性细支气管（respiratory bronchiole） 呼吸性细支气管是终末细支气管的分支。每个终末细支气管可分支形成2～3个呼吸性细支气管，它的管壁结构与终末细支气管结构相似，但管壁上连着少量肺泡，肺泡开口于管腔。呼吸性细支气管的上皮为单层立方上皮，包括纤毛细胞和分泌细胞。在肺泡开口处，单层立方上皮移行为单层扁平上皮。上皮外面有少量环行平滑肌和弹性纤维（图15-6）。

2. 肺泡管（alveolar duct） 肺泡管是呼吸性细支气管的分支，每个呼吸性细支气管分支形成2～3个肺泡管。每个肺泡管与大量肺泡相连，有20～60个肺泡开口于管腔，管壁仅在相邻肺泡开口之间保留少许，其表面覆以单层立方或扁平上皮，其下方为少量平滑肌束和弹性纤维，因肌纤维环行围绕于肺泡开口处，显微镜下可见相邻肺泡开口之间有结节状膨大（图15-6）。

3. 肺泡囊（alveolar sac） 肺泡囊与肺泡管相连，每个肺泡管分支形成2～3个肺泡囊。肺泡囊由几个肺泡围成，是由许多肺泡共同开口而围成的囊腔。相邻肺泡开口之间没有环行平滑肌束，仅有少量结缔组织，切片中无结节状膨大（图15-6）。

4. 肺泡（pulmonary alveoli） 肺泡是肺支气管树的终末部分。肺泡为多面形有开口的囊泡，开口于肺泡囊、肺泡管或呼吸性细支气管的管腔（图15-6）。肺泡直径约为0.2mm，成人每侧肺有3亿～4亿个肺泡，总表面积可达70～80m^2。肺泡由单层肺泡上皮和基膜组成。相邻肺泡之间有少量结缔组织，称肺泡隔，含有丰富的血管和弹性纤维。

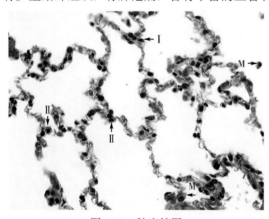

图15-8　肺光镜图

Ⅰ型肺泡细胞（Ⅰ）、Ⅱ型肺泡细胞（Ⅱ）和肺泡巨噬细胞（M）

（1）肺泡上皮（alveolar epithelium）：由Ⅰ型和Ⅱ型两种肺泡细胞组成（图15-8）。

1）Ⅰ型肺泡细胞（type Ⅰ alveolar cell）：覆盖肺泡表面积约97%，细胞扁平，细胞含核部分较厚并向肺泡腔内突出，无核部分胞质菲薄，厚约0.2μm，参与构成气-血屏障。电镜下，相邻的Ⅰ型肺泡细胞或与Ⅱ型肺泡细胞之间有紧密连接。Ⅰ型肺泡细胞细胞器少，胞质内有较多的吞饮小泡，小泡内含有吞入的表面活性物质和微小的尘粒，细胞可将这些物质转运到肺间质内，以便清除。Ⅰ型肺泡细胞无分裂能力，损伤后由Ⅱ型肺泡细胞增殖分化补充。

2）Ⅱ型肺泡细胞（type Ⅱ alveolar cell）：位于Ⅰ型肺泡细胞之间，数量较Ⅰ型肺泡细胞多，但覆盖面积仅为肺泡表面的3%左右。细胞呈立方形或圆形，顶端突入肺泡腔（图15-8）。细胞核呈圆形，胞质着色浅，呈泡沫状。电镜下，细胞游离面有少量微绒毛，胞质内富含线粒体、溶酶体和粗面内质网，有较发达的高尔基复合体，核上方有较多的分泌颗粒，颗粒大小不等，直径0.1～1.0μm，电子密度高，内有平行排列的板层状结构，称嗜锇性板层小体（osmiophilic multilamellar body）（图15-9）。小体内的主要成分为磷脂，以二棕榈酰卵磷脂为主，此外还有糖胺聚糖及蛋白质等。细胞以胞吐方式将颗粒内物质释放出来，铺展于肺泡内面形成一层薄膜，称为表面活性物质（surfactant）。表面活性物质有降低肺泡表面张力的作用。表面活性物质由Ⅱ型肺泡细胞不断产生，经Ⅰ型肺泡细胞吞饮转运，保持不断更新。Ⅱ型肺泡细胞有分裂、增殖自我更新和分化为Ⅰ型肺泡细胞的潜能。

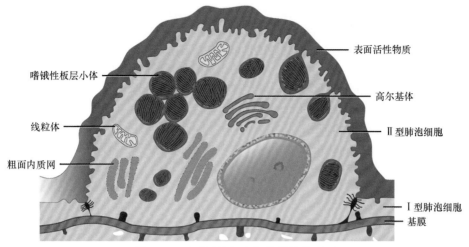

图 15-9　Ⅱ型肺泡细胞超微结构模式图

（2）肺泡隔（alveolar septum）：肺泡隔是相邻肺泡之间的薄层结缔组织，属于肺间质。肺泡隔内有连续毛细血管网与肺泡壁相贴，还有丰富的弹性纤维（图 15-10）。如果弹性纤维退化变性，或因炎症病变破坏了弹性纤维，肺泡弹性会减弱，影响肺的换气功能，导致肺气肿。肺泡隔内还有成纤维细胞、巨噬细胞、浆细胞和肥大细胞，此外还有淋巴管和神经纤维。

（3）肺泡孔（alveolar pore）：肺泡孔是相邻肺泡之间相通的小孔，直径 10～15μm，是相邻肺泡间的气体通路。肺泡孔的数目随年龄增长而增加。当某个终末细支气管或呼吸性细支气

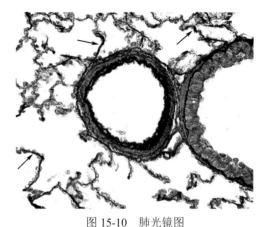

图 15-10　肺光镜图

显示肺泡隔中的弹性纤维染成紫蓝色（弹性纤维染色）

管阻塞时，肺泡孔起侧支通气作用，防止肺泡萎陷。但在肺部感染时，肺泡孔也是炎症蔓延的渠道。

（4）气-血屏障（blood-air barrier）：肺泡腔内的 O_2 与肺泡隔毛细血管内血液携带的 CO_2 之间进行气体交换所通过的结构，称气-血屏障，由肺泡表面液体层、Ⅰ型肺泡细胞的细胞质、肺泡上皮和毛细血管内皮融合的基膜、连续毛细血管内皮细胞质四层结构构成（图 15-8，图 15-11）。气-血屏障厚 0.1～1.5μm。当肺纤维化或肺水肿时，导致气-血屏障增厚，使肺气体交换功能障碍。

（三）肺间质和肺巨噬细胞

肺内结缔组织及其中的血管、淋巴管和神经构成肺的间质（pulmonary interstitial tissue）。肺间质主要分布于支气管树的周围，随支气管树分支增加，间质逐渐减少。肺间质的组成与一般疏松结缔组织相同，但有较多的弹性纤维和巨噬细胞（图 15-8，图 15-10）。肺巨噬细胞（pulmonary macrophage）来

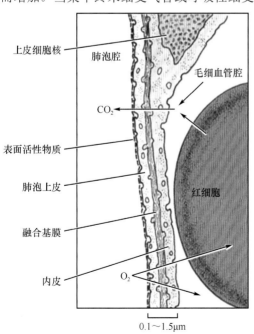

0.1～1.5μm

图 15-11　气-血屏障模式图

源于血液中的单核细胞，数量较多，广泛分布于间质内，细支气管以下的管道周围及肺泡隔内更多。进入肺泡腔的巨噬细胞称为肺泡巨噬细胞（alveolar macrophage）（图 15-8）。肺巨噬细胞有十分活跃吞噬、免疫和产生多种生物活性物质的功能，起重要防御作用。肺巨噬细胞吞噬了大量进入肺内的尘埃颗粒后，称为尘细胞（dust cell）。在心力衰竭导致肺淤血时，大量红细胞穿过毛细血管壁进入肺间质内，被肺巨噬细胞吞噬，此时肺巨噬细胞胞质中含有大量血红蛋白分解产物——含铁血红素颗粒，称为心衰细胞（heart failure cell）。

（四）肺的血管、淋巴管和神经

肺的血管（pulmonary blood vessel）有两个来源，即肺动脉和支气管动脉。肺动脉是肺的功能血管，管径较粗，为弹性动脉。肺动脉从右心室发出，至肺门进入肺，其分支与各级支气管伴行直至肺泡隔内形成毛细血管网。毛细血管内的血液与肺泡进行气体交换后，汇入小静脉，小静脉行于肺小叶间结缔组织内而不与肺动脉的分支伴行，再汇集成较大的静脉后，才与支气管分支及肺动脉分支伴行，最终汇合成肺静脉出肺门回到左心房。支气管动脉是肺的营养血管，管径较细，为肌性动脉。该动脉发自胸主动脉或肋间动脉，与支气管伴行入肺，沿途在导气部各段管壁内分支形成毛细血管网营养管壁组织。支气管动脉的终末分支主要分布于呼吸性细支气管周围，部分分支形成肺泡隔内毛细血管网，管壁内的毛细血管一部分汇入肺静脉，另一部分则形成支气管静脉，与支气管伴行出肺。支气管动脉的分支还供应肺淋巴结、浆膜、肺间质及血管壁。

肺淋巴管（pulmonary lymphatic vessel）分为深丛和浅丛两组。深丛分布于肺支气管树的管壁内、肺泡隔内及肺血管周围，最后汇合成几支淋巴管，伴随肺静脉向肺门方向走行，入肺门淋巴结。浅丛分布于胸膜下结缔组织内毛细淋巴管网，汇合成几支较大的淋巴管，也注入肺门淋巴结。在走行中深丛淋巴管和浅丛淋巴管有吻合，淋巴液可从前者流入后者，但不能逆流，因浅丛淋巴管内有瓣膜存在。

肺的神经（pulmonary nerve）包括传出神经纤维和传入神经纤维，它们在肺门形成肺丛，神经纤维随支气管分支和血管分支入肺。传出神经纤维末梢分布于支气管树管壁的平滑肌、血管壁平滑肌和腺体。传出神经包括交感神经和副交感神经。交感神经为肾上腺能神经，兴奋时，使支气管平滑肌弛缓、血管平滑肌收缩、抑制腺体分泌；副交感神经为胆碱能神经，兴奋时，支气管平滑肌收缩、血管平滑肌松弛、腺体分泌增强。肺的传入神经纤维走行在迷走神经内，其末梢分布于支气管树管壁黏膜内、肺泡上皮及胸膜的结缔组织内，将肺内的刺激传入呼吸中枢。

慢性阻塞性肺疾病

慢性阻塞性肺疾病（chronic obstructive pulmonary disease，COPD）是一种以持续性呼吸道症状和气流受限为特征的疾病，其临床症状主要表现为咳嗽、咳痰和呼吸困难，全球 40 岁以上人群发病率约 9%～10%。研究发现 COPD 的发生与吸烟、空气污染、遗传等原因相关。香烟或者空气中的有害化学物质可激活肺内的巨噬细胞、淋巴细胞等释放多种炎症介质，使得小气道充血水肿、成纤维细胞和黏液腺增生导致管壁增厚和气道狭窄，部分炎症介质还可引起气道痉挛。另外，肺泡巨噬细胞具有合成释放弹性蛋白酶的功能，当炎症细胞释放过多的蛋白酶或者有遗传性抗蛋白酶不足时，细支气管与肺泡壁中弹性纤维降解，肺泡弹性回缩障碍而发生肺气肿。COPD 主要累计肺内直径小于 2mm 的小支气管和细支气管，其小气道管壁结构改变以及肺气肿为不完全可逆性，可进一步发展为肺心病和呼吸衰竭。

（苏中静）

第16章 眼 和 耳

思维导图

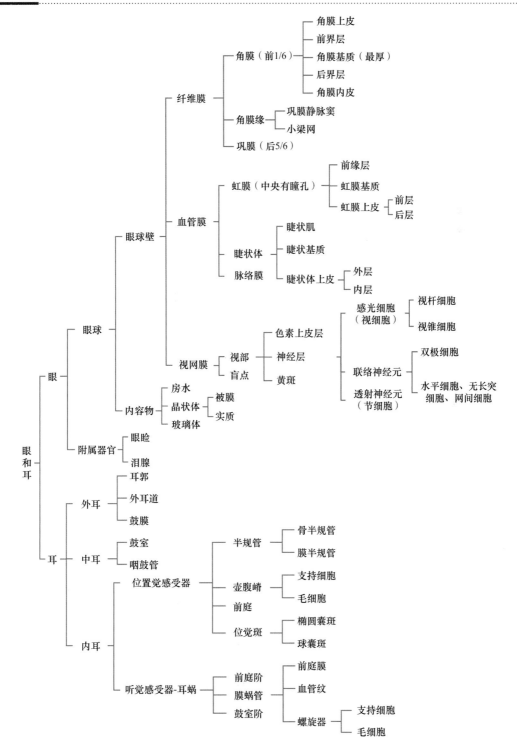

眼和耳是最重要的感觉器官。人之所以能感知世界的五彩缤纷，就是因为眼能感受光和色的刺激，并将其转换为神经冲动，传至大脑的视觉中心，产生光感、色感和图像。人之所以能享受到音乐的美妙，以及辨别出声音来自何方，是因为耳具有听觉和定位功能，就像一部雷达，能捕捉声音信号并定位方向和距离。通过学习眼和耳的结构，可以更好地理解它们的功能。

一、眼

眼（eye）是视觉器官，主要由眼球及其附属器官眼睑、泪腺、眼外肌等组成。眼球近似球体，由眼球壁与眼内容物组成（图16-1）。眼睑和泪腺有保护眼球和保持角膜与结膜湿润的作用。据估计，在获得的全部信息中，有95%以上来自视觉，因此，眼无疑是人体最重要的感觉器官。

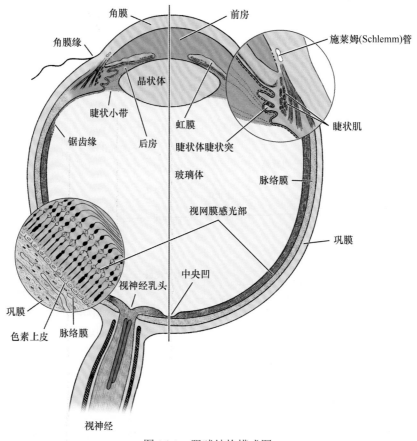

图 16-1　眼球结构模式图

（一）眼球壁

眼球壁（eyeball wall）自外向内分为纤维膜、血管膜和视网膜三层。①纤维膜：主要由致密结缔组织构成，前 1/6 为角膜，后 5/6 为巩膜，两者的过渡区域为角膜缘。②血管膜：为含有大量血管和色素细胞的疏松结缔组织，自前向后分为虹膜、睫状体和脉络膜三部分。③视网膜：为神经组织，分为盲部与视部，盲部包括视网膜虹膜部和视网膜睫状体部，视部为感光部位（图16-1）。

1. 角膜（cornea） 为圆盘状结构，稍向前凸，无色透明而有弹性。角膜中央较薄，周边较厚，其边缘与巩膜相连。角膜从前至后分为 5 层（图16-2）。

（1）角膜上皮（corneal epithelium）：为未角化复层扁平上皮，厚 50～90μm，由 5～6 层排列整齐的细胞组成。基底层为一层矮柱状细胞，具有分裂增殖能力，新生细胞不断从深部向浅部推移，故角膜上皮再生能力强。上皮基底部平坦，无乳头。上皮内含有丰富的游离神经末梢，感觉十分敏锐。

（2）前界层（anterior limiting lamina）：为一层不含细胞的透明均质膜，厚 10～19μm，含有胶原原纤维和基质。此层损伤后不能再生。若前界层内出现细胞，即为病变的早期现象。

（3）角膜基质（corneal stroma）：约占角膜全厚的90%，主要由大量与表面平行的胶原板层构成，每层厚约2μm，共 200～500 层。内含许多平行排列的胶原原纤维，纤维直径约为 30nm，相邻各层的纤维互成一定角度。板层之间的间隙中可见到扁平并具有细长分支突起的角膜细胞（keratocyte），其结构和功能如同成纤维细胞，具有形成纤维和基质的能力，参与创伤的修复。以糖胺聚糖为主要成分的基质充填在胶原原纤维之间及各板层之间，起黏合和保持水分的作用。角膜基质层内不含血管，其营养由房水和角膜缘的血管供应。这些特点是角膜透明的主要原因。

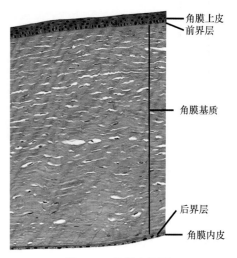

角膜上皮
前界层
角膜基质
后界层
角膜内皮

图 16-2　角膜光镜图

（4）后界层（posterior limiting lamina）：亦为一透明的均质膜，较前界层薄，也由胶原原纤维和基质组成。此层由角膜内皮的分泌物形成，随年龄增长可逐渐增厚。

（5）角膜内皮（corneal endothelium）：为单层扁平上皮。新生儿角膜内皮细胞约 5×10^5 个，以后随年龄的增长而减少。电镜下，可见胞质内含有大量的线粒体、吞饮小泡及发达的高尔基复合体和丰富的粗面内质网，表明细胞具有活跃的物质转运功能和合成、分泌蛋白质的功能。

2. 巩膜（sclera）　呈乳白色，坚韧而不透明，主要由致密结缔组织构成，是眼球壁的重要保护层。自外向内可分为 3 层。

（1）巩膜上层（episclera）：由疏松结缔组织和丰富的血管组成，炎症时可明显充血。

（2）巩膜固有层（sclera lamina propria）：此层最厚，由致密结缔组织构成，纤维束互相交织成网，在支持眼球形状及保护眼内结构上起重要作用。

（3）棕黑层（lamina fusca）：此层富含黑素细胞，还有少量的胶原纤维束和一些弹性纤维。

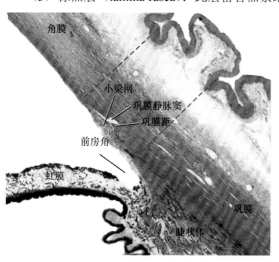

角膜
小梁网
巩膜静脉窦
巩膜距
前房角
虹膜
巩膜
睫状体

图 16-3　巩膜静脉窦与小梁网光镜图

3. 角膜缘（corneal limbus）　是角膜与巩膜相接的部分，或称角巩膜缘（corneoscleral limbus），宽 1～2mm，内侧有环形巩膜静脉窦（图 16-1，图 16-3）。巩膜静脉窦（scleral venous sinus）为一环形小管，管壁由内皮、不连续基膜和薄层结缔组织构成。巩膜静脉窦的内侧为小梁网（trabecular meshwork），呈网络状，由小梁和小梁间隙（trabecular space）构成。小梁以胶原纤维为轴心，表面覆以内皮或称小梁网细胞。小梁间隙与巩膜静脉窦相通。小梁网是一种具有筛状性质的组织，其内皮细胞及从血液、淋巴或色素组织迁入的巨噬细胞均有吞噬功能，因此认为，小梁网具有过滤、净化房水的功能。在巩膜静脉窦内侧，巩膜组织略向前突出，形成一环形隆起的嵴，称为巩膜距（scleral spur）。

4. 虹膜（iris）　位于角膜与晶状体之间的环状薄膜，外缘与睫状体相连，中央有圆形瞳孔（pupil）（图 16-1）。虹膜主要由富含血管和色素细胞的疏松结缔组织构成，自前向后可分为 3 层（图 16-4）。

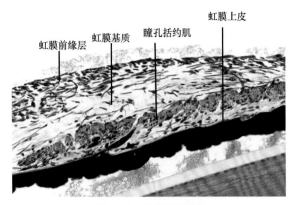

图 16-4　虹膜光镜图

5. 睫状体（ciliary body）　位于虹膜与脉络膜之间，前部较厚并发出放射状的睫状突（图 16-5），后部渐平坦，终止于锯齿缘，在眼球矢状面上呈三角形。其内表面还有睫状小带（ciliary zonule）与晶状体相连。

睫状体的结构自外向内可分为 3 层（图 16-1）。

（1）睫状肌（ciliary muscle）：为平滑肌，按肌纤维走行方向可分为三组。外侧为纵行肌，紧靠巩膜，前端起始于巩膜距和小梁网，后端止于脉络膜；中间为放射状肌，起自巩膜距，向后内呈放射状行走，止于睫状突；内侧为环行肌，也起于巩膜距，止于睫状突最前端的结缔组织。

（2）睫状基质（ciliary stroma）：也称血管层，是一层富含血管的疏松结缔组织，前部较厚，构成睫状突的中轴成分，后部较薄，与脉络膜血管层相连续。

（3）睫状体上皮（ciliary epithelium）：属视网膜盲部，由两层上皮细胞组成。外层为立方形的色素上皮，在锯齿缘附近和视网膜色素上皮相延续，胞质内含有大量的色素颗粒。内层为非色素细胞，细胞呈立方状或矮柱状，胞质内的线粒体和内质网丰富，高尔基复合体较发达。内层细胞具有分泌房水的功能；此外，还能分泌酸性糖胺聚糖，参与形成玻璃体。

6. 脉络膜（choroid）　为血管膜的后 2/3 部分，夹在巩膜与视网膜之间，为富含血管和色素

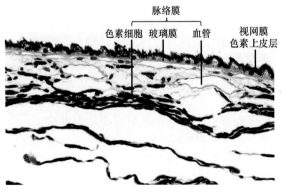

图 16-6　脉络膜光镜图

（1）前缘层（anterior border layer）：由扁平的成纤维细胞、色素细胞和少量胶原原纤维组成。

（2）虹膜基质（iris stroma）：为富含血管和色素细胞的疏松结缔组织。

（3）虹膜上皮（iris epithelium）：由前、后两层色素细胞组成，属于视网膜盲部。①前层上皮：已特化为肌上皮细胞.围绕瞳孔呈环状排列，称瞳孔括约肌，收缩时使瞳孔缩小；位于括约肌外侧呈放射状排列并止于虹膜根部的肌上皮细胞束，呈扁带状，称瞳孔开大肌，收缩时使瞳孔开大。②后层上皮：为单层立方形色素上皮，胞质富含黑素颗粒。

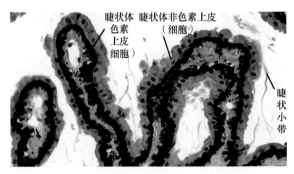

图 16-5　睫状突和睫状小带光镜图

细胞的疏松结缔组织（图 16-6）。贴近视网膜处的毛细血管为有孔毛细血管，具有活跃的物质转运功能，为视网膜外侧部提供营养。脉络膜与视网膜之间有一均质透明薄膜，称玻璃膜，由纤细的胶原纤维、弹性纤维和基质组成。

7. 视网膜（retina）　位于眼球壁最内层，一般指视网膜视部，与视网膜盲部在锯齿缘相移行。视网膜视部是高度特化的神经组织，主要由四层细胞构成，自外向内分别是色素上皮细胞、视细胞、双极细胞和节细胞。此外，视网膜内还有水平细胞、无长突细胞和网间细胞

等中间神经元及神经胶质细胞。以上细胞在视网膜内的有序排列及相互穿插和连接，形成了光镜下的 10 层结构（图 16-7）。

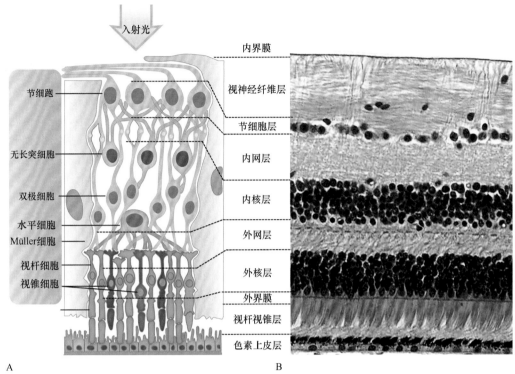

图 16-7 视网膜 10 层结构模式图和光镜图

A. 视网膜和视细胞模式图；B. 视网膜光镜图

视网膜最外层为单层矮柱状上皮，细胞排列紧密，细胞之间有连接复合体，构成了血液与视网膜之间的屏障。细胞基底部附着于玻璃膜，顶部与视细胞接触，但两者之间无连接结构，故临床上的视网膜剥离就发生于此。色素细胞核呈圆形或卵圆形，位于基底部，胞质内含有大量粗大的圆形或卵圆形黑素颗粒、滑面内质网和发达的高尔基复合体，还可见吞噬体、残余体及小脂滴等。当强光进入视网膜时，色素上皮细胞顶部的许多细长突起伸入视细胞的外节之间，色素颗粒也移到突起内，以保护视网膜细胞不受强光的损害。此外，色素上皮细胞还参与视细胞膜盘的更新，储存维生素 A 并参与视紫红质的合成。

（1）视细胞（visual cell）：又称感光细胞（photoreceptor cell），是感受光线的感觉神经元，细胞分为胞体、外突（树突）和内突（轴突）三部分。胞体是细胞核所在的部位。外突中段有一处缩窄而将其分为内节和外节。内节（inner segment）紧邻胞体，含丰富的线粒体、粗面内质网和高尔基复合体，是合成感光蛋白的部位，感光物质经缩窄处转移至外节。外节（outer segment）为感光部位，含有大量平行排列的膜盘（membranous disc），它们是由外节基部一侧的细胞膜连续内陷、折叠而成，膜内镶嵌着感光物质。内突末端主要与双极细胞形成突触联系。根据外节形状和感光性质的不同，视细胞分为视杆细胞和视锥细胞两种（图 16-8，图 16-9）。

1）视杆细胞（rod cell）：细长，胞体靠近外核层内侧，核深染，呈椭圆形。外突呈杆状（视杆），内突末端膨大呈球状。外节除基部少数膜盘仍与细胞膜相连外，其他多数膜盘均与细胞膜分

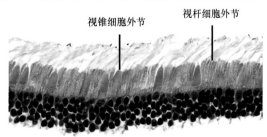

图 16-8 视细胞光镜图

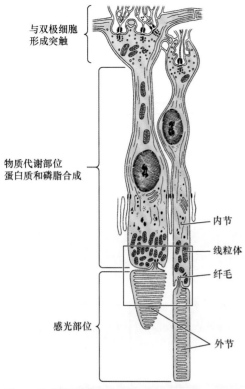

与双极细胞
形成突触

物质代谢部位
蛋白质和磷脂合成

内节

线粒体

纤毛

感光部位

外节

图 16-9　视杆细胞（左侧）和视锥细胞（右侧）
的超微结构模式图

离而独立。膜盘在外节基部不断产生，在顶部不断脱落并被色素上皮细胞吞噬。膜盘的膜内镶嵌着大量的视紫红质（rhodopsin），是一种能够感受弱光的感光物质，由 11-顺视黄醛和视蛋白（opsin）构成。维生素 A 是合成 11-顺视黄醛的原料。当人体长期摄入维生素 A 不足时，视紫红质缺乏，导致夜盲症。

2）视锥细胞（cone cell）：核较大，染色较浅，位于外核层近外界膜处。外节呈圆锥形（视锥），内突末端膨大呈足状，内含许多突触小泡。外节膜盘大多不与质膜脱离，顶部膜盘也不脱落。膜盘上有感受强光和色觉的视色素，也由 11-顺视黄醛和视蛋白组成，视蛋白的分子结构与视杆细胞的稍有不同。人和绝大多数哺乳动物的视网膜内含有 3 种视锥细胞，分别含有红敏、绿敏和蓝敏视色素。临床上的色盲患者，都是由于缺乏相应的特殊视锥细胞，其中红、绿色盲较为多见。

（2）双极细胞（bipolar cell）：是连接视细胞和节细胞的纵向联络神经元，胞体位于内核层，细胞核较大。树突与视细胞的内突及水平细胞形成突触。轴突与节细胞的树突形成突触（图 16-7）。

（3）节细胞（ganglion cell）：是长轴突的多极神经元。中央凹边缘处的节细胞较小，密集排列成 5～7 层，其余部位的节细胞多呈单行排列。树突主要与双极细胞轴突、无长突细胞和网间细胞突起构成突触。轴突粗细不一，无分支，构成视神经纤维层，并向眼球后极汇集形成视神经穿出巩膜（图 16-7）。

（4）水平细胞、无长突细胞和网间细胞（horizontal cell、amacrine cell、interplexiform cell）：这三种细胞是与双极细胞同居一层的中间神经元，构成局部环路，参与视觉信号的传导和调控（图 16-7）。

（5）放射状胶质细胞（radial neuroglia cell）：又称米勒（Müller）细胞，是视网膜中特有的一种神经胶质细胞。细胞狭长，几乎贯穿除色素上皮外的视网膜全层，具有支持、营养、绝缘和保护作用。

（6）视网膜光镜下的 10 层结构（图 16-7）：由视网膜内的神经细胞、神经胶质细胞以及它们的突起构成，自外向内分别为：①色素上皮层，由单层色素上皮细胞构成；②视杆视锥层，由视杆和视锥细胞组成；③外界膜，由 Müller 细胞外侧突末端之间的连接复合体形成；④外核层，由两种视细胞含核的胞体组成；⑤外网层，由视细胞的内侧突，双极细胞的树突及水平细胞的突起组成；⑥内核层，由双极细胞、水平细胞、无长突细胞、网间细胞及 Müller 细胞的胞体共同组成；⑦内网层，由双极细胞的轴突，节细胞的树突及无长突细胞和网间细胞的突起组成；⑧节细胞层，由节细胞的胞体组成；⑨视神经纤维层，由节细胞的轴突组成；⑩内界膜，由 Müller 细胞内侧突末端互相连接而成。

8. 黄斑和视神经乳头（macula lutea and papilla of optic nerve）　位于视网膜后极的一个浅色区域，称黄斑，直径约 3mm，其中央有一直径约 1.5mm 的椭圆形小凹，称中央凹（central fovea）（图 16-10）。此处视网膜最薄，厚约 0.1mm。中央凹处只有色素上皮和视锥细胞。且视锥细胞与双极细胞、双极细胞与节细胞之间形成一对一的通路，故中央凹的视觉最为精确敏锐。在视网膜后极鼻侧约 3mm 处有一圆形隆起，此乃视神经的起始处，称视神经乳头或视盘（optic disc）。此处无感光细胞，故称生理盲点。

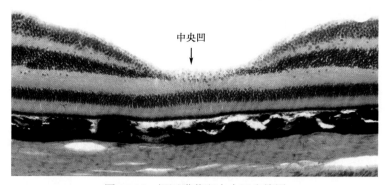

图 16-10　视网膜黄斑中央凹光镜图

（二）眼球内容物

眼球内容物（content of eye ball）：包括房水、晶状体和玻璃体，均无色透明，与角膜共同构成眼的屈光系统。

1. 晶状体（lens） 为圆形双凸透明体，富有弹性，后面较前面略凸。晶状体借睫状小带悬于虹膜、睫状体和玻璃体之间，是最重要的屈光装置。晶状体由晶状体囊、晶状体上皮及晶状体纤维三部分构成（图 16-11）。晶状体囊为均质薄膜，是由晶状体上皮产生的厚基板，其主要成分为 IV 型胶原蛋白和蛋白多糖。晶状体上皮仅存在于晶状体前表面，为单层立方上皮，在赤道部，细胞逐渐变为长柱状，称晶状体纤维，并移向中心。晶状体纤维构成晶状体实质，晶状体实质又包括外周的皮质和中央的晶状体核。皮质的晶状体纤维呈细长棱柱形，

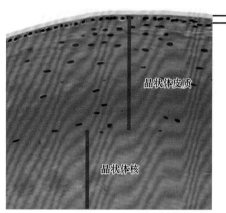

图 16-11　晶状体光镜图

有的纤维中仍有细胞核，纤维内除有粗细不等的原纤维外，其他细胞器几乎不存在；晶状体核的纤维排列致密，细胞核及其他细胞器均已消失，纤维内充满晶状体蛋白。晶状体内无血管和神经，其营养靠房水和玻璃体渗透。随年龄增长，晶状体弹性逐渐减弱，晶状体变扁，调节聚焦的功能减退，形成老花眼。如果晶状体透明度降低，甚至浑浊，则成为白内障。

2. 玻璃体（vitreous body） 为无色透明的胶状体，位于晶状体与视网膜之间，水分占 99%，其余为玻璃蛋白、透明质酸、胶原原纤维和少量的细胞。玻璃体内无血管，以扩散方式与邻近组织进行物质交换。但玻璃体中央有一从晶状体后极至视盘中央的 S 形玻璃管，是胚胎时期玻璃体动脉退化的遗迹。

3. 房水（aqueous humor） 为无色透明液体，含极少量蛋白质，其组成与血清相近。房水主要由睫状突毛细血管的扩散和非色素上皮细胞的分泌产生。房水充盈于眼房内，可从后房经瞳孔至前房。95% 房水从前房角经小梁网至巩膜静脉窦，再由传出小管进入巩膜内静脉丛，最终汇入睫状前静脉。5% 房水从前房进入虹膜和睫状突中的血管，再导入涡静脉。房水的生成和排出保持动态平衡，如果房水产生过多或排出途径受阻，则会使眼压增高，引发青光眼。房水除参与构成屈光系统外，还具有营养角膜、晶状体、玻璃体和视网膜的作用，对维持眼压也有重要作用。

二、耳

耳（ear）是感受位觉和听觉的器官，由外耳、中耳和内耳三部分组成。外耳有收集和传递声波的作用，中耳主要是将声波传入内耳，内耳是位觉感受器和听觉感受器的所在部位（图 16-12）。

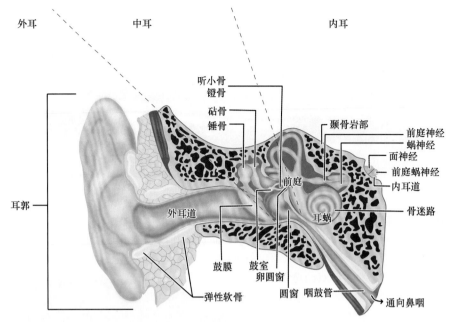

图 16-12　耳结构模式图

（一）外耳

外耳（external ear）包括耳郭、外耳道和鼓膜（图 16-12）。耳郭（auricle）主要由弹性软骨组成，外面覆盖薄层皮肤。外耳道（external acoustic meatus）的皮肤内有耵聍腺（ceruminous gland），是一种顶泌汗腺，其分泌物与皮脂及脱落的上皮细胞共同形成耵聍（cerumen）。鼓膜（tympanic membrane）是呈卵圆形的半透明膜，外表面被有复层扁平上皮，与外耳道表皮延续，内表面是单层立方上皮，与鼓室黏膜上皮延续，中间是薄层结缔组织。鼓膜的作用是将声波的振动传递到中耳。

（二）中耳

中耳（middle ear）主要由鼓室和咽鼓管组成。鼓室（tympanic cavity）内表面和三块听小骨（auditory ossicle）表面均覆盖薄层黏膜。听小骨彼此形成关节连接，并以多条细小韧带使其附着于鼓室壁上。鼓室外侧壁与内侧壁的黏膜上皮为单层扁平上皮，前壁与下壁为单层柱状纤毛上皮，后壁为单层立方上皮。咽鼓管（pharyngotympanic tube）近鼓室段的黏膜上皮为单层柱状，近鼻咽部为假复层纤毛柱状上皮，纤毛可向咽部摆动，固有层的结缔组织内含有混合腺。

（三）内耳

内耳（internal ear）位于颞骨岩部，由套装的两组管道组成，走行弯曲，结构复杂，故称为迷路（labyrinth）。外部为骨迷路，套在其内的为膜迷路（图 16-13）。骨迷路的腔隙为外淋巴间隙，其内充满外淋巴。膜迷路是膜性管囊，腔内充满内淋巴。内外淋巴互不交通，有营养内耳和传递声波的作用。

1. 骨迷路（osseous labyrinth） 从后至前由骨半规管、前庭和耳蜗三部分构成，内壁上都衬以骨膜。骨半规管为三个弯曲成 2/3 环状的半规管，互成直角排列。半规管与前庭相连处形成膨大的壶腹。耳蜗（cochlea）位于前庭前内侧，形似蜗牛壳，人的骨蜗管围绕蜗轴两周半的螺旋管构成（图 16-14）。骨蜗管被位于其内的膜蜗管分隔为两部分，上部称前庭阶（scala vestibuli），下部称鼓室阶（scala tympani），两者在蜗顶处经蜗孔相通连。前庭（vestibule）位于骨半规管与耳蜗之间，为不规则的卵圆形腔室。外淋巴来自骨膜内血管血液的渗透，也来自蛛网膜下腔的脑脊液。

2. 膜迷路（membranous labyrinth） 由互相通连的膜管和囊组成，包括前庭内的椭圆囊和球囊，骨半规管内的膜半规管和耳蜗内的膜蜗管。在膜半规管壶腹、椭圆囊外侧壁和球囊前壁的

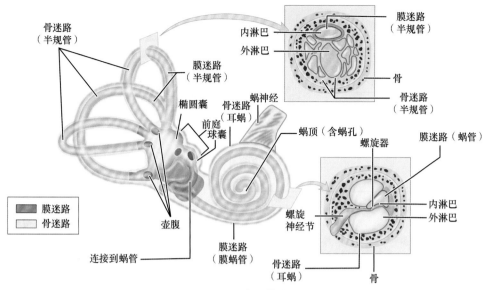

图 16-13 内耳模式图

黏膜局部增厚，呈嵴突状或斑块状隆起，分别称壶腹嵴、椭圆囊斑和球囊斑，均是位觉感受器。人的膜蜗管也围绕蜗轴盘旋两周半，切面呈三角形（图 16-11）。膜蜗管的顶壁为前庭膜（vestibular membrane），膜的中间为薄层结缔组织，两面衬有单层扁平上皮。膜蜗管的外侧壁上皮为复层柱状，上皮内有血管，故称血管纹（stria vascularis），内淋巴由此处分泌而来。血管纹下方为增厚的骨膜，称螺旋韧带（spiral ligament）。膜蜗管的底壁由内侧的骨螺旋板（osseous spiral lamina）和外侧的膜螺旋板（membranous spiral lamina）构成。骨螺旋板是蜗轴骨组织向外延伸而成，其起始部骨膜增厚并突入膜蜗管形成螺旋缘（spiral limbus）。膜螺旋板又称基底膜，内侧与骨螺旋板相连，外

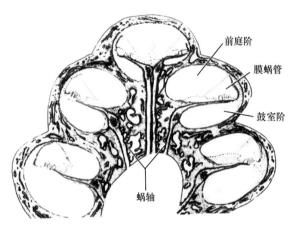

图 16-14 耳蜗垂直切面模式图

侧与螺旋韧带相连。膜蜗管底壁的上皮增厚形成螺旋器，为听觉感受器（图 16-15）。

（1）壶腹嵴（crista ampullaris）：是膜半规管壶腹部局部黏膜增厚突入腔内形成的嵴状隆起，黏膜上皮由支持细胞和毛细胞组成（图 16-16）。支持细胞呈高柱状，从基膜直达腔面，细胞游离面有微绒毛，胞质内有类脂颗粒和糖胺聚糖颗粒。支持细胞分泌的酸性糖胺聚糖形成胶样物质，呈圆锥形覆盖在壶腹嵴上，称壶腹帽（cupula）。毛细胞（hair cell）呈烧瓶状，位于嵴顶的支持细胞间，顶部有许多静纤毛，在静纤毛一侧有一根较长的动纤毛（kinocilium）。静纤毛的长度从动纤毛侧向另一侧依次变短，纤毛伸入壶腹帽中。前庭神经节位于内耳道底，其神经元的中枢突组成前庭神经，周围突的末梢呈杯状膨大，分布在毛细胞基部。壶腹嵴感受头部旋转运动开始和终止时的刺激。由于半规管互相垂直排列，无论头部做任何方向的旋转，其开始和停止时均能导致半规管内淋巴位移，使壶腹帽倾倒，从而刺激毛细胞，兴奋经前庭神经传入脑。

（2）椭圆囊斑（macula utriculi）和球囊斑（macula sacculi）：两者合称位觉斑（macula acoustica），为较平坦的圆锥状隆起，表面上皮也是由支持细胞与毛细胞组成。毛细胞的毛较短，在最长静纤毛的一侧有一根长而粗的动纤毛。斑顶覆盖一片均质蛋白样胶质膜，称耳石膜（otolithic

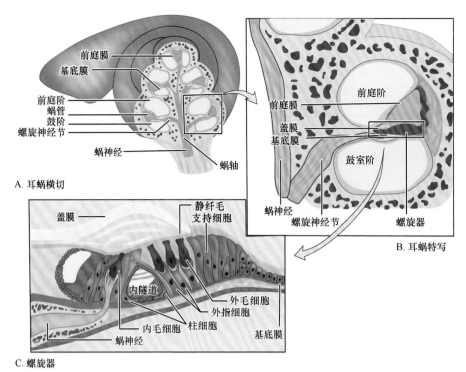

A. 耳蜗横切

B. 耳蜗特写

C. 螺旋器

图 16-15　耳蜗和螺旋器模式图

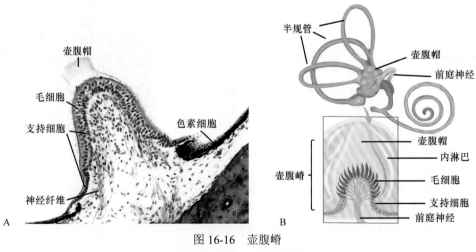

图 16-16　壶腹嵴

A. 壶腹嵴光镜图；B. 壶腹嵴模式图

membrane），膜表面有极小的碳酸钙结晶体，即位砂（图 16-17）。位觉斑接受直线运动开始和终止的刺激，以及头部处于静止时的位觉。由于两个斑的位置互成直角，位砂的比重大于内淋巴，这样无论头处于任何位置，位砂膜可因地心引力作用而刺激毛细胞。毛细胞感受的刺激经前庭神经传入纤维传入大脑。

（3）螺旋器（spiral organ）：又称科尔蒂（Corti）器，位于膜蜗管的基底膜上。螺旋器由支持细胞和毛细胞组成（图 16-18，图 16-19）。

支持细胞：根据细胞形态和位置的不同分柱细胞和指细胞。

柱细胞（pillar cell）排列成内、外两行，分别称内柱细胞与外柱细胞。柱细胞基部较宽形成足板，列于基底膜上，胞体中部细而长，两列柱细胞的中间部互相分离，形成三角形的内隧道

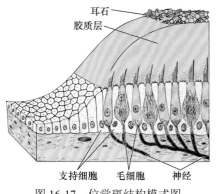

图 16-17 位觉斑结构模式图

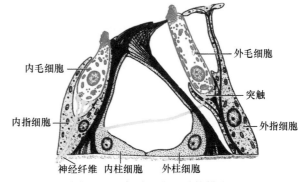

图 16-18 螺旋器微细结构模式图

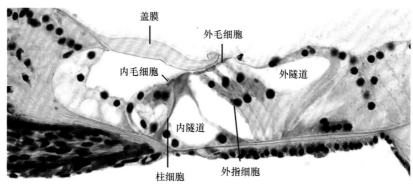

图 16-19 螺旋器光镜图

（inner tunnel）（图 16-19）。细胞顶部呈狭长方形，内、外柱细胞顶部有紧密连接（图 16-18）。细胞质内富含张力原纤维，起支持作用。

指细胞（phalangeal cell）分内、外指细胞。内指细胞排列成一行，外指细胞有 3～5 行，分别位于内、外柱细胞的内侧和外侧。指细胞呈高柱状，下宽上窄，底部位于基底膜上，顶部伸出的指状突起与胞体间形成凹陷，凹陷中间坐落着毛细胞。胞质内也含有张力原纤维。毛细胞：是感受听觉的细胞，分内、外毛细胞，两者数量之比为 1∶4。内毛细胞排列成一列，下方有内指细胞支持；外毛细胞排列成 3～5 列，下方有外指细胞支持（图 16-18，图 16-19）。毛细胞顶部有许多静纤毛，呈"V"或"W"形排列（图 16-20）。螺旋缘表面上皮分泌形成胶质性的盖膜（tectorial membrane），由胶样基质和细纤维组成，覆盖在螺旋器的上方。

螺旋神经节位于蜗轴内，神经元周围突的末梢分布于螺旋器的内、外毛细胞基部，中枢突组成耳蜗神经。基底膜中有从蜗轴向外呈放射状排列的胶原样细丝，称听弦（auditory string）。从蜗底至蜗顶，听弦长度逐渐增长，因此近蜗底部基底膜的共振频率高，越至蜗顶部

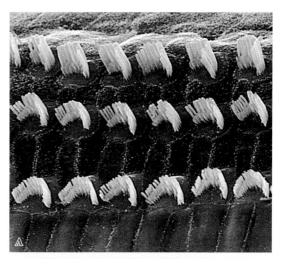

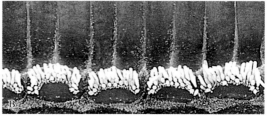

图 16-20 螺旋器顶部扫描电镜图

共振频率越低。这样就使螺旋器的不同部位能感受不同声波。由外耳道传入的声波使鼓膜振动,经听小骨传至前庭窗,引起前庭阶外淋巴振动,继而使前庭膜和膜蜗管的内淋巴也发生振动。同时,前庭阶外淋巴的振动也经蜗孔传到鼓室阶,使基底膜发生共振,基底膜振动使盖膜与毛细胞的静纤毛接触,毛细胞兴奋,冲动经耳蜗神经传入中枢,产生听觉。

近视和屈光角膜手术

我国人口近视发生率为33%,是世界平均水平的1.5倍。近视是屈光不正的一种,当眼在调节放松状态下,平行光进入眼内,其聚焦在视网膜之前,这导致视网膜上不能形成清晰像。近视所产生的一系列并发症还可能导致更为严重的情况,特别是病理性近视,实际上是一种眼部综合征。准分子激光原位角膜磨镶术(LASIK)是当今最流行的屈光角膜手术,而角膜瓣的制作是 LASIK 手术过程中的关键环节。伴随医疗技术飞速发展,飞秒激光的广泛应用直接将 LASIK 手术推向无刀化时代。飞秒激光技术可以制作更均匀的角膜瓣,其精确度是角膜板层刀的3倍,且并发症发生率极低,避免了角膜板层刀制作角膜瓣出现的角膜瓣皱褶等并发症。

(王雪儿)

第17章　泌尿系统

思维导图

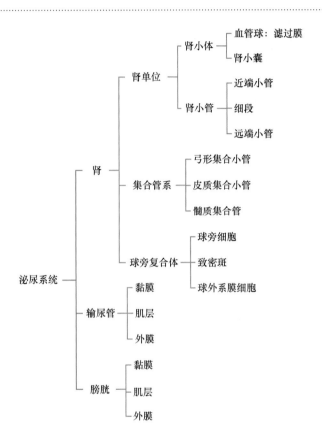

泌尿系统（urinary system）由肾、输尿管、膀胱和尿道组成。它的主要功能是生成和排出尿液，参与水和电解质平衡，维持机体内环境的稳定。肾还具有内分泌功能，如分泌肾素、前列腺素和红细胞生成素等，对机体的生理功能有重要的调节作用。

一、肾

肾呈蚕豆形，位于腹后壁，脊柱的两侧。肾表面有结缔组织构成的被膜，内部实质由浅层颜色较深呈红褐色的皮质（cortex）和深层颜色较浅的髓质（medulla）构成。髓质由10～18个肾锥体构成，肾锥体底部朝向皮质，顶端突入肾小盏形成肾乳头。肾锥体之间为肾柱，属于皮质。从肾锥体底部呈放射状伸入皮质的条纹称为髓放线（medullary ray），髓放线之间的皮质称为皮质迷路（cortical labyrinth）。每条髓放线及其周围的皮质迷路构成一个肾小叶（renal lobule）。每个肾锥体及其外周的皮质构成一个肾叶（renal lobe）（图 17-1，图 17-2）。

肾实质主要由大量肾小体和泌尿小管组成，结缔组织及其内走行的血管、神经构成肾间质。泌尿小管包括肾小管和集合管系，肾小管起始部膨大内陷形成双层的肾小囊，肾小囊与包裹在其内的血管球构成肾小体，肾小管末端与集合管相连。肾实质结构和功能的基本单位是肾单位（nephron）。

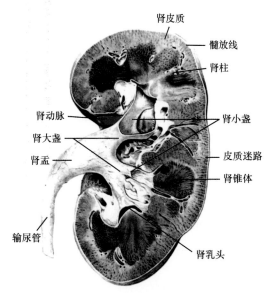

图 17-1　肾的冠状切面模式图

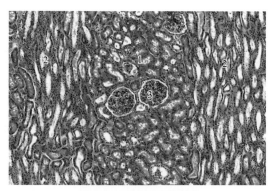

图 17-2　肾皮质光镜图
（图片由南方医科大学提供）
1. 皮质迷路；2. 髓放线；3. 肾小体

（一）肾单位

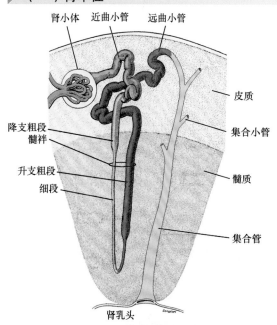

图 17-3　泌尿小管模式图

每侧肾约有 100 万个肾单位，由肾小体和肾小管组成。肾小管长而弯曲，一侧与肾小体相连，依次为近端小管、细段和远端小管。近端小管和远端小管均分为曲部和直部，近端小管直部、细段和远端小管直部构成 "U" 形的袢，称为髓袢（medullary loop），又称为亨勒袢（Henle loop）或肾单位袢（nephron loop）。髓袢从皮质向髓质方向下行的一段，由近端小管直部和细段构成，称为降支（descending limb），从髓质向皮质方向上行的一段，由细段和远端小管直部构成，称为升支（ascending limb）。每段肾小管均有一定的分布和走向（图 17-3）。

肾小体位于皮质迷路和肾柱内，根据肾小体的位置，肾单位分为浅表肾单位（superficial nephron）和髓旁肾单位（juxtamedullary nephron）。浅表肾单位的肾小体位于皮质浅层，数量多，约占肾单位总数的 85%。浅表肾单位体积较小，髓袢和细段短，在尿液形成中具有重要的作用。髓旁肾单位的肾小体位于皮质深层，数量少，约占肾单位总数的 15%。髓旁肾单位体积较大，髓袢和细段较长，在尿液浓缩中具有重要的作用。

1. 肾小体（renal corpuscle）　呈球形，由血管球和肾小囊组成。肾小体有两个极，血管出入端为血管极（vascular pole），另一端与近端小管曲部相连为尿极（urinary pole）（图 17-4，图 17-5）。

（1）血管球（glomerulus）：是由入球微动脉的分支在肾小囊内形成的毛细血管团。入球微动脉从血管极进入肾小囊后发出 4～5 条分支，每条分支再分支形成网状毛细血管袢，血管袢之间有血管系膜支持。毛细血管汇成一条出球微动脉经血管极离开肾小囊。因此，血管球是动脉性毛细血管网，且入球微动脉的管径较出球微动脉粗，故血管球内的压力较一般毛细血管内的压力高。毛细

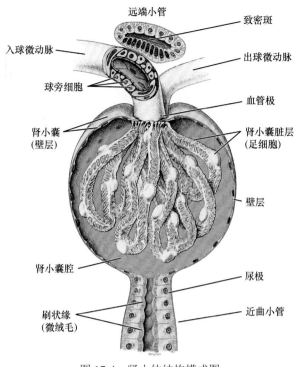

图 17-4 肾小体结构模式图

图中标注：远端小管、致密斑、入球微动脉、出球微动脉、球旁细胞、血管极、肾小囊（壁层）、肾小囊脏层（足细胞）、壁层、肾小囊腔、尿极、刷状缘（微绒毛）、近曲小管

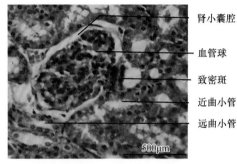

图 17-5 肾小体光镜图

图中标注：肾小囊腔、血管球、致密斑、近曲小管、远曲小管、500μm

血管为有孔型，孔径 50～100nm，孔上多无隔膜，有利于血浆滤过。内皮细胞腔面的细胞衣富含带负电荷的糖蛋白，对血液中大分子物质的通透有一定的选择性作用。内皮基底面有基膜，血管系膜侧基膜缺如。

血管系膜称为球内系膜（intraglomerular mesangium），由系膜细胞（mesangial cell）和系膜基质（mesangial matrix）组成。系膜细胞又称为球内系膜细胞，形态不规则，核小而圆，染色深，细胞的突起可伸至内皮与基膜之间或经内皮细胞之间伸入毛细血管腔。胞质内有较发达的粗面内质网、高尔基复合体、溶酶体和吞噬泡等，有时可见少量分泌颗粒。胞体和突起内有微管、微丝和中间丝。系膜细胞具有以下功能：①系膜细胞的收缩可调节毛细血管的管径，影响血管球的血流量；②系膜细胞可吞噬和降解沉积在基膜上的沉淀物，参与基膜更新，维持基膜的通透性；③系膜细胞还具有合成和分泌基质、合成多种酶及生物活性物质如肾素、中性蛋白酶和前列腺素等功能。系膜细胞更新缓慢，但在某些病理情况增生活跃。血管系膜内还有少量巨噬细胞。系膜基质填充在系膜细胞之间，富含Ⅳ型胶原蛋白和蛋白多糖，有支持血管球毛细血管的作用，并有利于液体及大分子物质的滤过。

（2）肾小囊（renal capsule）：又称为鲍曼囊（Bowman capsule），是肾小管起始端膨大凹陷而成的双层囊。肾小囊的外层即壁层为单层扁平上皮，在肾小体尿极处与近端小管曲部上皮相连续，在血管极处上皮向内返折成为肾小囊的内层即脏层，脏壁两层之间的腔隙为肾小囊腔（capsular space）（图 17-5）。脏层细胞为多突起的足细胞（podocyte），足细胞体积较大，胞体凸向肾小囊腔，核染色较浅，核的一侧有深凹陷，胞质内有丰富的粗面内质网和游离核糖体。扫描电镜下，可见足细胞从胞体伸出几个较大的初级突起（primary process），每个初级突起又分出许多指状的次级突起（secondary process），相邻的次级突起相互嵌合形成栅栏状，紧贴在毛细血管基膜外面。足细胞次级突起之间的间隙称为裂孔（slit pore），宽约 25nm，孔上覆盖一层厚 4～6nm 的裂孔膜（slit membrane）。突起内富含微丝，微丝收缩可改变裂孔的宽度（图 17-6）。

（3）滤过膜（filtration membrane）：血液流经血管球毛细血管时，血浆的部分成分经有孔毛细血管内皮、基膜和足细胞裂孔膜滤入肾小囊腔形成原尿，这三层结构称为滤过膜或滤过屏障

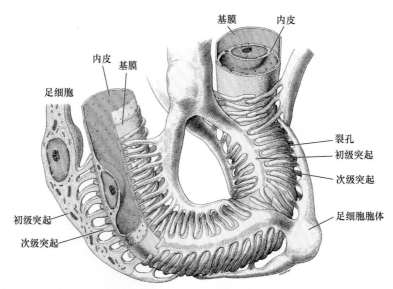

图 17-6 足细胞与毛细血管结构模式图

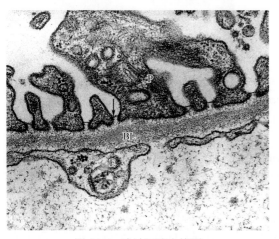

图 17-7 滤过屏障电镜图
E. 内皮；BL. 基膜；↓. 裂孔膜；P. 足细胞

（图 17-7）。位于血管球毛细血管内皮与足细胞之间或血管系膜与足细胞之间的基膜，光镜下为一均质状薄膜，在成人厚 270～350nm。电镜下，基膜分为内疏层、致密层和外疏层。致密层较厚，电子密度较高。内、外疏层薄，电子密度较低。基膜内主要含有Ⅳ型胶原蛋白、蛋白多糖和层粘连蛋白，形成以Ⅳ型胶原蛋白为骨架的分子筛。糖胺聚糖以带负电荷的硫酸乙酰肝素为主，可阻止血浆内带负电荷的物质通过滤过膜，对防止血浆蛋白质滤出具有重要意义。滤过膜具有选择性通透作用，分子量小于 70kDa 的物质可通过，如多肽、葡萄糖、尿素、电解质和水可通过滤过膜。因此，原尿中不含大分子蛋白质，其余成分与血浆相似。

正常成人两侧肾每 24 小时产生原尿约 180L。在某些病理情况，肾小体滤过率降低使滤液减少，是机体出现水肿的原因之一。若滤过膜受损，大分子蛋白质或红细胞可滤出，出现蛋白尿或血尿。

2. 肾小管（renal tubule） 管壁为单层上皮，上皮外有基膜和少量结缔组织。肾小管分为近端小管、细段和远端小管，具有重吸收、分泌和排泄作用（图 17-8）。

（1）近端小管（proximal tubule）：是肾小管中最粗、最长的一段，管径 50～60μm，长约 14mm。近端小管曲部位于皮质，盘曲在肾小体附近，直部位于髓放线和肾锥体。近端小管曲部又称为近曲小管（proximal convoluted tubule），上皮细胞呈锥体形或立方形，胞体较大，细胞界线不清，核圆形，位于基底部，胞质呈嗜酸性，细胞游离面有刷状缘，基底面有纵纹。电镜下，刷状缘为密集排列的微绒毛，明显地扩大了细胞的表面积，有利于重吸收。在微绒毛基部之间有细胞膜内陷形成的小泡，与滤液中分子量较大物质的重吸收有关。细胞侧面有许多侧突，相邻细胞的侧突相互嵌合，故光镜下细胞分界不清。细胞基底部有发达的质膜内褶，内褶之间有许多纵向排列的线粒体，形成光镜下的纵纹（图 17-5，图 17-8，图 17-9）。侧突及质膜内褶增大了细胞侧面及基底面的面积，有利于与间质之间进行物质交换。细胞基部质膜上有丰富的钠钾 ATP 酶，可将细胞内

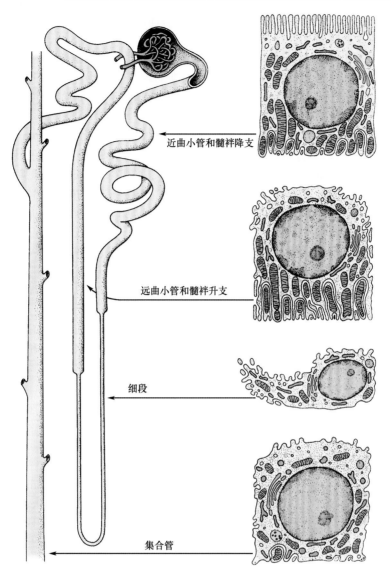

图 17-8 泌尿小管各段微细结构模式图

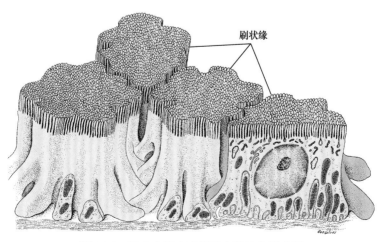

图 17-9 近曲小管上皮细胞立体结构模式图

Na⁺ 泵入细胞间质。近端小管直部又称为近直小管，与曲部结构相似，但上皮细胞较矮，微绒毛、侧突和质膜内褶等不如曲部发达。

近端小管是重吸收的主要场所。原尿中几乎所有的葡萄糖、氨基酸、多肽和小分子蛋白质，85% 的 Na⁺ 和水、50% 碳酸氢盐溶液、碳酸盐以及维生素均在近端小管被重吸收。此外，近端小管还分泌 H⁺、氨、肌酐和马尿酸等，转运和排出血液中的酚红和青霉素等药物。临床上常利用酚红排泄试验检测近端小管的功能状态。

（2）细段（thin segment）：位于髓放线和肾锥体。管径细，直径 10～15μm，管壁为单层扁平上皮，含核部分凸向管腔，胞质着色较浅，无刷状缘。电镜下，细胞游离面有少量微绒毛，基底面有少量质膜内褶，细胞器不发达。细段上皮薄，有利于水和离子通透。浅表肾单位的细段较短，参与组成髓袢降支；髓旁肾单位细段长，由降支再返折上行，参与构成降支和升支（图 17-8）。

（3）远端小管（distal tubule）：远端小管直部起始于细段，构成髓袢升支的主要部分，经肾锥体上行至髓放线进入皮质，移行为远曲小管。

远直小管直径约 30μm，管腔大而规则，上皮呈立方形，胞质呈弱嗜酸性，染色浅，细胞界线比较清楚，核位于近腔侧，游离面无刷状缘，基部纵纹较明显。电镜下，细胞游离面有少量微绒毛，基部质膜内褶发达，有的达细胞顶部，褶间有许多纵行排列的线粒体。基底部质膜上有丰富的钠钾 ATP 酶，能主动向间质内转运 Na⁺。

远曲小管直径 35～45μm，结构与直部相似，但质膜内褶和线粒体不如直部发达（图 17-5，图 17-8）。远曲小管是离子交换的重要部位，能吸收水和 Na⁺，排出 K⁺、H⁺ 和 NH₃ 等，对维持体液的酸碱平衡起重要作用。醛固酮可促进此段重吸收 Na⁺，抗利尿激素可促进水的重吸收，使尿液浓缩，尿量减少。

近年来，用免疫细胞化学等方法发现，远端小管直部和曲部起始端上皮细胞膜上有 T-H 蛋白（Tamm-Horsfal protein），此种蛋白质为凝胶状不通透水的酸性糖蛋白，致使水不能通过，造成从肾锥体至肾乳头间质内的渗透压逐步增高，有利于集合管系对水的重吸收。

（二）集合管系

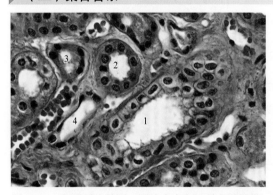

图 17-10　肾髓质光镜图（图片由南方医科大学提供）
1. 集合管；2. 远直小管；3. 近直小管；4. 细段

集合管系全长 20～38mm，可分为弓形集合小管（arched collecting tubule）、皮质集合小管（cortical collecting tubule）和髓质集合管（medullary collecting duct），髓质集合管汇合为乳头管（papillary duct）（图 17-3）。弓形集合小管短，位于皮质迷路内，由远曲小管移行而成，行至髓放线成为皮质集合小管，沿髓放线下行，汇合成髓质集合管，在肾锥体内下行至锥体乳头处称为乳头管，开口于肾小盏（图 17-1）。在此走行过程中管径逐渐变粗，管壁逐渐变厚，由单层立方上皮变为单层柱状，至乳头管为高柱状上皮。集合管系的上皮细胞界线清晰，胞质着色浅，核呈圆形，位于中央（图 17-10）。电镜下结构简单，细胞游离面有少量微绒毛，可见少量侧突和短小的质膜内褶，胞质内细胞器少。

集合管也具有重吸收水和 Na⁺，排出 K⁺ 的功能，对尿液浓缩和维持体液的酸碱平衡起重要作用，其功能也受醛固酮和抗利尿激素的调节。

肾小体形成的原尿，流经各段肾小管和集合管后，原尿中 99% 的水分、无机盐和几乎全部的营养物质被重吸收入血液，部分离子进行了交换，肾小管上皮还主动分泌和排泄部分代谢产物，形成终尿，经乳头管排入肾小盏。终尿量仅为原尿的 1%，每天排出 1～2L，不仅排出了体内的代谢废物，而且维持机体的水盐平衡和内环境稳定。

（三）球旁复合体

球旁复合体（juxtaglomerular complex）也称为肾小球旁器（juxtaglomerular apparatus），呈三角形，位于肾小体血管极处，由球旁细胞、致密斑和球外系膜细胞组成。致密斑构成三角形的底，入球微动脉和出球微动脉为三角形的两条边，球外系膜细胞位于三角区内（图17-11）。

1. **球旁细胞（juxtaglomerular cell）** 入球微动脉在近肾小体血管极处，管壁中的平滑肌细胞转化为上皮样细胞，称为球旁细胞。细胞体积较大，呈立方形，核大而圆，胞质呈弱嗜碱性，含丰富的PAS反应阳性颗粒。电镜下，细胞内含丰富的粗面内质网和游离核糖体，高尔基复合体发达，肌丝少，呈均质状大小不等的颗粒内含肾素（renin）。肾素为一种蛋白水解酶，能将血浆中的血管紧张素原变成血管紧张素Ⅰ，后者在血管内皮细胞分泌的转换酶作用下转变为血管紧张素Ⅱ，二者均可使血管平滑肌收缩，导致血压升高。肾素还可刺激肾上腺皮质分泌醛固酮，促进远曲小管和集合管重吸收水和Na^+，使血容量增大，血压升高。

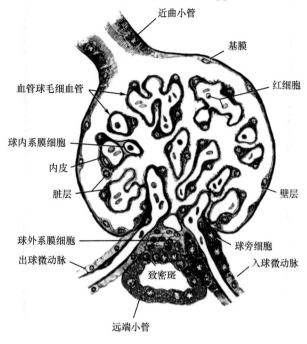

图17-11 球旁复合体模式图

（图中标注：近曲小管、基膜、血管球毛细血管、红细胞、球内系膜细胞、内皮、脏层、壁层、球外系膜细胞、球旁细胞、出球微动脉、入球微动脉、致密斑、远端小管）

2. **致密斑（macula densa）** 远端小管在靠近肾小体血管极侧的上皮细胞增高变窄，排列紧密，形成一椭圆形斑，称为致密斑（图17-5，图17-11）。致密斑的细胞呈高柱状，胞质着色浅，核呈椭圆形，位于细胞顶部。致密斑的基膜不完整，细胞基部有细小的突起可伸至球外系膜细胞和球旁细胞。致密斑是离子感受器，可感受远端小管内滤液Na^+浓度的变化。当Na^+浓度降低时，致密斑将信息传递给球旁细胞促进其分泌肾素，增强远端小管重吸收Na^+和排出K^+的作用。

3. **球外系膜细胞（extraglomerular mesangial cell）** 又称为极垫细胞（polar cushion cell），位于入球微动脉、出球微动脉和致密斑围成的三角形区域内。结构与球内系膜细胞相似，且二者相延续。球外系膜细胞与球旁细胞、球内系膜细胞之间形成缝隙连接，在球旁复合体的功能活动中起到传递信息的作用。

（四）肾间质

皮质内间质较少，髓质内间质增多。间质内的纤维主要由Ⅰ型、Ⅲ型和Ⅵ型胶原蛋白组成。基质主要由糖胺聚糖和间质液组成。间质内主要有成纤维细胞、巨噬细胞和载脂间质细胞。载脂间质细胞是髓质间质内的重要细胞成分，细胞呈不规则或星形，有许多长突起，胞质内有特征性的嗜锇性脂滴，细胞器较多。具有多种功能：合成和分泌间质内的纤维和基质；分泌前列腺素；细胞的突起内富含微管和微丝，收缩可促进血管内血液流动，带走重吸收的水分，从而促进尿液的浓缩。

（五）肾的血液循环

肾动脉（renal artery）入肾门后分成数支叶间动脉（interlobar artery）走行于肾锥体之间，在皮髓质交界处分支为弓形动脉（arcuate artery），再分支成小叶间动脉（interlobular artery），呈放射状走行于皮质迷路内。小叶间动脉沿途发出入球微动脉进入肾小体形成血管球，继而汇合成出球微动脉。浅表肾单位的出球微动脉离开肾小体后又分支形成球后毛细血管网，分布在肾小管周围。毛细血管依次汇合成小叶间静脉、弓形静脉和叶间静脉，与相应的动脉伴行，最后肾静脉经肾门出肾。髓旁肾单位的出球微动脉不仅形成球后毛细血管网，还发出分支形成直小动脉直行于髓质。直小动脉反折上行变为直小静脉。直小动脉和直小静脉形成"U"形血管袢，与相应的髓袢伴行，构成尿液浓缩的结构基础（图 17-12，图 17-13）。

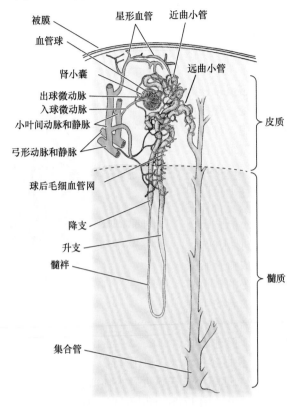

图 17-12　肾的血液循环模式图

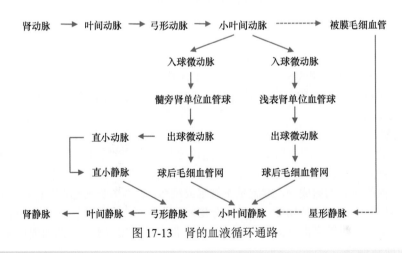

图 17-13　肾的血液循环通路

（六）肾的内分泌功能

肾能产生多种激素或生物活性物质，调节机体的生理功能，其中某些激素在局部调节肾的功能活动中具有重要的意义。

1. 前列腺素（prostaglandin） 肾内许多细胞能生成前列腺素，如血管系膜细胞、皮髓质集合管上皮细胞和间质细胞。前列腺素主要调节肾本身细胞或邻近细胞的功能活动。如使小叶间动脉和出入球微动脉的管壁平滑肌松弛，降低血管阻力，增加滤过率；抑制球内系膜细胞的收缩而增加滤过率；增强球旁细胞的腺苷酸环化酶的活性，使细胞内环磷酸腺苷（cAMP）增加，促进肾素释放；还可能有促进皮质分泌红细胞生成素的作用。

2. 肾素 由球旁细胞产生，它参与构成的肾素-血管紧张素系统（renin-angiotensin system）是机体维持血压的重要机制之一。

3. 红细胞生成素（erythropoietin） 是一种糖蛋白，加速红细胞生成。

二、输 尿 管

输尿管管壁分为三层，由内向外依次为黏膜、肌层和外膜。输尿管黏膜形成许多纵向皱襞，管腔呈星形。黏膜上皮为变移上皮，由4～5层细胞构成，固有层为结缔组织。上2/3段的肌层为内纵外环两层平滑肌，下1/3段肌层增厚为内纵、中环和外纵三层。在膀胱开口处黏膜折叠成瓣，膀胱充盈时，瓣膜受压封闭输尿管开口以防止尿液倒流。外膜为疏松结缔组织，与周围结缔组织移行。

三、膀 胱

膀胱为储存尿液的器官，结构与输尿管相似，但肌层较厚。黏膜形成许多皱襞，膀胱充盈时皱襞减少或消失。黏膜上皮为变移上皮，其细胞形态及层数随膀胱的功能状态而发生变化。当膀胱空虚时，上皮细胞为8～10层，表层细胞大，呈立方形；膀胱充盈时上皮变薄，细胞仅3～4层，细胞变扁（图17-14）。电镜下，表层细胞游离面胞膜有内褶和囊泡。表层细胞之间存在着广泛的紧密连接和桥粒，可防止尿液渗漏。固有层含较多胶原纤维和弹性纤维。肌层由内纵、中环、外纵三层平滑肌构成，中层环行平滑肌在尿道内口处增厚为内括约肌（internal sphincter）。外膜膀胱顶部为浆膜，其余部位为纤维膜。

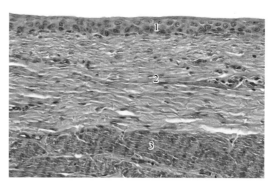

图17-14 膀胱壁光镜图（图片由南方医科大学提供）
1. 变移上皮；2. 固有层；3. 肌层

急性肾小球肾炎

急性肾小球肾炎是以肾小体损伤为主的疾病。特点为起病急，患者出现血尿、蛋白尿、水肿和高血压，可伴有一过性肾功能不全。本病常见于上呼吸道感染、猩红热等链球菌感染后，感染诱发免疫反应，免疫复合物通过循环沉积于肾小球，或种植于肾小球的抗原与循环中的特异抗体相结合形成原位免疫复合物所致。肾脏体积可增大，病变类型为毛细血管内增生性肾小球肾炎。光镜下以内皮细胞及系膜细胞增生为主要表现，伴有中性粒细胞和单核细胞浸润。病变严重时，增生和浸润的细胞可压迫毛细血管袢使管腔狭窄或闭塞。肾小管病变多不明显，肾间质可发生水肿和炎症细胞浸润。本病治疗以休息和对症治疗为主。

（丁晓慧）

第18章 男性生殖系统

思维导图

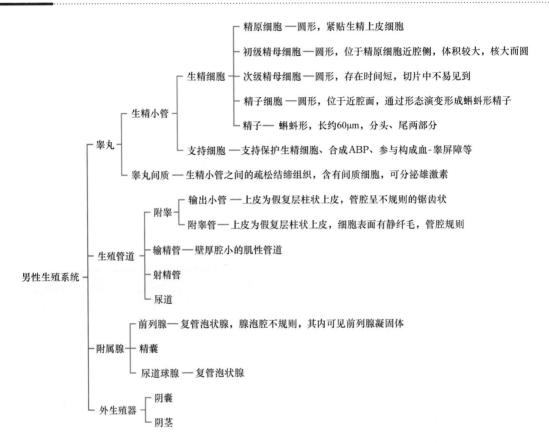

男性生殖系统由睾丸、生殖管道、附属腺及外生殖器组成。睾丸具有产生精子和分泌雄激素的功能。生殖管道具有促进精子成熟，营养、贮存和运送精子的功能。附属腺和生殖管道的分泌物参与精液的构成。外生殖器包括阴囊和阴茎，其中阴茎是性交器官。

一、睾丸

睾丸位于阴囊中，表面覆以睾丸被膜，睾丸被膜包括鞘膜脏层、白膜（tunica albuginea）和血管膜三层。白膜为致密结缔组织，在睾丸后缘增厚形成睾丸纵隔（mediastinum testis）。纵隔的结缔组织呈放射状伸入睾丸实质，形成小叶间隔（interlobular septum），将睾丸实质分成约250个锥体形小叶——睾丸小叶，每个小叶内有1～4条弯曲细长的生精小管，生精小管在近睾丸纵隔处汇合形成直精小管（straight tubule），直精小管进入睾丸纵隔后相互吻合形成睾丸网（rete testis）。血管膜位于睾丸白膜深层，薄而疏松，富含血管。生精小管之间的组织称睾丸间质（interstitial tissue of testis）（图18-1）。

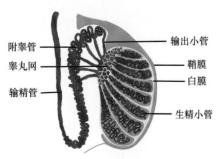

图 18-1 睾丸和附睾模式图

附睾管
睾丸网
输精管

输出小管
鞘膜
白膜
生精小管

（一）生精小管

成人的生精小管长30～70cm，直径150～250μm，主要由生精上皮（spermatogenic epithelium）构成。生精上皮由支持细胞和5～8层生精细胞组成，上皮下方的基膜明显，基膜外侧有胶原纤维和一些梭形的肌样细胞（myoid cell）（图18-2）。肌样细胞收缩时可促进生精上皮释放精子。

1. 生精细胞（spermatogenic cell） 包括精原细胞、初级精母细胞、次级精母细胞、精子细胞和精子。在青春期前，生精小管管腔很小或缺如，管壁中的生精细胞只有精原细胞。自青春期开始，在垂体促性腺激素的作

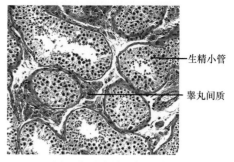

图18-2 生精小管光镜图

用下，精原细胞经历有丝分裂和减数分裂的过程，不断增殖、分化，形成精子，释放到管腔。不同发育阶段的生精细胞均可见于生精上皮（图18-2）。由精原细胞形成精子的过程称精子发生（spermatogenesis）。

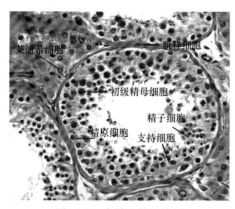

图18-3 生精小管光镜图

（1）精原细胞（spermatogonium）：紧贴生精上皮基膜，呈圆形或椭圆形，直径约12μm，胞质内除核糖体外，细胞器不发达。精原细胞分A、B两型（图18-3），A型精原细胞又分为暗A型精原细胞（Type A dark spermatogonium，Ad）和亮A型精原细胞（Type A pale spermatogonium，Ap）。Ad型精原细胞是生精细胞中的干细胞，经过不断地分裂增殖，部分Ad型精原细胞分化为Ap型精原细胞，再分化为B型精原细胞（Type B spermatogonium）。B型精原细胞核圆形，核膜上附有较粗的染色质颗粒，核仁位于中央。B型精原细胞增殖分化形成初级精母细胞，并逐渐向管腔移动。

（2）初级精母细胞（primary spermatocyte）：位于精原细胞近腔侧，体积较大，直径约18μm，核大而圆，含或粗或细的染色质丝，染色体核型为46，XY。细胞经过DNA复制后（4n DNA），进行第一次减数分裂，同源染色体分离，生成两个次级精母细胞。由于第一次成熟分裂的分裂前期历时较长，约持续22天，所以在生精小管的切面中常可见到处于不同增殖阶段的初级精母细胞（图18-3）。

（3）次级精母细胞（secondary spermatocyte）：更靠近管腔，直径约12μm，核呈圆形，染色较深，染色体核型为23，X或23，Y（2n DNA）。每条染色体由两条染色单体组成，通过着丝粒相连。次级精母细胞不进行DNA复制，即进入第二次成熟分裂，染色体的着丝粒分裂，染色单体分离，移向细胞两极，形成两个单倍体的精子细胞（1n DNA），染色体核型为23，X或23，Y。由于人次级精母细胞存在时间6～8小时，故在生精小管切面中不易见到。

（4）精子细胞（spermatid）：位于近腔面，早期精子细胞圆形，直径约8μm，核圆（图18-3），染色质致密。精子细胞不再分裂，经过复杂的形态变化，由一个圆形的精子细胞逐渐转变为蝌蚪形的精子，这个过程称精子形成（spermiogenesis）（图18-4）。精子形成的主要变化是：①细胞核染色质高度浓缩，核变长并移向细胞的一侧，构成精子的头部；②部分高尔基复合体形成顶体泡，逐渐增大，凹陷为双层帽状覆盖在核的

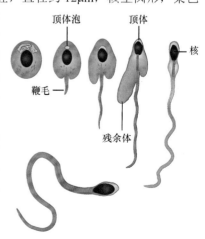

图18-4 精子形成示意图

头端，称为顶体；③中心粒迁移到细胞核的尾侧（顶体的相对侧），发出轴丝，随着轴丝逐渐增长，精子细胞变长，形成尾部（或称鞭毛）；④线粒体从细胞周边汇聚于轴丝近段的周围，盘绕成螺旋形的线粒体鞘；⑤在细胞核、顶体和轴丝的表面仅覆有细胞膜和薄层细胞质，多余的细胞质逐渐汇集于尾侧，形成残余体，最后脱落。

（5）精子（spermatozoon）：形似蝌蚪，长约 60μm，分头、尾两部（图 18-4）。头部包含一个染色质高度浓缩的细胞核，核的前 2/3 有顶体覆盖。顶体（acrosome）内含多种水解酶，如顶体蛋白酶、透明质酸酶、酸性磷酸酶等。精子尾部称为鞭毛，是精子的运动装置，分为颈段、中段、主段和末段四部分。颈段短，其内主要是中心粒，由中心粒发出 9+2 排列的微管，构成尾部中心的轴丝。在中段，轴丝外有 9 条纵行的外周致密纤维围绕，外侧再包有一圈线粒体鞘，线粒体鞘为鞭毛摆动提供能量。主段最长，轴丝无线粒体鞘，代之以纤维鞘。末段短，仅有轴丝。

精子发生中，除早期的几次精原细胞分裂是完全分裂外，以后的多次细胞分裂都是胞质不完全分裂，由同一精原细胞来源的一族生精细胞之间有 2～3μm 宽的胞质桥相连，胞质桥有利于细胞间信息传递，保证同一族生精细胞严格地同步发育。精子细胞变形为精子，随着残余体的丢弃，胞质桥断裂，细胞释放于管腔中，成为游离精子。精子发生过程中生精细胞同步发育、同时成熟和释放的现象，称同源群（isogeneous group）现象（图 18-5）。人的精子发生一般需要 64～70 天，生精小管产生的精子进入附睾约需 14 天，因此，应用抗精子发生药物或物理抗生育等方法后进行起效观察，至少需要 80 天。

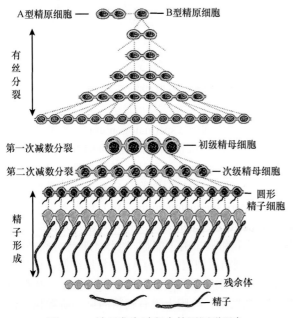

图 18-5　精子发生过程中的同源群现象

2. 支持细胞（sustentacular cell） 又称塞托利细胞（Sertoli cell）。在光镜下，支持细胞轮廓不清，细胞核形态不规则，核染色质稀疏，染色浅，核仁明显。电镜观察下，支持细胞呈不规则的锥体形，基部紧贴基膜，顶部伸达管腔，侧面和腔面有许多不规则凹陷，其内镶嵌着各级生精细胞。胞质内高尔基复合体较发达，有丰富的粗面内质网、滑面内质网、线粒体、溶酶体和糖原颗粒，并有许多微丝和微管。相邻支持细胞侧面近基部的胞膜形成紧密连接，将生精上皮分成基底室（basal compartment）和近腔室（abluminal compartment）两部分。基底室位于生精上皮基膜和支持细胞紧密连接之间，内有精原细胞及早期初级精母细胞；近腔室位于紧密连接上方，与生精小管管腔相通，内有较晚期初级精母细胞、次级精母细胞、精子细胞和精子（图 18-6）。

支持细胞有多方面的功能：①支持细胞对生精细胞具有机械性支持保护作用，细胞内的糖原脂滴对生精细胞有营养作用，微丝和微管的收缩可使不断成熟的生精细胞向腔面移动，并促使精子释放入管腔。②吞噬、消化精子形成过程中脱落下来的残余胞质。③分泌抑制素（inhibin）和激活素（activin），调节腺垂体远侧部合成和分泌 FSH。在胚胎早期，支持细胞可分泌的抗米勒管激素（anti-Müllerian hormone，AMH），也称抗中肾旁管激素。AMH 可抑制中肾旁管的生长发育，使其退化消失。④在 FSH 和雄激素的作用下合成的雄激素结合蛋

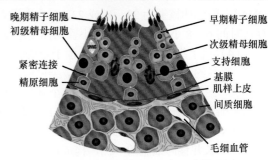

图 18-6　支持细胞与血-睾屏障模式图

白（androgen binding protein，ABP），这种蛋白可与雄激素结合，以保持生精小管内有较高的雄激素水平，促进精子发生。⑤支持细胞之间的紧密连接参与构成血-睾屏障（blood-testis barrier），其组成包括毛细血管内皮及其基膜、结缔组织、生精上皮基膜和支持细胞紧密连接（图18-6）。血-睾屏障一方面可以选择性通透某些物质，为生精细胞营造适宜的微环境，另一方面可防止生精细胞的抗原物质进入血液循环而引起自身免疫反应。

（二）睾丸间质

生精小管之间的疏松结缔组织形成睾丸间质（图18-2），富含血管和淋巴管。间质内除有通常的结缔组织细胞外，还有一种间质细胞，又称莱迪希细胞（Leydig cell），常成群分布，体积较大，呈圆形或多边形，核圆居中，胞质嗜酸性较强（图18-3）。组织化学显示胞质中有3β-羟类固醇脱氢酶、葡萄糖-6-磷酸脱氢酶、乳酸脱氢酶、酸性磷酸酶等。电镜观察间质细胞具有分泌类固醇激素细胞的超微结构特点。间质细胞分泌的雄激素（androgen）即睾酮（testosterone），有促进精子发生、促进男性生殖器官的发育与分化以及维持第二性征和性功能等作用。

（三）直精小管和睾丸网

生精小管近睾丸纵隔处变成短而直的直精小管（straight tubule）（图18-7），管径较细，管壁上皮由单层支持细胞构成，无生精细胞。支持细胞由柱状逐渐变为立方形，细胞之间的紧密连接由细胞基部移至细胞顶部。直精小管进入睾丸纵隔内分支吻合成网状的管道，即睾丸网（rete testis）（图18-1，图18-7），其管腔大而不规则，衬有单层立方上皮，细胞之间也有紧密连接。生精小管产生的精子经直精小管和睾丸网出睾丸进入附睾。

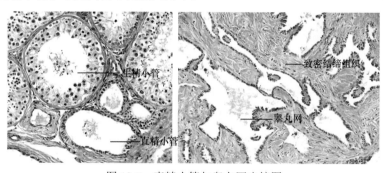

图18-7 直精小管与睾丸网光镜图

（四）睾丸功能的内分泌调节

下丘脑的神经内分泌细胞分泌促性腺激素释放激素（GnRH），可促进腺垂体远侧部的促性腺激素细胞分泌卵泡刺激素（FSH）和黄体生成素（LH）。FSH可促进支持细胞合成ABP；LH又称间质细胞刺激素（ICSH），可刺激间质细胞合成和分泌雄激素；ABP可与雄激素结合，从而保持生精小管含有高浓度的雄激素，促进精子发生。支持细胞分泌的抑制素和间质细胞分泌的雄激素，又可反馈抑制下丘脑GnRH和腺垂体FSH及LH的分泌。在正常情况下，各种激素的分泌量是相对恒定的，其中某一种激素分泌量升高或下降，或某一种激素的相应受体改变，将影响精子发生，并导致第二性征改变及性功能障碍（图18-8）。

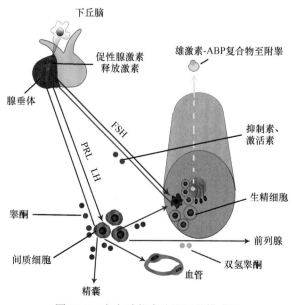

图18-8 睾丸功能内分泌调节模式图

二、生殖管道

男性生殖管道包括附睾、输精管、射精管和尿道，能为精子成熟、储存和运输提供有利环境。

（一）附睾

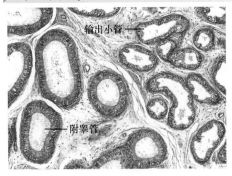

图 18-9 附睾头部光镜图

附睾位于睾丸后外侧，分为头、体和尾三部，由输出小管和附睾管组成，头部主要由输出小管组成，体部和尾部主要由附睾管组成（图18-9）。

1. 输出小管（efferent duct） 是与睾丸网连接的8～12根弯曲小管，构成附睾头的大部，其远端与附睾管相连。输出小管上皮由高柱状纤毛细胞及低柱状无纤毛细胞相间排列而成，故管腔不规则（图18-9），管周由薄层环行平滑肌围绕。输出小管可对管腔中的物质进行重吸收，纤毛摆动还有助于管腔内液体及精子向附睾管方向移动。

2. 附睾管（epididymal duct） 为一条长4～6m，并极度盘曲的管道，近端与输出小管相连，远端与输精管相连。管腔规则，腔内充满精子和分泌物。内衬假复层纤毛柱状上皮，上皮主要由主细胞、基细胞等组成（图18-9）。主细胞在附睾管起始段为高柱状，而后逐渐变低，至末端变为立方状。细胞表面有成簇排列的粗而长的微绒毛，又称静纤毛（stereocilium）。胞质中富含线粒体和粗面内质网，核上方有数个高尔基复合体，还可见较多的有被小泡（coated vesicle）和多泡体（multivesicular body）。主细胞可吞噬并消化退化死亡的精子及未被支持细胞吞噬的残余体。另外，主细胞可分泌甘油磷酸胆碱、唾液酸和糖蛋白等多种物质。这些物质与精子运动能力的获得密切相关。基细胞矮小，呈圆形或锥体形，位于上皮深部，是上皮中的干细胞。附睾管的上皮基膜外侧有薄层平滑肌围绕，并从管道的头端至尾端逐渐增厚，肌层的收缩有助于管腔内的精子向输精管方向缓慢移动。管壁外为富含血管的疏松结缔组织。

（二）输精管

输精管是壁厚腔小的肌性管道，管壁由黏膜、肌层和外膜三层组成。黏膜表面为较薄的假复层柱状上皮，固有层结缔组织中弹性纤维丰富。肌层厚，由内纵、中环、外纵行排列的平滑肌纤维组成（图18-10）。在射精时，肌层强力收缩，将精子快速排出。

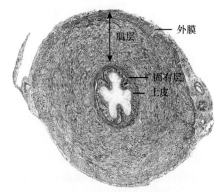

图 18-10 输精管光镜图

三、附属腺

附属腺包括前列腺、精囊和尿道球腺。附属腺和生殖管道的分泌物共同构成精浆，精浆与精子构成精液。每次射精射出3～5ml精液，每毫升精液含1亿～2亿个精子；若每毫升的精子数低于400万个，常可导致不育症。

阴囊和阴茎是男性外生殖器。精子的发生需要适宜的温度，阴囊内温度较腹腔低1～8℃，适于精子生成。如果睾丸由于胚胎发育障碍而滞留于腹腔或腹股沟管内，称为隐睾症，将影响精子发生，与男性不育相关。

（一）前列腺

前列腺（prostate）呈栗形，环绕于尿道起始段。腺的被膜与支架组织均由富含弹性纤维和平滑肌的结缔组织组成。腺实质主要由30～50个复管泡状腺组成，有15～30条导管开口于尿道精阜的两侧。腺实质可分3个带：尿道周带（又称黏膜腺），最小，位于尿道黏膜内；内带（又称黏膜下腺），位于黏膜下层；外带（又称主腺），构成前列腺的大部。腺泡上皮呈单层立方、单层柱状及假复层柱状上皮，腺泡腔不规则；腺泡腔内可见分泌物浓缩形成的圆形嗜酸性板层状小体，称前列腺凝固体（prostatic concretion），它随着年龄的增长而增多，甚至钙化形成前列腺结石（图18-11）。

青春期，前列腺在雄激素的刺激下分泌增强，分泌物为稀薄的乳白色液体，富含酸性磷酸酶和纤维蛋白溶酶，还有柠檬酸和锌等物质。从45岁开始，前列腺开始增生，至70岁时，绝大部分男性均有良性的前列腺肥大，因此，前列腺肥大是最常见的前列腺疾病。

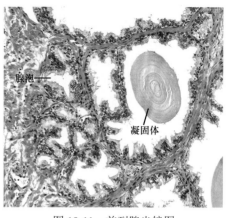

图18-11 前列腺光镜图

（二）精囊

精囊是一对盘曲的囊状器官。黏膜向腔内突起形成高大的皱襞，皱襞又彼此融合，将囊腔分隔为许多彼此

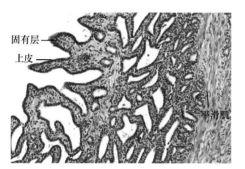

图18-12 精囊光镜图

连通的小腔，大大增加了黏膜的分泌表面积。黏膜表面是假复层柱状上皮，胞质内含有许多分泌颗粒和黄色的脂色素。黏膜外有薄的平滑肌层和结缔组织外膜（图18-12）。在雄激素刺激下，精囊分泌弱碱性的淡黄色液体，内含果糖、前列腺素等成分。果糖为精子的运动提供能量。

（三）尿道球腺

尿道球腺是一对豌豆状的复管泡状腺。上皮为单层立方或单层柱状，上皮细胞内富含黏原颗粒。腺体分泌的黏液于射精前排出，以润滑尿道。腺的间质中有平滑肌和骨骼肌纤维。

四、阴　茎

阴茎是男性外生殖器，主要由两个阴茎海绵体和一个尿道海绵体构成，尿道行于尿道海绵体内（图18-13）。阴茎外表被覆以活动度较大的皮肤。海绵体主要由勃起组织构成，外包以致密结缔组织组成的坚韧白膜。勃起组织是以具有大量不规则的血窦为特征的海绵状组织，血窦彼此连通，血窦之间是富含平滑肌纤维的结缔组织小梁。阴茎深动脉的分支螺旋动脉穿行于小梁中，与血窦连通。静脉多位于海绵体周边部白膜下方。白膜结构坚韧，具有限制海绵体及其内的血窦过分扩张的作用。

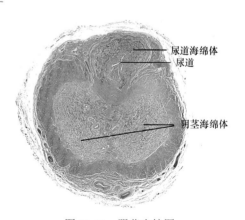

图18-13 阴茎光镜图

男性"生物钟"

通常认为，生育能力下降会发生在30岁以后的女性身上。男性的"高龄"公认是40岁以上，并认为男性年龄对于生育并无太大影响。事实上，男性也存在与女性同样的"生物钟"。越来越多的证据表明，男性的年龄也与生育能力的变化有关。随着年龄的增加，男性精液的体积、精子活动率、前向性运动、正常形态和未破碎细胞数量都会明显地下降。精子遗传学特征也会出现年龄性变化，比如精子的DNA片段化指数、精子非整倍性，端粒长度和表观遗传学

等。此外，高龄男性的后代患先天性畸形、神经精神疾病、自闭症和儿童急性淋巴细胞白血病的风险也会增加。尽管详细的机制尚不确定，男性年龄对精子质量的影响，可能与睾丸功能的改变、泌尿系统疾病的损害和氧化应激等因素有关。

由于社会压力增加，许多夫妇都会选择推迟生育。过去的四十年，世界范围内男性初次生育年龄由 27.4 岁增加到 30.9 岁。因此，普及人群对"男性的年龄增加也是负面受孕结果的潜在因素，并与后代健康状况密切相关"的认知，至关重要。

（汪　琳　王燕舞）

第 19 章　女性生殖系统

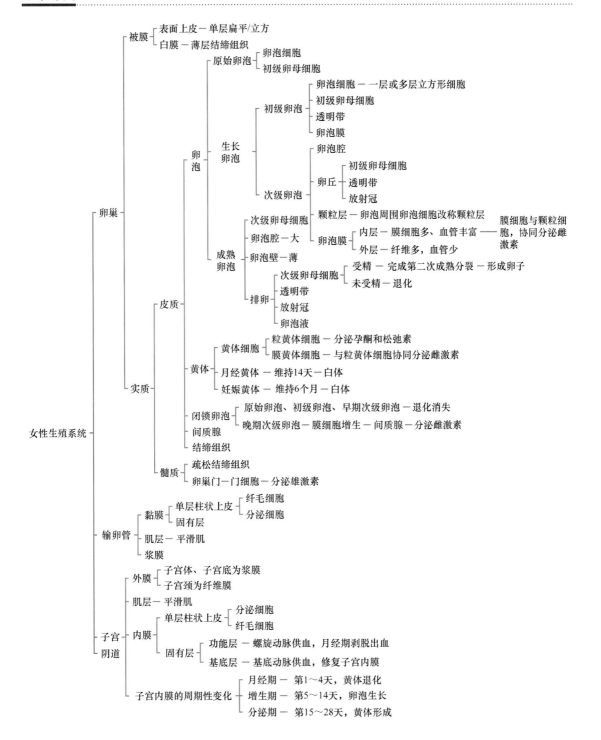

女性生殖系统（female reproductive system）由卵巢、输卵管、子宫、阴道和外生殖器组成。卵巢为女性生殖腺，可产生卵细胞并分泌女性激素；输卵管是输送卵细胞的管道和受精的部位；子宫是形成月经和孕育胎儿的器官。乳腺是分泌乳汁哺育胎儿的器官，虽不属于生殖系统，但其结构和功能状况与女性生殖系统的功能状态密切相关，故列入本系统叙述。

女性生殖器官具有明显的年龄性变化。青春期前生长缓慢，自青春期开始，各生殖器官和乳腺迅速发育成熟，卵巢开始排卵并分泌性激素，子宫内膜出现周期性变化，月经来潮，第二性征出现，具有生育能力。生育期一般持续约 30 年，45～55 岁进入围绝经期后，卵巢功能减退，生殖器官逐渐萎缩，进入绝经期。

一、卵　　巢

卵巢（ovary）呈扁椭圆形，表面被覆单层扁平或立方上皮，称表面上皮（superficial epithelium），上皮下为薄层致密结缔组织构成的白膜（tunica albuginea）。卵巢实质的周围部称皮质，中央部称髓质，两者分界不明显。皮质较厚，含不同发育阶段的卵泡、黄体、白体及结缔组织。这些结缔组织内含有较多的梭形基质细胞（stromal cell）和网状纤维。髓质较少，为疏松结缔组织，内含丰富的血管和较多的弹性纤维。近卵巢门处的结缔组织内有少量平滑肌及门细胞（hilus cell），可分泌少量雄激素（图 19-1）。

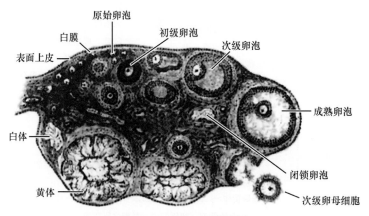

图 19-1　卵巢切面模式图

卵巢的发育有明显的年龄变化，皮质中卵泡发育呈周期性改变。卵泡发育始于胚胎时期，五月龄胎儿的双侧卵巢约有 700 万个原始卵泡，以后逐渐发生凋亡而减少，出生时有 70 万～200 万个卵泡，青春期时尚存 4 万个卵泡。青春期后，在垂体分泌的促性腺激素的作用下，按月经周期呈周期性排卵，通常左右卵巢交替排卵。每 28 天有 15～20 个卵泡生长发育，通常只有 1 个优势卵泡发育成熟并排卵。正常女性一生中共排卵 400 余个，其余卵泡均在发育的不同阶段退化为闭锁卵泡（atretic follicle）。绝经期后，卵巢明显萎缩，排卵停止。

（一）卵泡的发育与成熟

卵泡（ovarian follicle）的发育是一个连续的变化过程，大致经过原始卵泡、初级卵泡、次级卵泡和成熟卵泡 4 个阶段（初级卵泡和次级卵泡又合称生长卵泡）。每一阶段的卵泡均由一个卵母细胞（oocyte）和其周围的一层或多层卵泡细胞（follicular cell）构成，呈球形。

1. 原始卵泡（primordial follicle） 是处于静止状态的卵泡，数量多，体积小，位于卵巢皮质的浅层。卵泡的中央有一个初级卵母细胞（primary oocyte），周围一层扁平的卵泡细胞（图 19-2）。初级卵母细胞呈圆形，体积大，胞质丰富，呈嗜酸性；核大而圆，略偏位，染色浅，核仁明显。电镜下，胞质含丰富的线粒体，高尔基复合体和层状排列的滑面内质网等。初级卵母细胞是在胚胎时期由卵原细胞（oogonium）分裂分化而来，并长期停留在第一次减数分裂前期，直到排卵前才完成第一次减数分裂。卵泡细胞胞体小，呈扁平状，围绕初级卵母细胞单层排列。细胞核呈扁

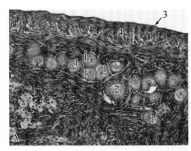
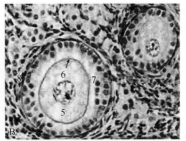
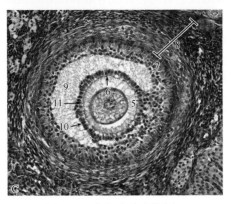

图 19-2 各级卵泡光镜图

A. 低倍;B. 初级卵泡;C. 次级卵泡。1. 原始卵泡;2. 初级卵泡;3. 表面上皮;4. 白膜;5. 卵母细胞;6. 透明带;7. 颗粒层;8. 卵泡膜;9 卵泡腔;10. 放射冠;11. 卵丘

圆形,染色深。卵泡细胞与周围结缔组织之间有较薄的基膜,与卵母细胞之间有较多的缝隙连接,对卵母细胞有支持和营养作用。

2. 初级卵泡（primary follicle） 从青春期开始,在卵泡刺激素（FSH）的作用下,由原始卵泡发育而来,位于皮质深部。由中央的一个初级卵母细胞和周围多层卵泡细胞组成（图 19-2）。其结构的主要变化是:①初级卵母细胞体积增大,核增大,核仁染色深。胞质内高尔基复合体、粗面内质网、游离核糖体及线粒体等增多;在浅层胞质中出现皮质颗粒（cortical granule）,为一种溶酶体,在受精过程中有防止多精受精的作用。②卵泡细胞由扁平形分化为立方形或柱状,由一层增生为多层。电镜下,胞质内线粒体、高尔基复合体、游离核糖体和粗面内质网等均增多。③初级卵母细胞与卵泡细胞之间出现卵周间隙,二者共同的分泌物形成较厚的一层均质状、折光性强、嗜酸性的带状结构,称透明带（zona pellucida）,由 4 种糖蛋白分子,即 ZP1、ZP2、ZP3 和 ZP4 组成。其中 ZP3 为第一精子受体,能与顶体完整的精子结合;ZP2 是第二精子受体,与精子顶体内膜结合。二者在受精过程中,对卵细胞和精子的相互识别和特异性结合具有重要意义。电镜下,可见卵母细胞的微绒毛和卵泡细胞的突起均伸入透明带,两者之间可形成缝隙连接（图 19-3）,有利于物质交换和信息沟通。④随着初级卵泡体积的增大,环绕在卵泡周围的基质细胞增殖分化形成卵泡膜（follicular theca）（图 19-2B）,卵泡膜与颗粒细胞之间基膜相隔。

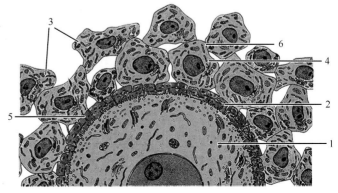

图 19-3 卵母细胞、透明带及和卵泡细胞超微结构模式图

1. 卵母细胞;2. 透明带;3. 卵泡细胞;4. 放射冠;5. 卵泡细胞的突起;6. 缝隙连接

3. **次级卵泡（secondary follicle）**　初级卵泡继续生长分化，颗粒细胞体积增大，数量增多。当卵泡细胞间出现液腔时，称为次级卵泡（图19-1，图19-2C）。其结构的主要变化是：①卵泡细胞层数继续增多（6～12层），卵泡细胞间出现大小不等的液腔，并逐渐融合成一个大腔，称卵泡腔（follicular antrum），腔内液体称卵泡液，内含营养成分、促性腺激素、雌激素、抗中肾旁管激素及多种生物活性物质，对卵泡的生长和成熟起着重要的调节作用。此时的卵泡又称窦状卵泡（antral follicle）。②初级卵母细胞达到最大体积，周围包裹一层厚约5μm的透明带。紧贴透明带的一层卵泡细胞变成高柱状，呈放射状排列，称为放射冠（corona radiata）。由于卵泡腔扩大，卵泡液增多，初级卵母细胞与其周围的透明带、放射冠和部分卵泡细胞逐渐位于卵泡腔的一侧，突入卵泡腔，称为卵丘（cumulus oophorus）。③分布在卵泡腔周围的数层卵泡细胞排列密集呈颗粒状，故称为颗粒层（stratum granulosum）。颗粒层的卵泡细胞称为颗粒细胞（granulosa cell）。④卵泡膜分化成内、外两层：内膜层含有较多的血管和由基质细胞分化形成的多边形膜细胞（theca cell），该细胞具有类固醇激素分泌细胞的结构特征。外膜层含较多环行排列的胶原纤维和少量平滑肌（图19-2C）。膜细胞合成的雄激素透过基膜进入颗粒细胞，在芳香化酶系的作用下转化为雌激素，故雌激素是由膜细胞和颗粒细胞协同产生的。少部分雌激素进入卵泡液，大部分进入血液循环，调节子宫内膜等靶器官的生理活动。

初级卵泡和次级卵泡合称为生长卵泡（growing follicle）。

4. **成熟卵泡（mature follicle）**　是次级卵泡发育到最后阶段的卵泡。两侧卵巢同时存在一批次级卵泡，青春期开始，在FSH的作用下，次级卵泡进入周期性发育，通常仅一个发育最佳的卵泡能够成熟，称之为优势卵泡（dominant follicle）。成熟卵泡可释放抑制素，负反馈作用于垂体，抑制卵泡刺激素的分泌，导致其他次级卵泡退化。由于卵泡液急剧增多，卵泡腔增大，成熟卵泡体积显著增大，直径可达2cm，向卵巢表面突出。颗粒细胞停止增殖，颗粒层变薄，卵丘和周围卵泡细胞出现裂隙，逐渐与卵泡壁分离（图19-1）。在排卵前36～48小时，初级卵母细胞完成第一次减数分裂，形成一个次级卵母细胞（secondary oocyte）和第一极体（first polar body）。次级卵母细胞迅速开始第二次减数分裂，并停留在分裂中期。第一极体很小，位于卵母细胞和透明带之间的卵周间隙内。

（二）排卵

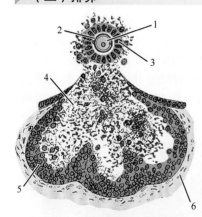

图19-4　成熟卵泡排卵模式图
1. 次级卵母细胞；2. 透明带；3. 放射冠；
4. 卵泡液；5. 颗粒层；6. 卵泡膜内层

成熟卵泡破裂，次级卵母细胞从卵巢排出的过程称排卵（ovulation）。排卵一般发生在月经周期的第14天左右，两侧卵巢交替进行，一般一次只排一个卵，偶见排两个或两个以上者。排卵前，成熟卵泡的卵泡液剧增，卵泡的体积更大，并进一步突向卵巢表面，使局部卵泡壁、白膜和表面上皮变薄，卵巢表面局部缺血形成透明的卵泡小斑（follicular stigma）；卵丘与卵泡壁脱离，漂浮在卵泡液中。排卵时，小斑处的组织被透明质酸酶和胶原酶等分解，再加上卵泡膜外层的平滑肌收缩，导致成熟卵泡破裂。于是，次级卵母细胞同透明带、放射冠和卵泡液一起从卵巢排出（图19-4）。此时，输卵管伞正覆盖在卵巢表面，将所排卵摄入输卵管。排出的次级卵母细胞于排卵后若受精，则继续完成第二次减数分裂，产生一个单倍体（23，X）的卵细胞（ovum）和一个第二极体（second polar body）；若24小时内未受精，则退化消失。排卵过程受到神经内分泌的调节。

（三）黄体的形成与退化

排卵后，残留在卵巢内的卵泡壁颗粒层和卵泡膜及其血管一起向卵泡腔内塌陷，在黄体生成素（LH）的作用下逐渐发育成体积较大、富含血管并具有内分泌功能的细胞团，新鲜时呈黄色，故称黄体（corpus luteum）（图19-1，图19-5）。其中颗粒细胞分化成颗粒黄体细胞（granulosa lutein cell），其数量多，胞体大，胞质内含较多脂滴，染色浅，位于黄体的中央，主要分泌孕激素（progestogen）和松弛素（relaxin）。松弛素有抑制子宫壁平滑肌收缩的作用。膜细胞分化为膜黄体细胞（theca lutein cell），其数量少，胞体小，染色深，位于黄体周边，与颗粒黄体细胞协同作用，分泌雌激素（estrogen）。两种黄体细胞都具有分泌类固醇激素细胞的结构特征。

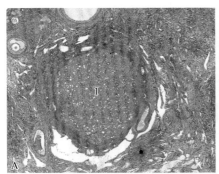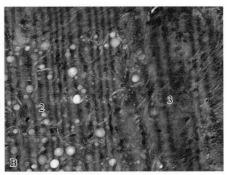

图 19-5　黄体光镜图
A. 低倍；B. 高倍。1. 黄体；2. 颗粒黄体细胞；3. 膜黄体细胞

黄体的发育取决于排出的卵是否受精。如卵未受精，黄体维持 2 周左右即退化，称月经黄体（corpus luteum of menstruation）；如卵受精，则在黄体生成素和胎盘分泌的绒毛膜促性腺激素（HCG）的作用下，黄体继续发育增大，直径可达 4～5cm，称妊娠黄体（corpus luteum of pregnancy），可维持 6 个月甚至更长时间。妊娠黄体除分泌大量的雌激素和孕激素以外，还分泌肽类的松弛素，这些激素促使子宫内膜增生，子宫平滑肌松弛，以维持妊娠。两种黄体最后都将退化消失，逐渐被增生的结缔组织取代，成为瘢痕样的白体（corpus albicans）（图 19-1），其内分泌功能被胎盘取代。白体可维持数月或数年。

（四）卵泡的闭锁与间质腺

女性一生中，卵巢内绝大部分卵泡都不能发育成熟，均在发育的不同阶段退化。退化的卵泡称闭锁卵泡（atretic follicle）（图 19-1，图 19-6）。原始卵泡、初级卵泡和早期的次级卵泡退化时，卵母细胞变为不规则形，卵泡细胞变小而分散，最后相继退化消失，透明带皱缩，存留一段时间也退化。晚期的次级卵泡和成熟卵泡退化时，卵母细胞膜皱缩，核固缩解体；颗粒细胞松散，脱落至卵泡腔内，被中性粒细胞和巨噬细胞清除；透明带皱缩、碎裂消失；由于卵母细胞消失，卵泡壁塌陷，卵泡膜内层的结缔组织、血管伸入正在退化的颗粒细胞之间。此时的膜细胞不但不退化，反而一度体积增大，形似黄体细胞。这些细胞被结缔组织和血管分隔成散在的细胞团索，称间质腺（interstitial gland）（图 19-6），可分泌雌激素。人的间质腺不发达，存留时间短，退化后由结缔组织取代。

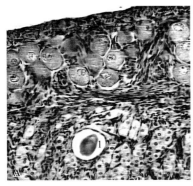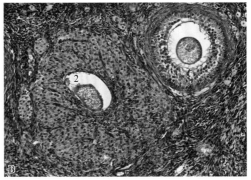

图 19-6　闭锁卵泡和间质腺光镜图
A 低倍；B 高倍。1. 闭锁卵泡；2. 间质腺

（五）门细胞

门细胞（hilus cell）位于卵巢门近系膜处，细胞结构与睾丸间质细胞相似。门细胞为多边形或卵圆形，胞质呈嗜酸性，富含脂滴。核圆形，核仁清楚。门细胞在妊娠期与绝经期时特别显著。一般认为门细胞可分泌雄激素，若门细胞增生或发生肿瘤时，患者可出现男性化症状。

二、输 卵 管

输卵管（oviduct）分漏斗部、壶腹部、峡部和子宫部，其管壁由内向外依次为黏膜、肌层和浆膜（图 19-7）。黏膜向管腔突出，形成许多纵行、有分支的皱襞，故横切面上管腔很不规则。皱襞以壶腹部最发达，高而多分支，此处为受精发生的部位。

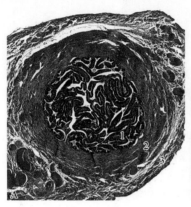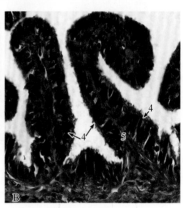

图 19-7　输卵管壶腹部光镜图

A 低倍；B 高倍。1. 黏膜；2. 肌层；3. 外膜；4. 上皮；5. 固有层

黏膜由单层柱状上皮和固有层构成，上皮主要由纤毛细胞和分泌细胞组成（图 19-7）。纤毛细胞的纤毛向子宫方向的摆动可将卵子和发育中的胚胎推向子宫，并阻止细菌进入腹膜腔。分泌细胞夹在纤毛细胞之间，游离面无纤毛，其分泌物参与构成输卵管液，可营养卵子，有助于卵子和受精卵向子宫输送。输卵管黏膜上皮受卵巢激素的作用而出现周期性变化。固有层为薄层结缔组织，内含丰富的毛细血管和少量平滑肌。

肌层由内环、外纵两层平滑肌构成。各段肌层厚薄不一，于峡部最厚，分为两层。于漏斗部的肌层最薄，无纵行肌。肌层的节律性收缩，能引起输卵管向子宫方向蠕动。浆膜由间皮和富含血管的疏松结缔组织构成。

三、子 宫

子宫（uterus）为腔小壁厚的肌性器官，分为子宫底、子宫体和子宫颈；子宫壁由外向内分为外膜、肌层和内膜三层（图 19-8）。

（一）子宫壁的一般结构

1. 外膜（perimetrium） 大部分子宫底和子宫体的外膜为浆膜，子宫颈部为纤维膜。

2. 肌层（myometrium） 子宫底和子宫体的肌层很厚，由平滑肌束和肌束间结缔组织构成；结缔组织中含血管和各种结缔组织细胞，其中未分化间充质细胞尤为丰富。肌层自内向外大致可分为黏膜下层、中间层和浆膜下层。黏膜下层和浆膜下层较薄，主要由纵行的平滑肌束组成。中间层最厚，由内环行和外斜行平滑肌束组成，肌纤维间富含血管。子宫肌层的收缩活动，有助于精子向输卵管运行、经

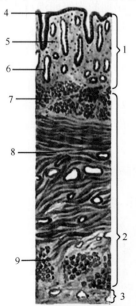

图 19-8　子宫壁结构模式图

1. 内膜；2. 肌层；3. 外膜；4. 上皮；
5. 固有层；6. 子宫腺；7. 黏膜下层；
8. 中间层；9. 浆膜下层

血排出及胎儿娩出。一般情况下成年女性子宫平滑肌纤维长约 50μm。妊娠时，平滑肌纤维受卵巢雌激素和孕激素作用，不仅体积增大（可长达 500μm），而且分裂增殖，使肌层显著增厚。雌激素能促使平滑肌细胞数量增加，黄体酮能使平滑肌细胞体积增大，并能抑制平滑肌收缩。结缔组织中未分化间充质细胞也增殖分化为平滑肌纤维。分娩后，平滑肌纤维可逐渐变小，恢复原状，部分平滑肌纤维自溶消失。

3. 内膜（endometrium） 内膜又称黏膜，由单层柱状上皮和固有层组成。上皮由分泌细胞和纤毛细胞组成。固有层结缔组织较厚，含大量低分化的梭形或星形的基质细胞（stromal cell），还有大量血管和子宫腺（uterine gland）。基质细胞核大而圆，胞质较少，可合成及分泌胶原蛋白，并随子宫内膜的周期性变化而增生与分化。子宫腺是内膜上皮向固有层凹陷形成的单管或分支管状腺（图 19-8，图 19-9），腺上皮主要为分泌细胞和少量纤毛细胞构成。

子宫底部和体部的内膜，根据其结构和功能特点，可分为表浅的功能层（functional layer）和深部的基底层（basal layer）。功能层较厚，位于内膜浅层，自青春期开始，功能层在卵巢激素的作用下，发生周期性剥脱出血，即月经（menstruation），胚泡也在此层植入。妊娠后，因胚体植入而继续生长发育为蜕膜。基底层较薄，靠近肌层，该层不随月经而周期性脱落，在月经期后能增生修复功能层。

子宫内膜的血管来自子宫动脉的分支。在基底层，分支短而直，称基底动脉（basilar artery），其不受卵巢激素的影响；在功能层，呈螺旋状走行，称螺旋动脉（spiral artery），其对卵巢激素敏感、反应迅速，在激素的作用下发生周期性变化。螺旋动脉的分支在功能层形成毛细血管网和血窦，然后汇合为小静脉，经肌层汇入子宫静脉（图 19-9）。

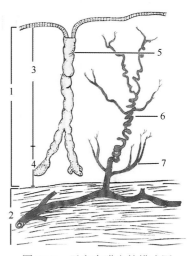

图 19-9 子宫内膜血管模式图

1. 内膜；2. 肌层；3. 功能层；4. 基底层；
5. 子宫腺；6. 螺旋动脉；7. 基底动脉

（二）子宫内膜的周期性变化

自青春期开始，子宫内膜（宫颈除外）在卵巢分泌的雌激素和孕激素作用下出现周期性变化，即每隔 28 天左右发生一次内膜剥脱、出血、修复和增生，称月经周期（menstrual cycle）。每个月经周期是从此次月经的第一天起至下次月经来潮的前一天止。在典型的 28 天周期中，第 1～4 天为月经期，第 5～14 天为增生期，第 15～28 天为分泌期（图 19-10，图 19-11）。

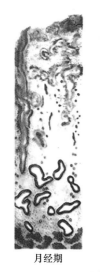
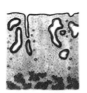
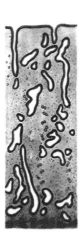
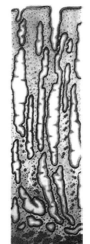

月经期　　　增生早期　　　增生晚期　　　分泌期

图 19-10 子宫内膜周期性变化模式图

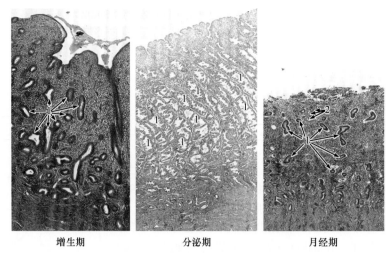

增生期　　　　　　　　分泌期　　　　　　　　月经期
图 19-11　月经周期子宫内膜光镜图
1. 子宫腺；2. 螺旋动脉

1. 增生期（proliferative phase） 月经周期的第 5～14 天。此期卵巢内有一批卵泡正在迅速生长，故又称卵泡期（follicular phase）。在生长卵泡分泌的雌激素作用下，子宫内膜由残存的基底层增生修复，内膜基底细胞分裂增殖，产生大量的纤维和基质，内膜增厚。增生早期，子宫腺少，短而细；增生中期，子宫腺增多，增长而稍弯曲，腺细胞胞质内出现糖原；增生晚期，子宫内膜增厚，子宫腺继续增多、增长且弯曲，腺腔扩大，腺细胞呈柱状，腺细胞顶部有分泌颗粒，核下区糖原聚集，在染色切片上糖原被溶解而显示核下空泡；螺旋动脉也增长、弯曲。增生末期子宫腺增长弯曲，腺腔增大，开始分泌；螺旋动脉更加增长、弯曲。当卵巢内有一个卵泡发育成熟并排卵，子宫内膜随之进入分泌期。

2. 分泌期（secretory phase） 月经周期的第 15～28 天。此期因排卵后卵巢内黄体形成，故又称黄体期（luteal phase）。在黄体分泌的雌激素和孕激素作用下，子宫内膜继续增厚，可达 5～7mm。子宫腺进一步变长、极度弯曲，腺腔膨胀，糖原由腺细胞核下区移到细胞顶部核上区，并排入腺腔，腺腔内充满含糖原等营养物质的黏稠液体。同时，固有层基质内组织液增多呈水肿状态。螺旋动脉继续增长，更加弯曲并深入内膜浅层。基质细胞继续增殖肥大，胞质内充满糖原和脂滴，称为前蜕膜细胞（predecidual cell）。此时，卵若受精，子宫内膜进入妊娠期，内膜继续增厚，发育为蜕膜（decidua），前蜕膜细胞变为蜕膜细胞（decidua cell）；若卵未受精，卵巢内的月经黄体退化，内膜功能层将脱落，进入月经期。

3. 月经期（menstrual phase） 月经周期的第 1～4 天。由于排卵未受精，卵巢月经黄体退化，雌激素和孕激素水平骤然下降，引起子宫内膜功能层的螺旋动脉持续性收缩，使子宫内膜缺血，导致包括血管壁在内的各种组织细胞坏死。而后，螺旋动脉又突然短暂扩张，导致功能层的血管破裂，血液流出并积聚在内膜浅层，最后血液及坏死的内膜组织块一起剥落进入子宫腔，经阴道排出，即为月经（menstruation）。在月经期末，功能层全部脱落，基底层的子宫腺细胞迅速分裂增生，并向子宫腔表面推移，修复子宫内膜上皮。待月经期结束，其他组织也开始增生，进入增生期。

（三）子宫颈

子宫颈壁也由黏膜、肌层和外膜组成。子宫颈外膜为纤维膜；肌层由散在的平滑肌和富有弹性纤维的结缔组织构成；黏膜由上皮和固有层组成。子宫颈前后壁正中线各有一条纵行黏膜皱襞，从此向外发出多个不规则的斜行皱襞，皱襞间的裂隙形成腺样的隐窝，形似分支管样腺，称子宫颈腺。上皮为单层柱状，由少量纤毛细胞、较多分泌细胞和储备细胞（reserve cell）组成。分泌细胞呈柱状，其分泌黏液的功能也随雌激素和孕激素水平的改变发生周期性变化；纤毛细胞散在于分泌细胞之间，游离面的纤毛朝阴道方向摆动，有利于分泌物排出并流向阴道；储备细胞较小，为干细胞，散在于柱状细胞和基膜之间，参与上皮的更新和损伤的修复。在慢性炎症时，储备细胞可增殖化生为复层扁平样上皮，在增殖过程中也可发生癌变。在子宫颈外口处，子宫颈阴道部的上皮为复层扁平上皮，是单层柱状上皮与复层扁平上皮移行区（图 19-12），分界清晰，是宫颈癌的好发部位。

宫颈黏膜不发生周期性剥脱，但其分泌物的性质却发生周期性变化。排卵时，子宫颈分泌物增多，稀薄，有利于精子通过。黄体形成后，分泌物减少且黏稠，使精子难以穿过。妊娠期间，子宫颈内膜增厚，黏膜皱襞增多，分泌物黏稠度更高，可阻止精子和微生物进入子宫。

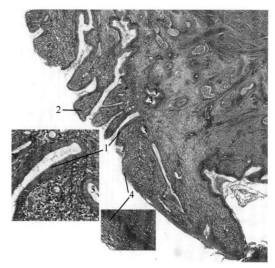

图 19-12　子宫颈及阴道交界部光镜图

1. 单层柱状上皮；2. 固有层；3. 子宫腺；4. 复层扁平上皮

（四）卵巢和子宫内膜周期性变化的神经内分泌调节

子宫内膜的周期性变化受下丘脑-垂体-卵巢激素的调节。下丘脑弓状核等处的神经内分泌细胞分泌促性腺激素释放激素（GnRH），作用于腺垂体远侧部，使远侧部嗜碱性细胞分泌卵泡刺激素（FSH）和黄体生成素（LH）。FSH 作用于卵巢，促进卵泡生长、发育成熟并分泌大量雌激素，使子宫内膜从月经期转入增生期。当血中雌激素达到一定浓度时，反馈作用于下丘脑和垂体，抑制 FSH 的分泌，但促进 LH 的分泌。在 FSH 和 LH 的协同作用下，卵巢内卵泡成熟、排卵并形成黄体。黄体分泌孕激素和雌激素，可促使子宫内膜进入分泌期。当血液中的孕激素增加到一定浓度时，可负反馈地作用于下丘脑和垂体，抑制 GnRH、FSH 和 LH 的分泌，致使黄体退化，血中雌激素和孕激素减少，子宫内膜进入月经期。血中低浓度的孕激素和雌激素又可反馈作用于下丘脑和垂体，使其释放 FSH，卵泡又开始生长发育，使子宫内膜进入下一周期的增生期。上述循环周而复始，下丘脑-垂体有节律地调节卵巢的活动周期与子宫内膜的周期保持同步变化，以适应排卵、受精、胚泡植入和生长发育的需要。目前临床上使用的女用避孕药（多为雌、孕激素衍生物）即基于上述原理，通过抑制下丘脑和脑垂体的活动，使卵泡不能发育，从而达到避孕的目的。

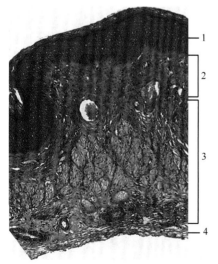

图 19-13　人阴道光镜图

1. 复层扁平上皮；2. 固有层；3. 肌层；4. 外膜

四、阴　　道

阴道壁由内向外分为黏膜、肌层和外膜。黏膜由上皮和固有层组成（图 19-13）。黏膜突起形成许多环行皱襞。黏膜上皮较厚，为未角化复层扁平上皮，其中有朗格汉斯细胞。排卵前后，在雌激素作用下，上皮细胞内聚集大量糖原。浅层细胞脱落后，糖原被阴道内的乳酸杆菌分解为乳酸，使阴道液呈酸性，能抑制微生物生长并防止病菌进入子宫。老年或其他原因导致雌激素水平下降时，阴道上皮细胞内糖原减少，阴道液 pH 上升，细菌容易生长繁殖，发生阴道感染。阴道上皮的脱落和更新也与卵巢活动周期关系密切，可根据阴道脱落上皮细胞类型的不同推断卵巢的内分泌功能状态。阴道中的脱落细胞还含有从子宫内膜和子宫颈脱落的上皮细胞，故临床上常将做阴道脱落细胞的涂片作为生殖道疾病，特别是宫颈癌的检查方法之一。黏膜固有层由含丰富的毛细血管和弹性纤维的致密结缔组织构成。肌层较薄，由内环行、外纵行的两层平滑肌构成，肌束间弹性纤维丰富，使阴道壁易且有扩张性。阴道外口为环行骨骼肌构成的括约肌。外膜为富含弹性纤维的致密结缔组织。

五、乳 腺

乳腺的主要功能是分泌乳汁、哺育婴儿，不属于女性生殖器官。女性乳腺的结构随年龄和生理状况发生明显的变化。女性乳腺（mammary gland）于青春期开始发育。妊娠期和哺乳期的乳腺有泌乳活动，称活动期乳腺；性成熟期无泌乳活动的乳腺称静止期乳腺。

乳腺为外分泌腺，由腺泡、导管及结缔组织组成。乳腺的实质被结缔组织分隔为15～25叶，每叶又被分隔成若干小叶，每个小叶为一个复管泡状腺。腺泡上皮为单层立方或柱状，腺腔很小，腺上皮与基膜之间有肌上皮细胞。导管包括小叶内导管、小叶间导管和总导管。小叶内导管管壁多为单层立方或柱状上皮，小叶间导管管壁则为复层柱状上皮，总导管又称输乳管，开口于乳头，管壁上皮与乳头表皮相连续，为复层扁平上皮。小叶间结缔组织内含有大量的脂肪细胞。

（一）静止期乳腺

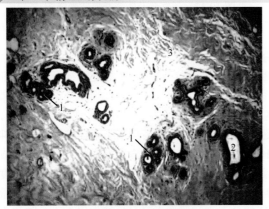

图 19-14　静止期乳腺光镜图
1. 腺泡；2. 导管；3. 结缔组织

指绝经前无泌乳活动的乳腺，结构特点是：腺泡小而少，导管不发达，脂肪组织和结缔组织丰富。此期乳腺随月经周期有些变化。排卵前后，腺泡与导管略有增生和充血，乳腺可略增大（图 19-14）。

（二）活动期乳腺

妊娠后期和哺乳期的乳腺分泌乳汁，称活动期乳腺。妊娠期在雌激素和孕激素的影响下，乳腺腺泡和导管迅速增生，腺泡增大，结缔组织和脂肪组织相应减少（图 19-15）。妊娠后期，在垂体分泌的催乳激素的作用下，腺泡开始分泌。乳腺为顶浆分泌腺，分泌物含脂滴、乳蛋白、乳糖和抗体等。第一次分泌给新生儿的乳汁称初

乳（colostrum），与规律性的泌乳相比，它含有少量脂肪和大量蛋白质，富含抗体。初乳中还常有吞噬脂滴的巨噬细胞，称初乳小体（colostrum corpuscle）。哺乳期乳腺与妊娠期乳腺结构相似，但结缔组织更少，腺体发育更好，腺泡腔增大，腺泡处于不同分泌时期。在不同的小叶内，合成和分泌活动交替进行，故可见分泌前的腺泡上皮呈高柱状，分泌后的腺泡上皮呈立方形或扁平状，腺腔内充满乳汁。停止哺乳后，催乳素水平下降，乳腺分泌活动停止，腺组织逐渐萎缩，结缔组织和脂肪组织增多，乳腺又回到静止期状态。

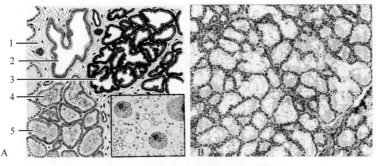

图 19-15　活动期乳腺模式图和光镜图
A. 模式图；B. 光镜图。1. 小叶间结缔组织；2. 小叶间导管；3. 分泌后腺泡；4. 分泌前腺泡；5. 乳汁

子宫内膜异位症

由于某种原因，子宫内膜组织生长在宫腔壁表面以外的异常位置而引起的病变，称子宫内膜异位症。这种异位的内膜通过镜检发现与正常的子宫内膜相同；也受雌激素的作用而随月经周期有明显变化，但仅有部分受孕激素影响，能产生少量月经。患者如受孕，异位内膜可有蜕膜样改变。在发生部位上，若异位的子宫内膜发生在子宫以外的组织器官，以卵巢最为常见，称外在性子宫内膜异位症；若异位的子宫内膜出现于子宫肌层内，称子宫腺肌病（以前也称内在性子宫内膜异位症）。子宫内膜异位症的主要临床表现为痛经、月经不调及不孕。本病发病率较高，多发生在30～40岁的妇女。

目前临床治疗上没有特效治疗方法，主要有西药治疗、手术治疗、放射治疗及中药治疗。西药治疗通常采用促性腺激素释放激素激动剂，三苯氧胺、达那唑等，可令异位子宫内膜组织萎缩，从而达到治疗目的。手术治疗是指切除内膜异位病灶，有的甚至切除子宫、卵巢；适用于药物无效的重症患者。放射治疗是指通过X射线等破坏卵巢组织来消除卵巢激素的影响，使异位的内膜萎缩，达到治疗的目的。但都会带来不同程度的副作用。

（李美香）

第 20 章 胚胎学总论

思维导图

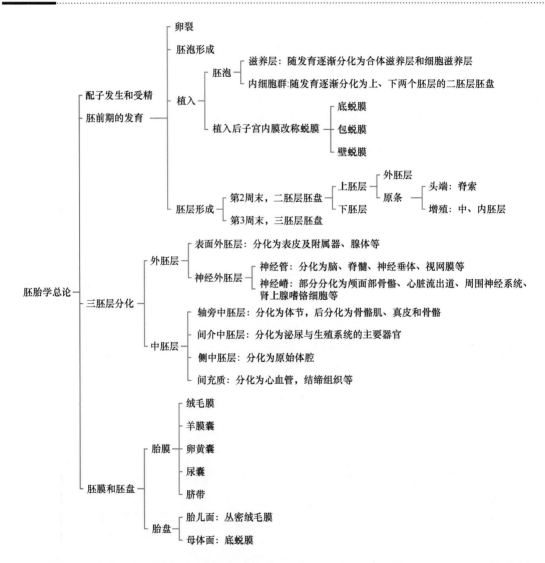

胚胎学（embryology）是研究生物个体从受精卵发生、发育为新生个体的过程及其机制的科学，研究内容包括生殖细胞形成、受精、胚胎发育、胚胎与母体的关系、先天性畸形等。如果研究对象为人体，则称为人体胚胎学（human embryology）。本章将简要介绍胚胎学的研究内容和意义，按胚胎发生的时间顺序，分别讲述配子发生和受精、胚前期的发育、胚期的发育、胎期的发育、胎膜和胎盘、双胎、多胎和连体双胎。

一、胚胎学的研究内容和意义

从受精卵开始，人胚胎在母体子宫中发育经历 38 周（约 266 天），可分为 3 个时期。①胚前期（preembryonic period）：从受精到第 2 周末二胚层胚盘出现；②胚期（embryonic period）：从第

3 周至第 8 周末，在此期末，胚（embryo）的各器官、系统与外形发育初具雏形；③胎期（fetal period）：从第 9 周至出生，此期内的胎儿（fetus）逐渐长大，各器官、系统继续发育成形，部分器官也逐渐出现一定的功能活动。此外，从第 26 周胎儿至出生后 4 周的新生儿发育阶段被称为围生期（perinatal stage）。此时期的母体与胎儿及新生儿的保健医学称为围产医学。出生后，各器官和系统还要经历相当长时期的生长发育方能成熟，然后稳定一段时间，逐渐衰老退化。这一过程可分为婴儿期、儿童期、少年期、青年期、成年期和老年期。研究出生前和出生后生命的全过程的科学则称为人体发育学（development of human）。

随着胚胎学研究的不断深入，新的生物技术方法的不断发展和多学科的交叉融合，胚胎学可分为以下分支学科。

1. 描述胚胎学（descriptive embryology）　主要应用形态学的方法（如光镜、电镜技术）观察胚胎发育的形态演变过程，包括外形的演变，从原始器官到永久性器官的演变、系统的形成，细胞的增殖、迁移和凋亡等，是胚胎学的基本内容。

2. 比较胚胎学（comparative embryology）　以比较不同种系动物（包括人类）的胚胎发育为研究内容，寻找生物进化过程及其内在规律，为深入理解人胚的发育机制提供依据。

3. 实验胚胎学（experimental embryology）　通过对胚胎或体外培养的胚胎组织给予化学、物理因素刺激，或施加显微手术，以揭示胚胎发育的内在规律和机制。

4. 化学胚胎学（chemical embryology）　应用化学和生物化学相关技术，研究胚胎发生过程中细胞和组织内某些化学物质的变化与胚胎发育的关系。

5. 分子胚胎学（molecular embryology）　用分子生物学的理论和技术，研究胚胎发生过程中基因表达的时间顺序、空间分布与调控因素；研究基因表达产物即各种蛋白质在胚胎发育中的作用，阐明胚胎发育的分子过程和机制，是当前胚胎学最为活跃的领域。

6. 生殖工程学（reproductive engineering）　是一门正在迅速发展、非常有前景的新兴学科，是通过人工介入早期生殖过程，以获得人们期望的新生个体。其主要技术有体外受精、早期胚胎培养、胚胎移植、卵质内单精子或细胞核注射、配子和胚胎冻存等。试管婴儿和克隆动物是该领域中最著名的成就。

7. 畸形学（teratology）　胚胎发育过程中，由于遗传因素或环境有害因素的影响，可导致胚胎异常发育，从而引起先天性畸形。研究各种先天性畸形发生的原因、机制和预防措施的学科称为畸形学。

胚胎学是一门重要的医学基础课。胚胎从一个细胞（受精卵）发育为足月胎儿的过程中，每一部分都在发生复杂的动态变化，因此，在观察、理解、描述和记忆胚胎发生、各器官的形态结构、位置时，除了三维概念外，还要有时间概念，结合空间思维，紧密联系解剖学和组织学的知识，建立立体动态的胚胎发育概念。对于医学生来说，只有在学习了人体胚胎学之后，掌握人体外形、体内各系统、器官、组织、细胞是如何发生演化的，才能更好地理解各种畸形的成因，理解多门医学基础课（如病理学、遗传学等）和临床课（如妇产学、儿科学）的基本理论，最终才能正确认识和诊断治疗疾病。

二、配子发生和受精

（一）配子发生

配子（gamete）又称生殖细胞。男性配子为精子（spermatozoon），女性配子为卵子（ovum）。配子起源于卵黄囊壁上的原始生殖细胞（primordial germ cell），通过变形运动迁至生殖嵴（genital ridge）或生殖腺嵴，并在此分化为精原细胞或卵原细胞。配子发生（gametogenesis）是指具有受精能力的生殖细胞的成熟过程，主要通过两次特殊的细胞分裂而完成，称减数分裂（meiosis）或成熟分裂（maturation division）。在第一次减数分裂（meiosis Ⅰ）之前的分裂间期，初级精/卵母细胞（primitive spermatocyte/oocyte）进行 DNA 合成和染色体复制，其所含 23 对染色体中的每一个染色体都由两条姐妹染色单体（sister chromatid）构成，致使每个初级精/卵母细胞都含有 2 倍数的染色体和4倍量DNA（4n DNA）。在第一次减数分裂中，成对的同源染色体（homologous chromosome）配对联会（synapsis），姐妹染色单体间发生基因交换。随后，同源染色体分离并分别进入分裂后的两个子细胞即次级精/卵母细胞（secondary spermatocyte/oocyte）。这样，每个次级精/卵母细胞就含有 23 条单倍数的染色体和二倍量的 DNA（2n DNA）。次级精/卵母细胞几乎不经过分裂间期便进入了第二次减数分裂（meiosis Ⅱ）。此时两条姐妹染色单体赖以连在一起的着丝粒分裂，于是两姐妹染色单体分离并分别进入两个子细胞，即精子细胞（spermatid）或卵子（ovum）。这样，每个精子细胞或卵子中既含 23 条单倍数的染色体，又含单倍量 DNA（ln DNA），成为真正的单倍体细胞（haploid cell）。精子细胞经过形态结构的变化而成为只含少量细胞质、由头尾构成的蝌蚪形的精子。卵子不再发生形态结构的变化。一个初级精母细胞经过两次减数分裂和复杂的形态结构变化，可生成 4 个男性配子——精子，其中 2 个精子的性染色体为 X，其余 2 个精子的性染色体为 Y。一个初级卵母细胞经过两次减数裂，只生成一个女性配子——卵子，另外 3 个细胞为极体（polar body），其性染色体均为 X（图 20-1）。

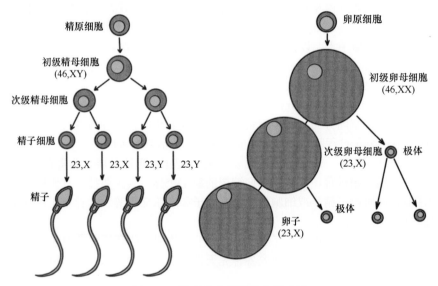

图 20-1　精子和卵子的发生模式图

减数分裂是配子发生中必须经历的两次特有的细胞分裂。由于在第一次减数分裂中发生同源染色体的联会和姐妹染色单体之间的基因交换，因而染色体上的基因产生新的组合。由于同源染色体的分离和自由组合，以及第二次减数分裂中姐妹染色单体的分离和自由组合，便产生了多种不同染色体组合的配子。这样，通过两次减数分裂，便产生了遗传构成多样性的男性配子和女性配子。同时，通过减数分裂生成了单倍体的配子，从而为受精后恢复二倍体奠定了基础（图 20-2）。

（二）受精

受精（fertilization）是精子与卵子相互融合生成受精卵的过程，一般于排卵后的 12 小时内发生，受精部位多发生于输卵管的壶腹部。

成熟卵泡破裂、次级卵母细胞从卵巢表面排出的过程称为排卵（ovulation）。包绕次级卵母细胞的透明带和放射冠与次级卵母细胞一起被排出。排卵前 36～48 小时，初级卵母细胞完成了第一次减数分裂，形成次级卵母细胞，次级卵母细胞随即开始第二次减数分裂并停止于第二次减数分裂的中期。排卵时，受高水平雌激素的调节，输卵管伞部的突起伸长，其中的平滑肌节律性收缩，在卵巢表面扫描样运动；同时，输卵管上皮表面的纤毛向子宫腔方向快速摆动，输卵管壁上的平滑肌节律性收缩，输卵管腔内的液体向子宫腔方向流动。这些因素使排出的次级卵母细胞连同其周围的透明带和放射冠进入输卵管并向子宫腔方向运转（图 20-3）。当其到达壶腹部时，此处管腔大、液流速度慢，其运转速度减缓，因此受精常在此处发生。

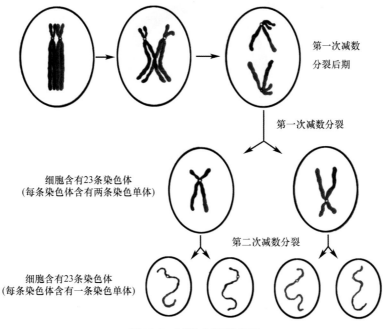

图 20-2　减数分裂模式图

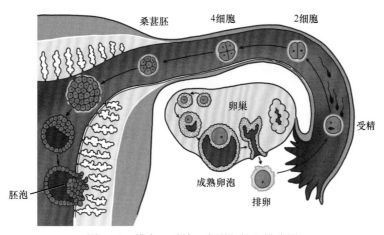

图 20-3　排卵、受精、卵裂与植入模式图

在生精小管内发生并在附睾内完成成熟发育的精子仍不能使卵子受精，必须经过获能后才具受精能力。精子获能（sperm capacitation）是精子在女性生殖管道特别是输卵管中运行的过程中完成的。此时，精子表面的一些糖蛋白衣和精浆蛋白从精子头部脱落，于是顶体表面的细胞膜裸露。当获能后的精子遇到卵细胞周围的放射冠时，便释放顶体酶，溶解放射冠颗粒细胞之间的基质，穿越放射冠，接触透明带。在透明带蛋白 3（zona protein 3，Zp3）与精子细胞膜上的相应受体的介导下，精子与透明带黏附并释放顶体酶，这一过程称为顶体反应（acrosome reaction）。在顶体酶的作用下，精子穿越透明带与卵细胞膜接触并与卵细胞融合（图 20-4）。精子头侧面的细胞膜与卵细胞膜融合，精子的细胞核和细胞质进入卵子内。精子与卵细胞膜的接触和融合引发了卵浆内皮质颗粒释放溶酶体酶，这一过程称为皮质反应（cortical reaction）。这些酶改变了透明带的性质，从而灭活了透明带表面的精子特异性受体并阻止了精子的穿越，这一过程称透明带反应（zona reaction）。透明带反应使一个精子进入卵浆后，其他精子不能进入，从而保证了单精受精，防止了多精入卵。

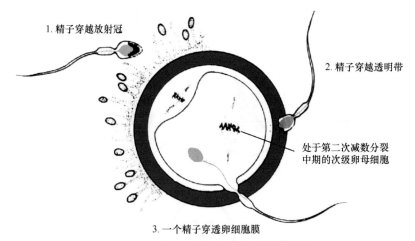

1. 精子穿越放射冠

2. 精子穿越透明带

处于第二次减数分裂
中期的次级卵母细胞

3. 一个精子穿透卵细胞膜

图 20-4　精子穿入卵细胞的过程模式图

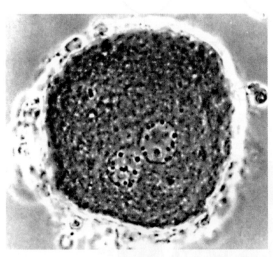

图 20-5　受精过程的原核期，示卵原核和精原核

精子的进入不仅引发了透明带反应，而且启动了静息在分裂中期的次级卵母细胞的第二次减数分裂，生成了一个成熟的女性生殖细胞——卵子和一个几乎不含细胞质的极体细胞（polar cell）。卵子的细胞核呈泡状，称卵原核（ovum pronucleus）或雌原核（female pronucleus）。精子的细胞核紧靠卵原核并胀大呈泡状，称精原核（sperm pronucleus）或雄原核（male pronucleus）（图 20-5）。两个原核中均含有 23 条染色体，通过合成 DNA，复制染色单体，每个染色体均由两个姐妹染色单体构成。两原核进一步贴近，核膜消失，染色体释放到卵浆中，来自两个原核的染色体相互混合，形成了一个由精子与卵子融合而成的、含有 46 条染色体的二倍体细胞——受精卵。至此，受精过程完成。

受精是生殖过程中的一个关键环节，受精卵是精子和卵子相互融合的产物，是新个体的开端。受精使父系和母系的遗传物质融合，形成了新的染色体组合和基因组合，促进了个体的遗传多样性。受精决定了新个体的遗传性别。如果性染色体为 X 的精子与卵子受精，新个体的遗传性别就会是女性（46，XX）；如果性染色体为 Y 的精子与卵子受精，新个体的遗传性别就会是男性（46，XY）。受精激活了卵细胞的代谢过程，启动了受精卵的卵裂。没有受精的卵细胞不能完成第二次减数分裂，排卵 24 小时后即退变死亡。受精卵在受精后 30 小时就会完成第一次卵裂，40 小时左右达 4 个卵裂球，3 天左右便形成由 12～16 个卵裂球构成的桑葚胚。

三、胚前期的发育

（一）卵裂和胚泡形成

受精卵形成后便开始了连续的细胞分裂，其分裂形式虽属有丝分裂，但与通常的有丝分裂相比，有若干特点，故称为卵裂（cleavage），分裂后的子细胞称卵裂球（blastomere）。卵裂最大的特点是：随着卵裂的进行，卵裂球之间出现了越来越明显的差异，即细胞分化；卵裂始终在透明带内进行，因而随着卵裂球数目的增加，每个卵裂球的体积逐渐减少。受精后 30 小时第一次卵裂完成，进入 2 细胞期。受精后 40 小时左右，第 2 次卵裂结束，进入 4 细胞期。受精后第 3 天，卵裂球达 12～16 个，细胞排列紧密，外观似桑葚，故称桑葚胚（morula）（图 20-6）。桑葚胚进入子宫腔后，卵裂球很快增至 100 个左右，细胞分化更加明显。细胞间先是出现了一些小间隙，后融合为一个大腔，使整个胚呈泡状，故称胚泡（blastocyst）（图 20-6）。胚泡中央的腔为胚泡腔（blastocyst cavity），包绕胚泡腔的一层扁平细胞为滋养层（trophoblast），胚泡腔一端有一团细胞，称内细胞群（inner cell mass）。这群细胞是多能干细胞（multipotential stem cell），未来分化为胚胎的各种组织结构和器官系统，故又称成胚细胞（embryoblast）。

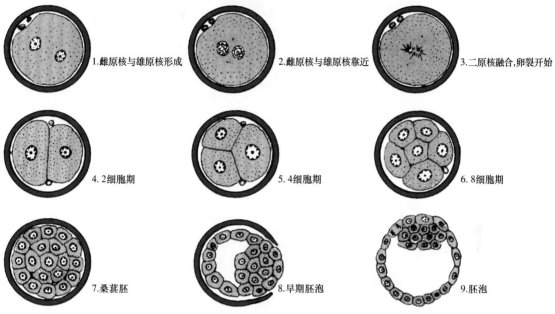

1. 雌原核与雄原核形成　　2. 雌原核与雄原核靠近　　3. 二原核融合，卵裂开始

4. 2 细胞期　　5. 4 细胞期　　6. 8 细胞期

7. 桑葚胚　　8. 早期胚泡　　9. 胚泡

图 20-6　卵裂和胚泡形成模式图

（二）植入

胚泡进入子宫内膜的过程称为植入（implantation），开始于受精后第 5 天末或第 6 天初，完成于第 12 天左右。

受精后第 4 天末，包绕胚泡的透明带开始解体，于是胚泡逐渐从透明带中孵出。第 5 天，滋养层完全裸露。此时，覆盖内细胞群的胚端滋养层细胞首先与子宫内膜上皮黏附并率先进入子宫内膜。进入子宫内膜的滋养层细胞分裂增殖并分化为两层，即内面的细胞滋养层（cytotrophoblast）和外面的合体滋养层（syncytiotrophoblast）。合体滋养层无细胞界限，呈合胞体样；细胞滋养层的细胞略呈立方形，细胞界线清楚，细胞不断分裂增殖并加入合体滋养层，使合体滋养层逐渐加厚（图 20-7，图 20-8）。

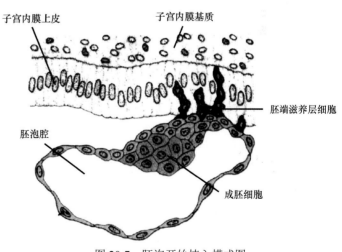

图 20-7　胚泡开始植入模式图

受精后第 9 天，胚泡已深入子宫内膜基质，子宫内膜上皮的植入口由纤维蛋白凝栓封堵（图 20-9）。与此同时，合体滋养层增厚并形成若干陷窝，称滋养层陷窝（图 20-9）。

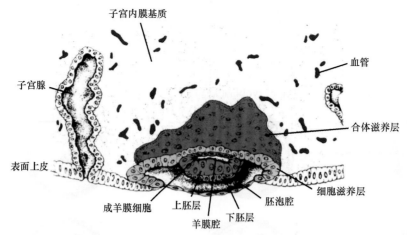

图 20-8　受精后第 8 天胚泡部分进入子宫内膜模式图

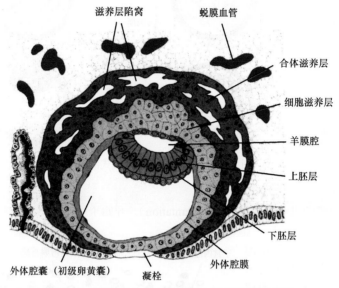

图 20-9　受精后 9 天人胚泡植入即将完成模式图

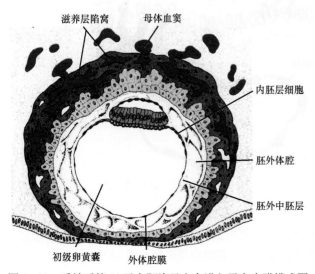

图 20-10　受精后第 12 天人胚泡已完全进入子宫内膜模式图

受精后第 12 天左右，胚泡已完全进入子宫内膜，内膜表面的植入口已被表面上皮完全覆盖，从子宫腔内可以看到一个轻微突起。此时，合体滋养层内的陷窝增多，并相互沟通成网。子宫内膜中的小血管被合体滋养层侵蚀而破裂，血液流入陷窝网（图 20-10）。

植入是遗传构成不同的两种组织——胚泡和子宫内膜相互识别、相互黏附、相互容纳的过程，是生殖过程中继受精之后的又一个关键环节。这一复杂的生物学过程受到雌激素、孕激素的调控和多种细胞因子的介导，同时还受到子宫腔内环境的影响，这些因素中的任何一个环节出现异常，都会引起不孕。人为地干扰其中的某一个环节，就会达到避孕的效果。

植入最常发生于子宫体部和底部的后壁。偶尔也会植入在子宫颈内口附近，并在此形成胎盘，称前置胎盘（placenta praevia）。这种情况常常会在分娩时发生大出血，因而多行剖宫产。植入也会发生在子宫以外，称宫外孕（extrauterine pregnancy）又称异位妊娠（ectopic pregnancy）。有约95%的宫外孕发生于输卵管，其中大部在输卵管的壶腹部和峡部。宫外孕也可发生于卵巢，称卵巢妊娠（ovarian pregnancy）；也可发生于腹膜上，特别是子宫直肠陷窝。在宫外孕中，多数胚胎早期死亡并被吸收，少数发育较大后破裂而引起大出血。

（三）蜕膜和初级绒毛的形成

在植入过程中，子宫内膜和滋养层也发生复杂的变化。

1. 蜕膜的形成 植入部位的子宫内膜首先发生反应性变化，后逐渐扩展至整个子宫内膜。子宫内膜的变化主要有：子宫内膜进一步增厚，血管增生，血供更加丰富；子宫腺扩大、分泌旺盛，腺腔内充满分泌物；基质细胞肥大，胞质内富含糖原颗粒和脂滴，这种细胞称为蜕膜细胞（decidua cell）；细胞间隙增大，呈"水肿状态"。这些变化统称为蜕膜反应（decidua reaction），经蜕膜反应之后的子宫内膜称为蜕膜（decidua）。

根据蜕膜与植入胚泡的位置关系，通常将蜕膜分为3个部分：位居胚泡深面的部分称为底蜕膜（decidua basalis），覆盖胚泡的浅层部分称为包蜕膜（decidua capsularis），其余部位的蜕膜称为壁蜕膜（decidua parietalis）。底蜕膜未来参与胎盘的形成，包蜕膜和壁蜕膜则逐渐退化（图20-11）。

2. 初级绒毛的形成 受精后第2周末，合体滋养层及其下方的细胞滋养层向蜕膜内突出，形成一些绒毛样突起，称初级绒毛（primary villus）或初级绒毛干（primary stem villus），其轴心为细胞滋养层，外周为合体滋养层（图20-12）。

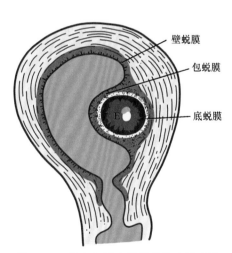

图 20-11 胎盘和子宫蜕膜的关系模式图

E. 胚胎

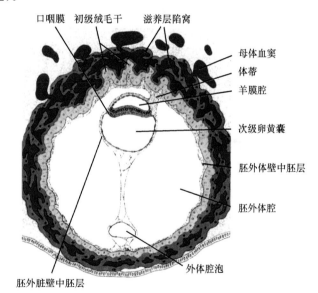

图 20-12 初级绒毛形成模式图

（四）二胚层胚盘及相关结构的发生

1. 二胚层胚盘的发生 胚泡开始植入后，内细胞群的细胞分裂增殖，并于受精后第7~8天分化为上下两层细胞：上层细胞呈高柱状，来自内细胞群中央部位的非极性细胞，称上胚层（epiblast）；下层细胞呈立方状，来自内细胞群外围的极性细胞，称下胚层（hypoblast）。两层细胞紧密相贴，中间有一层基膜相隔。这两层细胞构成的椭圆形盘状结构，称二胚层胚盘（bilaminar germ disc）（图20-8）。

2. 羊膜囊和初级卵黄囊的形成

（1）羊膜囊的形成：受精后第 8 天，随着上胚层细胞的增生，在细胞间出现了一个小的腔隙并逐渐扩大，于是上胚层被分隔成了两层细胞：贴近细胞滋养层内面的一层细胞为成羊膜细胞（amnioblast），以后形成羊膜（amniotic membrane）；与下胚层相贴的一层细胞仍为上胚层。这两层细胞的边缘相延续，环绕中央的羊膜腔，共同构成了羊膜囊（amnion），羊膜腔中充满了羊水（amniotic fluid）（图 20-8）。

（2）初级卵黄囊的形成：受精后第 9 天，下胚层边缘的细胞增生并沿细胞滋养层内面向下迁移，形成了一层扁平细胞，称为胚外体腔膜（exocoelomic membrane）。这层细胞在腹侧汇合时，便与下胚层共同构成了一个囊，称为初级卵黄囊（primary yolk sac），其囊腔就是原来的胚泡腔，下胚层就是其顶（图 20-9）。

3. 胚外中胚层、胚外体腔和次级卵黄囊的形成

（1）胚外中胚层、胚外体腔及体蒂的形成：受精后第 11 天，在细胞滋养层内面与外体腔膜及羊膜之间出现了一层疏松的网状结构，称为胚外中胚层（extraembryonic mesoderm）（图 20-10），其细胞呈星状，可能来自上胚层尾端、外体腔膜或者细胞滋养层，至今仍无定论。受精后第 13 天，随着胚外中胚层的增厚，其中出现了一些小的腔隙，后融合为一个大腔，称为胚外体腔（extraembryonic coelom）（图 20-12）。胚外体腔的出现，将胚外中胚层分隔成了两部分：一部分铺衬在滋养层的内表面并覆盖在羊膜囊的外表面，称为胚外体壁中胚层（extraembryonic somatopleuric mesoderm）；另一部分覆盖在初级卵黄囊的表面，称为胚外脏壁中胚层（extraembryonic splanchnopleuric mesoderm）（图 20-12）。此时，二胚层胚盘连同其上方的羊膜囊和下方的卵黄囊大部被胚外体腔所环绕，只有一束胚外中胚层将其悬吊在滋养层上，这就是连接蒂（connecting stalk），又称体蒂（body stalk）（图 20-12）。

（2）次级卵黄囊的形成：受精后第 2 周末，下胚层周缘的细胞增生，并沿外体腔膜向下迁移，最终在初级卵黄囊内形成一个较小的囊，这就是次级卵黄囊（secondary yolk sac），简称卵黄囊（yolk sac）（图 20-12）。次级卵黄囊的出现掐断了初级卵黄囊与下胚层的连接，使其脱离胚盘并逐渐萎缩退化为若干小泡，位于胚外体腔中，称为外体腔泡（exocoelomic vesicle）（图 20-12）。

四、胚期的发育

（一）三胚层的发生

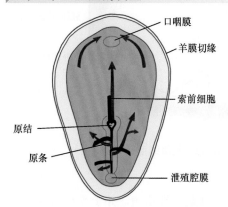

口咽膜
羊膜切缘
索前细胞
原结
原条
泄殖腔膜

图 20-13　细胞迁移形成三胚层胚盘模式图
（背面图）

受精后第 15 天，上胚层细胞增生并向胚盘尾端中线迁移，在胚盘尾端中轴线上出现一条纵行的细胞柱，称原条（primitive streak）。原条的头端膨大，称原结（primitive node）。继而在原条中线出现的浅沟称为原沟（primitive groove），原结中心出现的浅凹称为原凹（primitive pit）（图 20-13）。增生的上胚层细胞继续向原条方向迁移，并经原条下陷。下陷的细胞首先迁入下胚层，并逐渐置换了下胚层细胞，从而形成了一层新细胞，称为内胚层（endoderm）。经原条迁移的另一部分上胚层细胞在上胚层与新形成的内胚层之间扩展，逐渐形成了一层新细胞，称为胚内中胚层（intraembryonic mesoderm），即中胚层（mesoderm）。形成内胚层和中胚层之后的上胚层，改称外胚层（ectoderm）。可见，内、中、外三个胚层均来自上胚层。由三个胚层构成的头端较宽、尾端较窄的椭圆形盘状结构称为三胚层胚盘（trilaminar germ disc），此乃人体发生的原基，构成人体的各种细胞、组织、器官、结构均来源于此（图 20-14）。

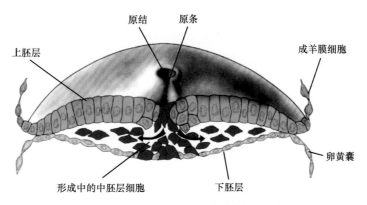

图 20-14 细胞迁移形成三胚层胚盘模式图（冠状切面观）

（二）脊索和尿囊的发生

1. 脊索的发生 经原凹迁移的上胚层细胞在上胚层与形成中的内胚层之间向头侧扩展而形成一个细胞柱，称为脊索突（notochordal process），又称头突。头突嵌镶在刚形成的中胚层的中轴线上，但其头侧有一个圆形区域没有中胚层组织，只有直接相贴的内、外两个胚层组织，这一区域称为口咽膜（buccopharyngeal membrane）。在原条的尾侧也有一个这样的圆形区域，称为泄殖腔膜（cloacal membrane）（图 20-13）。随着原凹向头突中延伸，头突由实心的细胞索变成了空心的细胞管，称为脊索管（notochordal tube）。受精后第 20 天左右，脊索管的腹侧壁与其下方的内胚层融合并破裂，于是脊索管向背侧通过原凹与未来的神经管相通，向腹侧则通过破裂的腹侧壁与未来的肠管相通，故称为神经肠管（neurenteric canal）（图 20-15）。至受精后的第 22～24 天，原始肠管的背侧壁愈合，脊索管的背侧壁形成一条细胞索，称为脊索（notochord）（图 20-15）。

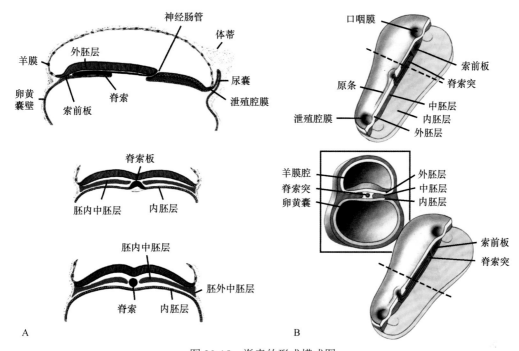

图 20-15 脊索的形成模式图

脊索形成后逐渐向尾端延伸，原条则逐渐向尾端退缩，最后完全消失。如果原条未完全消失，残存部分可形成畸胎瘤。在人体发生中，脊索的出现只是生物进化过程的重演，已失去在脊索动物中的那种支持功能，并很快退化，退化后的遗迹留在椎间盘中央，称为髓核。尽管如此，脊索及脊索突的出现对神经管、体节等中轴结构的发生仍有着重要的诱导作用。

2. 尿囊的发生　受精后第 16 天，卵黄囊尾侧的内胚层细胞增生形成一囊状突起，伸入体蒂中，称为尿囊（allantois）（图 20-15A）。关于尿囊的演变及其生物学意义，将在胎膜中讲述。

（三）绒毛膜的形成和演变

受精后第 2 周末，滋养层表面出现了由合体滋养层及细胞滋养层突出而成的初级绒毛干（primary stem villus），在滋养层的内面覆盖着胚外中胚层。第 3 周初，胚外中胚层长入初级绒毛干的中轴部，于是形成了次级绒毛干（secondary stem villus）。滋养层与其内面的胚外中胚层构成的板状结构，即包绕整个胚胎并长出次级绒毛干的板状结构，称为绒毛膜板（chorionic plate）。绒毛膜板及由此发出的绒毛，统称为绒毛膜（chorion）。第 3 周末，在体蒂、绒毛膜板及次级绒毛干中的胚外中胚层内发生了小血管，具有血管的绒毛称为三级绒毛干（tertiary stem villus），又称固有胎盘绒毛（definitive placental villus）（图 20-16）。绒毛干生长并发出若干分支绒毛，游离于绒毛间隙（intervillous space）的母血中，称为游离绒毛（free villus）。绒毛干的末端固定于底蜕膜上，称为固定绒毛（anchoring villus）。在固定绒毛的末端，原位于合体滋养层内面的细胞滋养层细胞穿过合体滋养层而长入底蜕膜中，形成细胞滋养层细胞柱（cytotrophoblast column）。细胞柱的细胞继续增

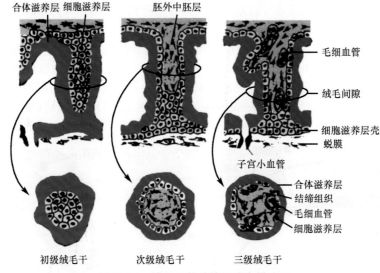

图 20-16　绒毛干的结构和演变模式图

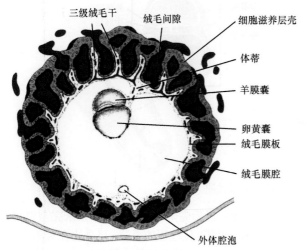

图 20-17　第 3 周末的人胚模式图，示绒毛膜

生，在合体滋养层的外表面扩展，形成一层分隔合体滋养层与底蜕膜的细胞，称为细胞滋养层壳（cytotrophoblast shell）。绒毛干主要通过细胞滋养层柱和细胞滋养层壳固定在底蜕膜上。绒毛间隙是绒毛干之间的一些腔隙，由滋养层陷窝（trophoblastic lacuna）扩大融合而成，与蜕膜中的小血管相通，因而充满了母体血液（图 20-17）。

在胚胎发育的前 6 周，绒毛膜的表面均匀分布着绒毛。6 周后，伸入底蜕膜中的绒毛由于营养丰富而生长茂盛，此处的绒毛膜称丛密绒毛膜（chorion frondosum）。伸入包蜕膜的绒毛因缺乏营养而逐渐萎缩退化，故

此处的绒毛膜称平滑绒毛膜（chorion leave）。从密绒毛膜与底蜕膜共同形成胎盘。

（四）三胚层的分化

1. 外胚层的分化　在脊索突和脊索的诱导下，受精后第 19 天左右，胚盘中轴线两侧的外胚层细胞增生，由单层先后变为假复层和复层，于是形成了一个头端宽尾端窄的椭圆形细胞板，称神经板（neural plate）。构成神经板的这部分外胚层组织，称神经外胚层（neural ectoderm）。第 20～21 天，神经板两侧高起，形成神经褶（neural fold）；中央凹陷成沟，称神经沟（neural groove）。第 22 天时，神经沟开始闭合。最先从第 4～5 对体节平面开始闭合，然后向头尾方向延续。至第 24 天时，头端和尾端各留有一个未闭合的孔，分别称为前神经孔（anterior neuropore）和后神经孔（posterior neuropore）。第 25 天前神经孔闭合，第 27 天后神经孔闭合，形成了一条完全封闭的神经上皮管，称神经管（neural tube）（图 20-18，图 20-19）。神经管是中枢神经系统的原基，将分化为脑、脊髓、松果体、神经垂体和视网膜等。如果神经管未完全闭合，就会引起多种类型的神经管缺陷（neural tube defect）。

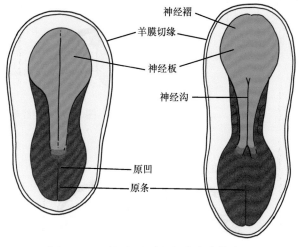

图 20-18　神经板和神经褶的发生模式图

在神经沟闭合为神经管时，神经上皮外侧缘的细胞不进入神经管壁，而是游离于神经管外，形成神经管背外侧的两条纵行细胞索，称神经嵴（neural crest）（图 20-20）。神经嵴是周围神经系统的原基，可分化为脑神经节、脊神经节、交感和副交感神经节及外周神经。另外，神经嵴细胞还远距离迁移，分化为肾上腺髓质中的嗜铬细胞、皮肤表皮的黑素细胞、甲状腺滤泡旁细胞、颈动脉体 I 型细胞。头部神经嵴细胞参与头面部骨、软骨、肌肉、结缔组织的形成，也可参与大动脉根部管壁组织的形成。

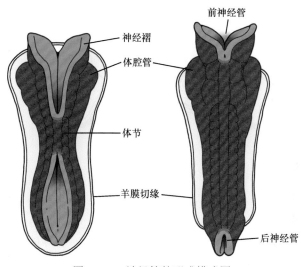

图 20-19　神经管的形成模式图

神经沟闭合后，神经管及神经嵴脱离外胚层，并被表面外胚层覆盖。表面外胚层（surface ectoderm）将分化为皮肤表皮及其衍生结构，如毛发、指（趾）甲、皮脂腺、汗腺、乳腺，还分化为眼、耳、鼻中的感觉上皮，腺垂体，牙釉质，口腔及肛门部的黏膜上皮等。

2. 中胚层的分化　受精第 16 天左右，胚盘中轴线两侧的中胚层细胞增生，形成了两条增厚的中胚层组织带，称轴旁中胚层（paraxial mesoderm）。胚盘两侧边缘的中胚层仍然较薄，称侧中胚层（lateral mesoderm）。轴旁中胚层与侧中胚层之间的中胚层组织称间介中胚层（intermediate mesoderm）（图 20-21）。

（1）轴旁中胚层的分化：受精后第 17 天，轴旁中胚层细胞局部增生，并围绕中心放射状排列成涡轮状，称为体节球（somitomere）。体节球首先出现于头区，然后向尾端延续。头区的体节球是头部间充质的主要来源。从枕区至尾端的体节球进一步衍化为体节（somite）。第一对体节于第 20 天出现于颈区，之后以每天 3 对的速度向尾端进展。直到第 5 周末，共出现 42～44 对体节，包

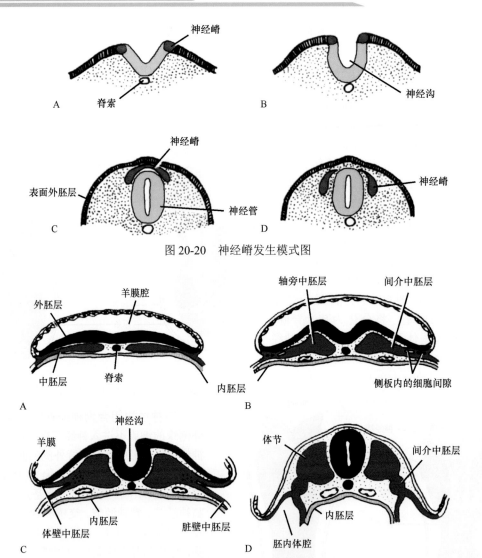

图 20-20　神经嵴发生模式图

图 20-21　胚体横切模式图，示中胚层的早期分化

括 4 对枕节、8 对颈节、12 对胸节、5 对腰节、5 对骶节和 8～10 对尾节。

　　体节的横断面略呈三角形，中央有一腔隙，称体节腔（somitic cavity）（图 20-22）。体节的内侧壁和腹侧壁为生骨节（sclerotome），细胞迁至脊索和神经管周围并包绕这些结构，后分化为脊柱。体节腔的外侧壁为生皮生肌节（dermomyotome），随后分化为生皮节（dermatome）和生肌节（myotome），将分化为真皮、皮下结缔组织、四肢和体壁上的骨骼肌（图 20-22）。每个生皮节和生

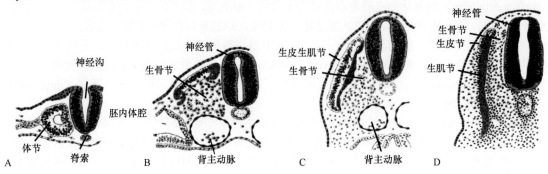

图 20-22　体节的形成和分化模式图

肌节的衍化结构无论距离其来源的生皮节和生肌节多么遥远，都会保持其来源皮节和肌节的神经支配。因此，可以根据某一皮区或某块肌肉的神经支配推断其体节来源。同样，也可根据某一皮区或某块肌肉的体节来源而推断其神经支配。

（2）间介中胚层的分化：间介中胚层是位于轴旁中胚层和侧中胚层之间的一个狭窄的中胚层带，其靠近头侧的部分呈节段性增生，称生肾节（nephrotome），后分化为前肾；靠尾侧的部分不分节，称生肾索（nephrogenic cord），生肾索继续增生，形成左右对称的一对纵向隆起，称尿生殖嵴（urogenital ridge）。泌尿生殖系统主要器官的分化将在第 23 章中讲述。

（3）侧中胚层的分化：侧中胚层是中胚层的边缘部分，位于间介中胚层外侧，胚盘的边缘。其内部出现的小腔隙逐渐融合成一个大的腔隙，称为胚内体腔（intraembryonic coelom），又称为原始体腔。随着胚内体腔的出现，侧中胚层被分隔成了脏壁中胚层（splanchnic meso-derm）和体壁中胚层（somatic mesoderm）两层，前者覆盖着内胚层，并与卵黄囊壁上的胚外脏壁中胚层相延续，未来分化为消化管壁上的平滑肌、结缔组织和腹膜、胸膜、心包膜的脏层；后者铺衬在外胚层内面，与羊膜囊外面的胚外体壁中胚层相延续，未来分化为腹壁和外侧体壁中的肌肉、结缔组织和腹膜、胸膜、心包膜的壁层。此时，胚内体腔与胚外体腔相通。

心脏、血管和淋巴管也来自中胚层。最早的血管和造血干细胞出现于卵黄囊壁上胚外中胚层中的血岛（blood island）。心脏、血管和血液的发生和演变将在第 24 章中讲述。

3. 内胚层的分化　在受精后第 3 周末或第 4 周初，胚盘开始卷折。随着头褶（cephalic fold）、尾褶（caudal fold）和侧褶（lateral fold）的形成和增大，胚体由盘状逐渐变成了圆柱状或圆筒状，内胚层被卷入胚体内，形成一内胚层管，即原始消化管（primitive digestive tube），又称原肠（primitive gut），与内胚层相连的卵黄囊被卷至胚体外，通过卵黄蒂（yolk stalk）与原肠相通。卵黄蒂又称卵黄管（vitelline duct），随着胚胎发育而逐渐变细。与卵黄蒂相对的原肠部称中肠（midgut），中肠之前的原肠部称前肠（foregut），中肠之后的原肠部称后肠（hindgut）（图 20-23）。

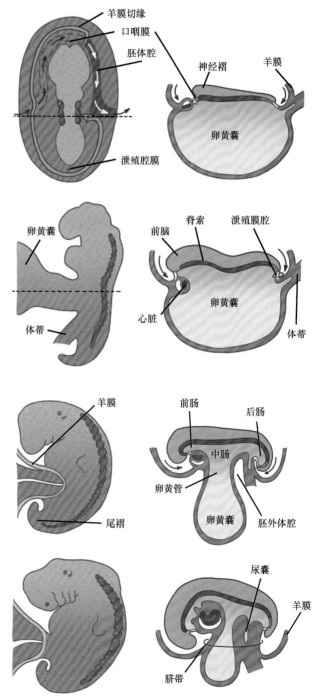

图 20-23　胚体外形的演变和胚体内的相应变化模式图

前、中、后肠分化为消化管的各段，将在第 22 章节讲述。

（五）胚期胚胎外形的变化

第三周初的胚呈椭圆形盘状，直径 0.1～0.2mm，其上方有羊膜囊，下方有卵黄囊，由宽阔的体蒂将其连接至绒毛膜内面，并悬吊在胚外体腔中。

第 20 天的胚已开始向腹侧卷折，形成头褶、尾褶和侧褶，神经沟形成，体节开始出现，胚的最大径为 1.0～2.0mm。

第 23 天的胚长达 3.0mm 左右，神经褶明显，胚盘卷折加大，胚体略呈球状，神经沟已部分融合，体节达 12 对左右，第 1 和第 2 对鳃弓形成，心隆突出现。

第 25 天的胚已卷折成柱状，前神经孔闭合，后神经孔仍存，体节 18 对左右，视泡形成，嗅板出现，心隆突明显，胚长 4.5mm 左右。

第 27 天的胚已出现 3 对鳃弓，体节达 24 对左右，后神经孔闭合，上肢芽出现，胚长 5.0mm 左右。

第 30 天的胚出现了 4 对鳃弓，体节 33 对左右，嗅泡和晶体板形成，后肢芽出现，胚长达 6.0mm 左右。

第 35 天的胚已弯曲成"C"字形，上肢呈桨状，鼻窝清晰可见，体节难以计数，胚长达 10mm 左右。

第 42 天的胚，长达 14mm 左右，手板和足板上出现了指（趾）放线，脑泡明显，耳丘正在形成耳郭，脐疝开始出现。

第 49 天的胚，胚长 22mm 左右，视网膜上出现色素，指（趾）放线分隔，乳头出现，眼睑形成，上颌突与内侧鼻突融合而形成上唇，脐疝增大。

第 56 天是胚期的最后一天，胚长达 31mm 左右，胚胎已具人形。胚头与躯体的比例明显偏大，四肢长，肘和膝屈曲，指（趾）游离分节，面部五官俱全，眼睑未闭，肛膜破裂，脐疝仍存，尾消失。

五、胎期的发育和胚胎龄的计算

（一）胎期的发育

胚胎发育至第 3 个月，其面部更像人脸，眼从头部两侧移至面部近中，眼睑闭合。耳从胎头下部上移至眼鼻平面。四肢长度与躯体长度的比例变小，上肢发育比下肢快且较长。长骨和颅骨的初级骨化中心均已出现。外生殖器官出现了明显的性别分化，可通过超声扫描辨认出性别。肠袢已退回腹腔，脐疝消失。胎儿已有了反射活动，并能引发肌肉收缩，出现各种协调性动作，可以在超声影屏上观察到，但母体仍不能察觉。胎头与胎体的比例很大，胎头长几乎是胎儿顶臀长的一半。

胎儿发育的第 4～5 个月，是胎儿身长增长最快的时期，但体重增加缓慢，第 5 月末胎儿体重仍不足 500g。此时胎头的生长相对减缓，胎体的生长相对加快，致使胎头与胎体的长度之比逐渐减小。至第 5 月末，胎头只是胎儿顶臀长的 1/3。此时，胎儿全身覆盖胎毛（lanugo hair），眉毛和头发也明显可见，孕妇可清楚地感到胎动。

第 6～7 个月的胎儿，由于缺少皮下组织，皮肤多皱褶，体瘦色红。指甲全出现，眼睑张开，睫毛出现。此时多数器官系统已具有功能，但呼吸系统尚无功能。

胎儿出生前的最后 2 个月，体重增长最快，胎儿出生时的体重有近半数是在此期增加的。胎头增长进一步趋缓，躯体生长相对加快，致使出生前胎儿的头长仅是其顶臀长的四分之一。皮下脂肪大量沉积，致使胎儿外观丰满圆滑。皮脂腺分泌旺盛，皮肤表面覆盖一层白色脂类物质，即胎脂（vernix caseosa）。一般情况下，胎儿出生时的体重约 3200g，冠臀长 36cm 左右，冠踵长约 50cm。

（二）胚胎龄的计算

胚胎龄的表示方法有两种：一是以孕妇受孕前最后一次月经的第一天作为胚胎龄的起始日，胎儿娩出日为胚胎龄的最后一天，共 280 天左右，如此计算出的胚胎龄称月经龄。另一种方法是以受精之日为胚胎龄的起始日，至胎儿娩出时，共 266 天左右，如此计算出的胚胎龄称受精龄。月经龄的起始日容易准确记忆，常用于临床预产期的计算，但常因月经周期的个体差异而出现一定误差，用此方法计算出的胚胎龄也并非胚胎发育的真正时间。受精龄表达了胚胎发育的确切时间，故常用于科学研究，学术专著、教科书及参考书中的胚胎发育时间也都是用受精龄表示。但是，受精时间难以准确测定，因而受精龄的应用受到一定限制。

根据受精龄的概念和胚胎发育的时限，推导出了预产期的计算公式：年+1，月-3，日+7，即末次月经的年份加 1，月份减 3，日加 7。例如某孕妇末次月经的第一天为 2020 年 8 月 1 日，其预产期就应该是 2020 年+1=2021 年，8 月-3=5 月，1 日+7=8 日，即 2021 年 5 月 8 日。

在临床实践和法医办案中，常常需要对早产、流产和意外伤害中的胚胎进行胚胎龄的认定。认定的方法是测量胚胎的身长和体重，观察其典型的外部特征，然后与胚胎学家根据大样本测量和观察得出的参数对照，就会从中查出待查胚胎的受精龄（表 20-1，表 20-2）。常用的测量径线有：最大长度（greatest length，GL）；冠臀长（crown-rump length，CRL），又称坐高或顶臀长；冠踵长（crown-heel length，CHL），又称立高或顶跟长（图 20-24）。

表 20-1　胚的外形特征及长度

胚龄（周）	体节（对）	长度（mm）	外形特征
1	0		受精、卵裂，胚泡形成，开始植入
2	0	0.1～0.4GL	圆形二胚层胎盘，植入完成，绒毛膜形成
3	1～4	0.5～1.5GL	梨形三胚层胎盘，神经板和神经褶出现，体节初现
4	4～29	1.5～5.0CRL	胚体渐形成，神经管形成，体节3～29对，鳃弓1～2对，眼鼻耳原基初现，脐带与胎盘形成
5	30～40	5.0～8.0CRL	胚体屈向腹侧，鳃弓5对，肢芽出现，手板明显，体节30～44对
6		9.0～13.0CRL	肢芽分为两节，足板明显，视网膜出现色素，耳郭突出现
7		13.0～21.0CRL	手足板相继出现指（趾）初形，体节不见，颜面形成，乳腺嵴出现
8		21.0～35.0CRL	手指足趾明显，指（趾）出现分节，眼睑出现，尿生殖膜和肛膜先后破裂，外阴可见，性别不分，脐疝明显

表 20-2　胎儿外形主要特征及身长、足长与体重

胎龄（周）	身长（CRL，mm）	体重（g）	外形特征
9	50	8	眼睑闭合，外阴性别不可辨
10	61	14	肠袢退回腹腔，指甲开始发生，眼睑闭合
12	87	45	外阴可辨性别，颈明显
14	120	110	头竖直，下肢发育好，趾甲开始发生
16	140	200	耳竖起
18	160	320	胎脂出现
20	190	460	头与躯干出现胎毛
22	210	630	皮肤红、皱
24	230	820	指甲全出现，胎体瘦
26	250	1000	眼睑部分打开，睫毛出现
28	270	1300	眼重新打开，头发出现，皮肤略皱
30	280	1700	趾甲全出现，胎体平滑，睾丸开始下降
32	300	2100	指甲平齐指尖，皮肤浅红光滑
34～36	340	2900	胎体丰满，胎毛基本消失，趾甲平齐趾尖，肢体弯曲
38	360	3400	胸部发育好，乳房略隆起，睾丸位于阴囊或腹股沟管，指甲超过指尖

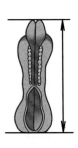
最长值(GL)

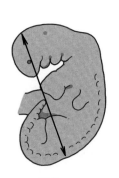
冠臀长(CRL)

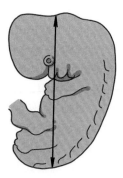
冠臀长(CRL)

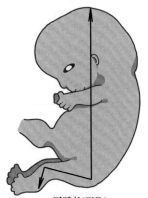
冠踵长(CHL)

图 20-24　胚胎长度测量方法模式图

六、胎膜和胎盘

（一）胎膜

胎膜（fetal membrane）由绒毛膜、卵黄囊、尿囊、羊膜囊和脐带构成。胎膜对胎儿起支持、保护、营养、呼吸、排泄和内分泌功能。

1. 绒毛膜（chorion）　绒毛膜的形成和演变过程已在前面讲述，绒毛膜板、固定绒毛、游离绒毛的微细结构以及绒毛膜与蜕膜的结构关系也已在前面讲述，在此不再赘述。绒毛膜的功能十分重要。绒毛浸浴在绒毛间隙的母血中，从母体血中吸收氧气和营养物质，并排出 CO_2 和代谢废物。绒毛膜还有重要的内分泌功能，可分泌多种激素。人绒毛膜促性腺激素（human chorionic gonadotropin, hCG）是最早分泌的一种激素，可维持母体卵巢黄体继续存在并分泌黄体激素，从而维持妊娠的正常进行。临床上正是利用这一激素设计出了妊娠试验。

2. 卵黄囊（yolk sac）　卵黄囊的发生和演变过程已在本章前面讲述，在此不再赘述。卵生动物的卵黄囊很发达，囊内贮存了大量卵黄物质，为胚胎发育提供全部营养物质。包括人胚在内的哺乳动物胚胎靠胎盘从母体吸收营养物质，其卵黄囊的营养功能丧失，尽管仍然出现，但很快退化，囊内也几乎不含卵黄物质。从这个意义上来说，人胚卵黄囊的出现只是生物进化过程的重演。但是，随着卵黄囊的出现，其壁上的胚外中胚层中出现了血岛，这是人胚发育过程中最早发生血管和造血干细胞的部位。另外，卵黄囊尾侧壁是原始生殖细胞（primordial germ cell）的发生部位，这些细胞最早也是从上胚层迁来的。

正常情况下，卵黄管（vitelline duct）于第 5～6 周闭锁为实心的细胞索，卵黄囊也随之退化。退化后的残迹位于脐带中，有的留在胎盘的胎儿面的羊膜下。

3. 尿囊（allantois）　尿囊是卵黄囊的尾侧壁与胚盘交界处向体蒂内突出形成的一个内胚层盲囊。卵生动物胚胎的尿囊很发达，有气体交换和贮存代谢产物的功能。有些哺乳动物胚胎的尿囊也很发达，参与绒毛膜尿囊胎盘的形成。人胚的尿囊发生于第 3 周初，很不发达，仅存数周便退化，且没有气体交换和排泄功能。从这个意义上说，人胚尿囊的出现只是生物进化过程的重演。但是，随着尿囊的出现，在其壁上的胚外中胚层出现了两对大血管，即一对尿囊动脉和一对尿囊静脉。这两对血管并不随尿囊的退化而退化，而是越来越发达，最终演变成了脐动脉和脐静脉。尿囊大部退化，只有其根部演变成了膀胱的一部分。尿囊先是退化为一条细管，称脐尿管（urachus），后闭锁为一条细胞索，称脐中韧带。

4. 羊膜囊（amnion）　羊膜囊是羊膜（amniotic membrane）环绕羊膜腔（amniotic cavity）而形成的一个囊状结构，腔内充满羊水（amniotic fluid）。其胚胎发生过程已在前面讲述，在此不再赘述。早期的羊膜囊位于胚盘背侧，胚盘的上胚层和之后的外胚层就是羊膜囊的底。随着胚盘向腹侧包卷和羊膜囊的快速生长扩大，胚体逐渐被羊膜囊所包绕。当胚胎由盘状变为筒状时，整个胚体游离于羊水之中。

羊膜薄而透明，厚 0.2～0.5mm，由单层羊膜上皮和薄层胚外中胚层构成。羊水是羊膜腔内的液体，早期的羊水无色透明，主要由羊膜上皮分泌和羊膜的转运而产生。约在 16 周之后，越来越多的胎儿尿液成了羊水的重要来源。胎儿的皮肤黏膜脱落上皮及胎毛、胎脂、胎便也进入羊水，因而羊水逐渐变浑浊。羊水不断产生，也不断通过胎儿吞咽而被肠道吸收，从而形成动态平衡。随着妊娠时间的延续，羊膜囊逐渐增大，羊水量也逐渐增多。妊娠第 10 周只有 30ml，第 20 周增至 35ml，第 7 个月达最高峰，最后 2 个月略有减少。出生前的羊水量一般在 1000ml 左右。如果超过 2000ml，则为羊水过多。如果羊水少于 500ml，则为羊水过少。羊水过多往往预示胎儿神经系统发育障碍或上消化道闭锁。羊水过少往往预示胎儿肾缺如或发育不全，或有尿路阻塞。羊水过少和羊膜腔过小还会阻碍胎儿的正常生长发育，引起各种先天畸形。

羊膜囊和羊水为胎儿的生长发育提供了适宜的微环境，并具有保护胎儿免受外力损伤、防止与周围组织粘连的作用。分娩时，羊水还可促进子宫颈扩张、冲洗软产道。

5. 脐带（umbilical cord） 脐带为一索状结构，一端连于胎儿脐环，另一端连于胎盘的胎儿面，外包光滑的羊膜，内含黏液性结缔组织、脐动脉、脐静脉和退化的卵黄囊、尿囊遗迹，是胎儿与母体间进行物质转运的唯一通道。

脐带的形成与胚盘的卷折密切相关（图 20-23）。当胚盘向腹侧卷折时，其背侧的羊膜囊也迅速生长并随胚盘的卷折而向腹侧包卷。当胚盘卷成筒状胚时，胚盘的周缘形成了宽大的原始脐环（primitive umbilical ring），卵黄囊被卷折于原始脐环之外并缩窄成卵黄管。此时，连于胚盘周缘的羊膜囊完全包裹了整个胚体，将卵黄管、体蒂以及体蒂内的尿囊、尿囊壁上的尿囊动脉、尿囊静脉等挤压在一起并包被成一条圆柱状结构，这就是脐带。与胚内体腔相通的胚外体腔的残存部分也被包裹在脐带中。随着胚胎的发育，脐带逐渐加长，脐带内的胚外中胚层形成了黏液性结缔组织，尿囊动、静脉变成了脐动、静脉，卵黄管和脐尿管逐渐闭锁，残存的胚外体腔也在 10 周后逐渐闭锁。妊娠末期，脐带长达 40～60cm，50cm 左右，直径 2cm 左右。长度超过 80cm 称脐带过长，可发生脐带绕颈、打结、缠绕肢体等异常，可能引起受损部位发育不良、畸形。如果长度不足 35cm，则称脐带过短，可引起胎盘早期剥离等异常。

（二）胎盘

胎盘（placenta）由丛密绒毛膜和底蜕膜构成，前者为胎盘的子体部，后者为胎盘的母体部。胎盘是胎儿与母体进行物质交换的重要结构，同时还具有内分泌和屏障功能。

1. 胎盘的形态结构 胎盘呈圆盘状，中央略厚，边缘稍薄。足月胎儿胎盘的直径 15～20cm，平均厚 2.5cm。胎盘有两个面，即胎儿面和母体面。胎儿面表面光滑，覆盖羊膜，脐带多附着于该面的偏中央，少部分附着于中央或边缘。透过羊膜可以看到脐血管的分支血管由脐带附着处向四周呈放射状走行。母体面粗糙不平，是胎盘从子宫壁剥离后的残破面，由若干不规则走行的浅沟分隔为 15～25 个小区，即胎盘小叶（cotyledon）（图 20-25）。

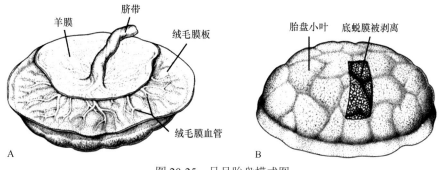

图 20-25 足月胎盘模式图

A. 胎盘的胎儿面；B. 胎盘的母体面

在胎盘的垂直断面上，可见胎盘由"三明治样"三层结构构成：胎儿面为绒毛膜板，母体面为滋养层壳和蜕膜构成的基板，中层为绒毛和绒毛间隙，间隙中流动着母体血（图 20-26）。从绒毛膜板发出约 60 个绒毛干，每个绒毛干又分出数个游离绒毛。从底蜕膜上发出若干楔形小隔伸入绒毛间隙，将胎盘分为 15～25 个小区，每个小区内含有 1～4 个绒毛干及其分支。这些小区就是在母体面上看到的胎盘小叶，分隔这些小叶的隔称胎盘隔（placental septum）。胎盘隔的远端游离，不与绒毛膜板接触，因而胎盘小叶之间的分隔是不完全的，母体血液可以从一个小叶流入相邻小叶（图 20-26）。

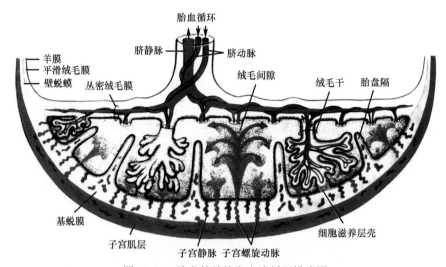

图 20-26　胎盘的结构和血液循环模式图

箭头示血流方向，红色示富含营养和 O_2 的血，黑色示含代谢废物与 CO_2 的血

2. 胎盘的血液循环和胎盘屏障　胎盘内存在母体和子体两套血液循环通路。母体血液循环通路起自子宫动脉的分支，经螺旋动脉和绒毛间隙的血池汇入子宫静脉的属支。胎儿血液循环通路起自脐动脉，经绒毛内毛细血管最终汇入脐静脉。在胎盘小叶内，流经绒毛毛细血管的胎儿血与流经绒毛间隙的母体血并不沟通，两者之间隔着一薄层结构，称胎盘膜（placental membrane），胎儿血与母体血之间的物质交换就是通过这层膜进行的（图 20-26）。胎盘膜是一层选择性透过膜，对一些有害物质具有屏障作用，因此又称胎盘屏障（placental barrier）。胎盘膜最初由绒毛内毛细血管内皮及其基膜、合体滋养层和细胞滋养层及其基膜，以及两基膜之间少量结缔组织基质构成。随着胎儿的发育长大，胎盘膜变得越来越薄，主要是细胞滋养层逐渐消失，合体滋养层变薄。

3. 胎盘的生理功能　胎盘具有物质交换、内分泌及屏障功能。

（1）物质交换和防卫屏障：妊娠期间，胎儿生长发育所需要的氧气和营养物质均通过胎盘从母体获得；胎儿代谢所产生的 CO_2 和代谢废物也都是通过胎盘而排至母体。胎儿与母体之间的这种物质交换是通过胎盘膜实现的。随着胎儿的不断生长发育，胎盘膜的结构越来越薄，其物质交换功能也越来越强。胎儿血与母体血之间通过胎盘膜的这种物质交换过程的机制十分复杂，虽有不少研究成果，但至今仍有不少问题还未能阐明。一般认为，气体、水和电解质的交换通过简单扩散的方式进行，葡萄糖通过易化扩散进行，氨基酸通过主动运输进行，蛋白质通过胞饮和胞吐进行。脂肪酸可自由通过胎盘膜并参与胎儿的脂肪合成，脂溶性维生素以简单扩散的方式通过胎盘膜，水溶性维生素以主动转运的方式通过胎盘膜。

大多数药物都可通过胎盘膜而进入胎儿体内，因而妊娠期间不可轻易服用未经医生核准的药物，以免影响胎儿的正常发育。

胎盘膜对多数细菌具有防卫屏障功能，但不能阻止病毒的通过，因而胎盘膜的这种屏障防卫功能是有限的。有些具有致畸作用的病毒、药物、化学物质通过胎盘膜进入发育中的胚胎后，可引起多种先天畸形。

（2）内分泌功能：胎盘可分泌多种内分泌激素，对于妊娠的正常进行和胎儿的正常生长发育有着非常重要的作用。

人绒毛膜促性腺激素（human chorionic gonadotropin，hCG）是合体滋养层合成和分泌的一种糖蛋白类激素。受精后第 2 周末便出现于母血中，逐渐增多，第 9～11 周达到高峰，随之逐渐下降，近 20 周时降至最低点。孕妇尿中 hCG 的浓度变化曲线与血中的浓度变化曲线相平行。hCG 有多种生理功能，其主要功能类似黄体生成素，可促进孕妇卵巢黄体的继续存在和旺盛分泌，以维持妊娠的正常进行。hCG 还具有抑制母体对胎儿及胎盘的免疫排异功能。

人胎盘催乳素（human placental lactogen，hPL）是一种蛋白类激素，其分子结构与人生长激素相似，其生物学作用也有相似之处。该激素由合体滋养层合成和分泌，其分泌曲线与胎盘的重量增长曲线及胎儿的生长曲线相平行。妊娠初期便出现于母体血中，以后持续升高，妊娠末期达到高峰。这种激素具有促进孕妇乳腺生长发育和促进胎儿生长发育的功能。

人胎盘孕激素（human placental progesterone）和人胎盘雌激素（human placental estrogen）是由合体滋养层合成和分泌的两种类固醇类激素，于妊娠第 4 个月开始分泌，以后逐渐增多并逐渐替代了母体卵巢孕激素和雌激素的功能。至妊娠第 5～6 个月后，即使因病切除卵巢也不会影响妊娠的继续进行。胎盘分泌的雌、孕激素多数进入母体血液，发挥作用后，在肝内代谢，经肾脏随尿液排出。

七、双胎、多胎和连体双胎

（一）双胎

双胎（twins）又称孪生。来自一个受精卵的双胎称单卵双胎（monozygotic twins），来自两个受精卵的双胎称双卵双胎（dizygotic twins）。几乎 2/3 的双胎为双卵双胎，其发生率为 0.7%～1.1%，且随孕妇年龄的增长而升高。在双卵双胎，两个胎儿有各自独立的胎膜和胎盘，但有时也会因两个胚胎在子宫中的植入部位很近而使 2 个胎盘及 2 个羊膜相互融合。由于双卵双胎的两个个体具有不同的遗传构成，因而在表型方面与一般兄弟姐妹相比，并无更多的相似性。单卵双胎的发生率只有 0.3%～0.4%，是一个早期胚胚一分为二的结果。分离最早发生于 2 细胞期，多见于胚泡早期，偶尔也会发生于原条形成期。根据两个单胚分离的时间不同，两者与胎盘和胎膜的关系也不同。如果在卵裂早期分裂，两胎儿就会有各自独立的胎盘、绒毛膜囊和羊膜囊（图 20-27A）。如果在胚泡早期的内细胞群分裂为二，两个胎儿就会共用一个胎盘和一个绒毛膜囊，但具有各自独立的羊膜囊（图 20-27B）。如果在原条形成期分离，两个胎儿就会共用一个胎盘、一个绒毛膜囊和一个羊膜囊（图 20-27C）。由于单卵双胎具有完全相同的遗传构成，因而两个体的性别和遗传表型都完全相同，两者之间进行组织移植或器官移植时，不会发生免疫排异现象（图 20-27）。

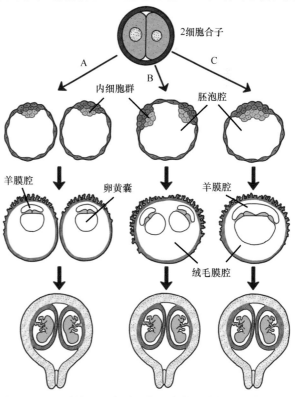

图 20-27 双胎的形成类型及其与胎膜、胎盘的关系模式图

（二）多胎

多胎（multiple birth）的发生率很低。据统计，三胎的发生率约为1/7600，四胎以上的发生率更低，且出生后的死亡率很高。但是，近年来由于促性腺激素在不孕症治疗中的应用，多胎的发生率升高。从理论上讲，来自一个受精卵的多胎称单卵多胎（monozygotic multiple birth），来自多个受精卵的多胎称多卵多胎（polyzygotic multiple birth），如果多胎中既有单卵性也有多卵性，称混合性多胎（mixed multiple birth）。但在实际生活中，这种分类并无多大意义，因为多胎的发生率太低了。

（三）连体双胎

连体双胎（conjoined twins）是指两个未完全分离的单卵双胎。根据相连部位的不同，可分为头连双胎、臀连双胎、胸连双胎、腹连双胎等。连接的深度和广度也有所不同，有的只有肌肉、骨骼相连，有的内脏相连，有的肢体内脏融为一体。如果两个连体胎儿发育相当、大小一致，称对称性连体双胎。如果两个连体胎儿的发育不相当，称不对称性连体双胎，如果其中的一个胎儿很小且发育不完整，常称为寄生胎（parasitus）；如果小而不完整的胎儿被包裹在大胎儿体内，常称为胎内胎；如果小的胚胎被挤压成薄片，常称为纸样胎。连体双胎皆为一个胎盘、一个绒毛膜囊和一个羊膜囊（图20-28）。

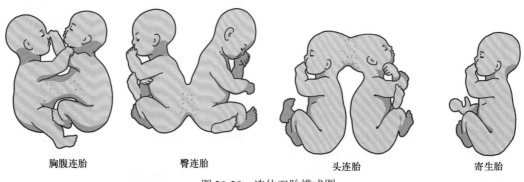

胸腹连胎　　　　　　　臀连胎　　　　　　　头连胎　　　　　　　寄生胎

图20-28　连体双胎模式图

先天性异常

先天性异常亦称出生缺陷、先天性疾病或先天性畸形，是指在宫内生命期发生并能在产前、出生或后来发现的结构性或功能性异常。在许多国家，先天性异常是儿童期死亡、慢性疾病和残疾的重要原因，对个人、家庭、卫生保健系统和社会产生显著影响。最常见的严重先天性异常为心脏缺陷、神经管缺损和唐氏综合征。虽然约半数先天性异常不能归咎于一种特定起因，但还是存在一些已知的起因或危险因素，例如遗传、感染、乙醇、孕产妇营养状况、药物、烟草、精神药物和辐射等，可见胚胎发育微环境尤为重要。通过孕前和围孕期以及产前卫生保健服务提供的公共卫生预防措施，可降低某些先天性异常的发生率，例如避免以上致畸因素的暴露，确保在饮食中充分摄入维生素（特别是叶酸）和矿物质，提高儿童和妇女的疫苗接种覆盖率等。从胚胎学的角度来看，在人胚3～8周时，形成器官原基，最容易受到致畸因子干扰而发生畸形（致畸敏感期），因此关注这段时期的胚胎发育与环境的关系对先天性异常的预防尤为重要。

（王　广）

第21章 颜面和四肢的发生

思维导图

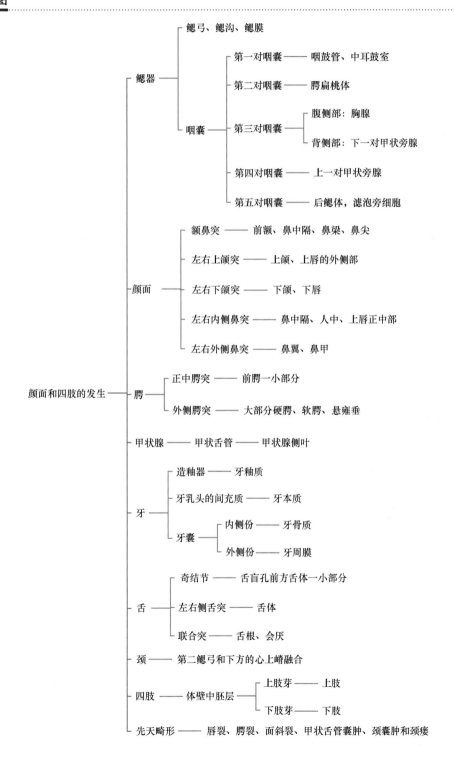

颜面和四肢的发生
- 鳃器
  - 鳃弓、鳃沟、鳃膜
  - 咽囊
    - 第一对咽囊 —— 咽鼓管、中耳鼓室
    - 第二对咽囊 —— 腭扁桃体
    - 第三对咽囊
      - 腹侧部：胸腺
      - 背侧部：下一对甲状旁腺
    - 第四对咽囊 —— 上一对甲状旁腺
    - 第五对咽囊 —— 后鳃体，滤泡旁细胞
- 颜面
  - 额鼻突 —— 前额、鼻中隔、鼻梁、鼻尖
  - 左右上颌突 —— 上颌、上唇的外侧部
  - 左右下颌突 —— 下颌、下唇
  - 左右内侧鼻突 —— 鼻中隔、人中、上唇正中部
  - 左右外侧鼻突 —— 鼻翼、鼻甲
- 腭
  - 正中腭突 —— 前腭一小部分
  - 外侧腭突 —— 大部分硬腭、软腭、悬雍垂
- 甲状腺 —— 甲状舌管 —— 甲状腺侧叶
- 牙
  - 造釉器 —— 牙釉质
  - 牙乳头的间充质 —— 牙本质
  - 牙囊
    - 内侧份 —— 牙骨质
    - 外侧份 —— 牙周膜
- 舌
  - 奇结节 —— 舌盲孔前方舌体一小部分
  - 左右侧舌突 —— 舌体
  - 联合突 —— 舌根、会厌
- 颈 —— 第二鳃弓和下方的心上嵴融合
- 四肢 —— 体壁中胚层
  - 上肢芽 —— 上肢
  - 下肢芽 —— 下肢
- 先天畸形 —— 唇裂、腭裂、面斜裂、甲状舌管囊肿、颈囊肿和颈瘘

一、颜面的发生

人胚发育到第 4 周时，已经从扁平的胚盘卷折成了圆柱形的胚体。此时，胚体头部迅速膨大形成脑泡，即脑的原基。脑泡腹侧的间充质局部增生，形成胚体头部较大的圆形隆起，称额鼻突（frontonasal prominence）。与此同时，口咽膜下方胚体正中部的原始心脏增大并向腹侧突起，称心隆起（heart bulge）（图 21-1）。

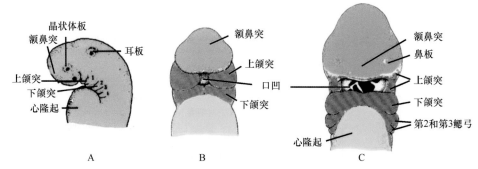

图 21-1　第 4 周人胚头部模式图

A. 侧面观；B、C. 腹侧观

（一）鳃器的发生

随着额鼻突与心隆起的出现，胚体头部两侧间充质增生，形成 6 对背腹走行、左右对称的柱状隆起，称鳃弓（bronchial arch or pharyngeal arch）。人胚的前 4 对鳃弓明显，第 5 对出现不久即消失，第 6 对很小、不明显。相邻鳃弓之间的凹陷称为鳃沟（pharyngeal cleft），共 5 对。在鳃弓发生的同时，胚体内部原始消化管的头段膨大，呈现为左右宽、背腹扁、前宽后窄的漏斗形，又称原始咽（primary pharynx），其侧壁的内胚层向外膨出，形成 5 对囊状突起称咽囊（pharyngeal pouch）。咽囊与其外侧的鳃沟相对应，二者之间隔有一层薄膜，即鳃膜（pharyngeal membrane）。

鳃弓、鳃沟、鳃膜及咽囊合起来称为鳃器（branchial apparatus）。鱼类和两栖类幼体的鳃器将来演化为呼吸器官。人胚的鳃器仅存在很短一段时间，其中第 1 对鳃弓参与颜面的形成，第 2、3、4、6 对鳃弓参与颈的形成，咽囊内胚层也是多种器官发生的原基。

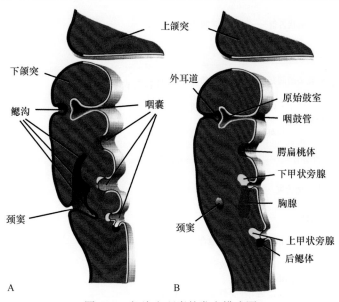

图 21-2　鳃沟和咽囊的发育模式图

（二）咽囊的演变

随着胚胎的发育，咽囊演化出一些重要的器官（图 21-2）。

第 1 对咽囊　伸长演化为咽鼓管，末端膨大发育为中耳鼓室，第 1 鳃膜分化为鼓膜，第 1 鳃沟形成外耳道。

第 2 对咽囊　演化为腭扁桃体。其内胚层上皮分化为扁桃体的表面上皮，上皮下的间充质分化为网状组织，淋巴细胞迁来大量增殖。

第 3 对咽囊　背侧份上皮增生，下移至甲状腺原基背侧，分化为下一对甲状旁腺。腹侧份上皮增生，形成左右两条细胞索，向胚体尾侧延伸，在未来的胸骨柄后方的部位左右细胞索汇拢，形成胸腺原基，细胞索根部退化而与咽脱离。胸腺原基的内胚层细胞分化为胸腺上皮细胞，由造血器官迁移来的淋巴性造血干细胞增殖分化为胸腺细胞。

第 4 对咽囊　细胞增生迁移至甲状腺原基的背侧，分化为主细胞，形成上一对甲状旁腺。

第 5 对咽囊　形成一团细胞称后鳃体（ultimobranchial body）。后鳃体的部分细胞迁入甲状腺内，分化为滤泡旁细胞。也有研究提示，滤泡旁细胞来自神经嵴。

原始咽的其余部分形成咽，尾端与食管相通。

（三）颜面的形成

第 1 对鳃弓出现不久，其腹侧份即分为上、下两支，分别称上颌突（maxillary prominence）和下颌突（mandibular prominence）。第 4 周人胚的颜面，从腹侧看，是由额鼻突、左右上颌突、左右下颌突合起来围着一个宽大的凹陷，称口凹（stomodeum），这 5 个突起即为形成颜面的原基。口凹就是原始口腔，口凹的底有口咽膜封闭。口咽膜由口凹底部外胚层和咽囊内胚层两层膜贴在一起组成的，是一个仅有内外两胚层的结构。口咽膜发育到第 24 天左右破裂，原始口腔与原始消化管相通。

颜面形成和鼻的发生关系密切。在额鼻突的下部两侧，局部表面外胚层增生，在左右两边形成两个椭圆形区，称鼻板（nasal placode）。鼻板的中央凹陷形成鼻窝（nasal pit），鼻窝周边部的间充质增生变高，形成内侧和外侧的突起，分别称为内侧鼻突（median nasal prominence）和外侧鼻突（lateral nasal prominence），两个突起的上部是相连的。

颜面的形成是从两侧向正中发展的。在人胚发育到第 5 周时，左、右下颌突在中线融合，发育为下颌、下唇和颊的下部。左、右上颌突也向中线生长，先后与同侧的外侧鼻突及内侧鼻突融合，上颌突与同侧外侧鼻突融合处形成鼻泪沟（nasolacrimal groove），是将来鼻泪管和泪腺的原基。两侧的鼻窝被向中间生长的上颌突挤压，彼此靠拢，左右内侧鼻突逐渐融合，其下缘向下方生长，形成上唇的正中部分和人中，两边与同侧的上颌突融合。上颌突发育成上唇的外侧部分、上颌和颊的上部。额鼻突的上部发育成前额，下部分形成鼻梁和鼻尖。外侧鼻突发育为鼻侧壁和鼻翼（图 21-3）。

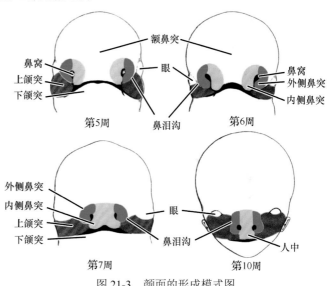

图 21-3　颜面的形成模式图

原始口腔最初很宽大，随着两侧上、下颌突向中线汇拢及上、下唇的形成，口裂逐渐缩小。眼最初发生于额鼻突的外侧，两眼相距较远，以后逐渐向中线靠近，并处于同一平面上。耳郭最初位于下颌的下方，后来随着下颌与颈部的发育逐渐移向后上方。到了第 8 周末，胚胎颜面部初具人形。

（四）腭的发生

腭发生的原基是正中腭突与外侧腭突两部分，从第 5 周开始至第 12 周完成。

胚胎第 6 周时，左、右内侧鼻突融合后，向原始口腔内长出一短小盾状的突起，称为正中腭突（median palatine process）或原发腭，将来形成腭前部的一小部分。左、右上颌突向原始口腔内长出一对扁平的突起，称为外侧腭突（lateral palatine process）。起初，外侧腭突在舌的两侧斜向下方生长。后来随着口腔扩大及舌的位置下降，左、右外侧腭突的位置逐渐移至舌的上方，并呈水平方向对向生长，在中线融合形成继发腭，将来形成腭的大部分。其前缘与正中腭突相融合，三者正中交

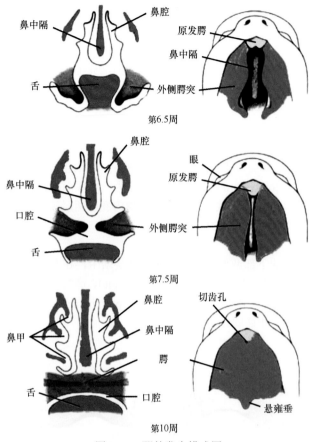

图 21-4 腭的发生模式图

会处残留一小孔，即切齿孔（incisive foramen）。腭板形成之后，很快前部就骨化形成硬腭，后部一小部分没有骨化，形成软腭和悬雍垂（图 21-4）。

腭将原始口腔与原始鼻腔分隔成为永久口腔和鼻腔。

随着鼻梁、鼻尖的形成，原来开口朝前的鼻窝逐渐转向下方，成为外鼻孔。鼻窝继续向深部扩大，形成原始鼻腔。原始鼻腔和原始口腔之间，最初隔着口鼻膜，随着发育口鼻膜破裂，原始鼻腔与原始口腔相通、并与原始咽相通。后随着腭的形成，原始鼻腔与原始口腔被分隔，鼻腔只通过鼻后孔与咽相通。腭形成的同时，额鼻突和内侧鼻突增生，向原始鼻腔内长出板状的鼻中隔。鼻中隔向下生长，最终与腭在中线处融合，将鼻腔一分为二。鼻腔的两外侧壁各自发生三个皱襞，分别形成上、中、下鼻甲（图 21-4，图 21-5）。

（五）甲状腺的发生

第 4 周初，在原始咽底壁正中线处，相当于第 1 对咽囊的平面，内胚层上皮细胞增生，向间充质内下陷形成一盲管，称甲状舌管（thyroglossal duct），即甲状腺原基。它沿颈部正中向尾端方向生长、延伸，末端向两侧膨大，形成甲状腺的侧叶。第 7 周时，甲状舌管的上段退化消失，仅在起始处残留一浅凹，称舌盲孔（foramen cecum）（图 21-6）。第 11 周时，甲状腺滤泡出现，内含胶质，不久即开始分泌甲状腺素。

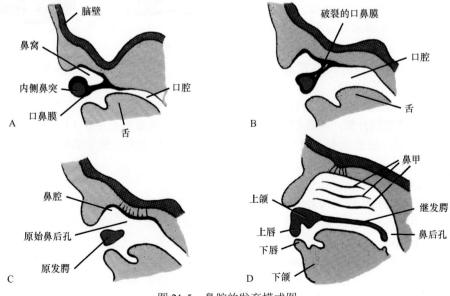

图 21-5 鼻腔的发育模式图

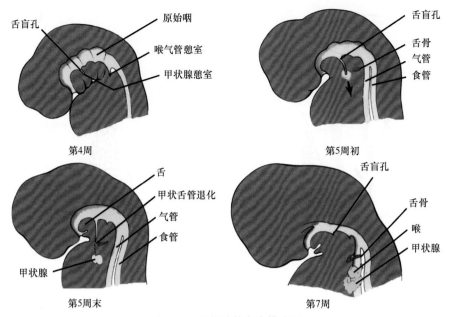

图 21-6 甲状腺的发生模式图

（六）牙的发生

牙釉质来源于外胚层，牙的其余部分来源于中胚层。

第 6 周时，口凹边缘的外胚层上皮增生，沿上、下颌形成"U"形的牙板（dental lamina）。牙板向深部中胚层内生长，在上、下颌内先后各形成 10 个圆形突起，称牙蕾（tooth bud）。牙蕾发育增大，间充质从其底部进入，形成牙乳头（dental papilla），牙蕾的外胚层组织形成帽状的造釉器（enamel organ），造釉器和牙乳头周围的间充质形成牙囊（dental sac）。造釉器、牙乳头和牙囊共同构成乳牙的原基（图 21-7）。

1. 牙釉质的形成 造釉器分化为三部分：外层为单层立方或扁平细胞组成的外釉上皮；内层为单层柱状细胞组成的内釉上皮，该柱状细胞称为成釉质细胞（ameloblast）；内、外上皮之间为突起的星状细胞组成的釉网。成釉质细胞具有造釉质作用，细胞不断分泌基质，基质钙化后形成釉柱。釉质的形成是从牙冠尖部逐渐向牙颈部，且由内向外地扩展。随着釉质增厚，成釉质细胞

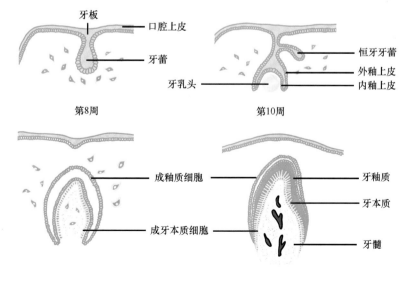

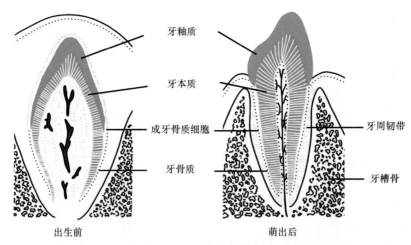

图 21-7　牙的发生模式图

逐渐向浅部迁移，最后与外釉上皮相贴，共同组成牙小皮，覆盖于牙釉质表面，釉网则退化消失。牙小皮在婴儿出牙时退化消失。

2. 牙本质的形成　人胚第 10 周时，牙乳头靠近内釉上皮的间充质细胞分化为一层柱状的成牙本质细胞（odontoblast）。该细胞与内釉上皮相邻面生出突起，并在此部位不断分泌基质，基质钙化后即为牙本质。随着牙本质增厚，成牙本质细胞胞体移至深部，其突起增长，留于牙本质小管中，称牙本质纤维。牙乳头的其余部分分化为牙髓。

3. 牙骨质的形成　牙囊的内侧份分化为牙骨质，外侧份分化为牙周膜。

恒牙原基也来源于牙板，体积小，分化发育也较晚，在胚胎第 10 周发生，其形成和发育过程与乳牙相似。出生后约 6 年，恒牙开始生长，其上方的乳牙脱落，恒牙萌出。

（七）舌的发生

人胚第 4 周末，左右下颌突腹内侧的间充质细胞增生，形成 3 个突起，头侧左右一对突起较大，称侧舌膨大（lateral lingual swelling），尾侧一个突起较小，称奇结节（tuberculum impar）。两侧侧舌膨大在中线处愈合，形成舌前 2/3 即舌体。奇结节形成舌盲孔前方舌体的一小部分。第 2、3、4 对鳃弓腹侧份的间充质增生，突向咽腔形成联合突（copula）。联合突的前部发育为舌后 1/3 即舌根，后部发育为会厌。舌根和舌体的融合处形成"V"形界沟（terminal sulcus），沟的顶点为一浅窝，即舌盲孔（图 21-8）。舌体上皮来自于口凹外胚层，舌根上皮则来自于咽壁内胚层，舌内结缔组织来自鳃弓的间充质，舌肌主要来自枕部体节的生肌节。

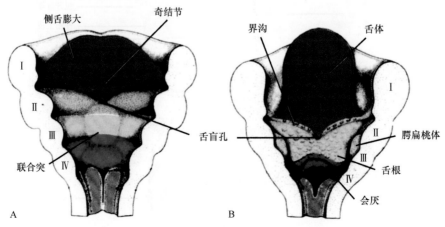

图 21-8　舌的发生模式图

（八）颈的形成

第 5 周时，第 2 鳃弓生长迅速，向尾侧延伸，越过第 3、4、6 对鳃弓，和下方的心上嵴融合（图 21-1，图 21-2）。心上嵴是心隆起上缘的间充质增生、向头端长出的嵴状突起。二者融合后，在它们与下方三个较小的鳃弓之间的间隙称颈窦（cervical sinus）（图 21-2）。颈窦很快闭锁消失。由于鳃弓与心上嵴的生长、食管和气管的伸长、心脏位置的下降，颈逐渐延长成形。

二、四肢的发生

第 4 周末，胚体两侧体壁上先后出现上下两对小突起，即上肢芽与下肢芽（limb bud），它们是由对应区域的体壁中胚层的间充质细胞局部增殖，外覆表面外胚层组成的。肢芽逐渐增长变粗，其近端呈圆柱形，远端呈扁平状，称手板或足板，是手和足的原基。每个肢芽上先后出现近端和远端两个收缩环，将其分为三段。上肢为上臂、前臂和手，下肢为大腿、小腿和足。肢体中轴的间充质先形成软骨，然后以软骨内成骨的方式成骨，四肢的肌群由肢芽内的间充质分化形成，脊神经向肢体内长入，支配肢体的感觉和肌肉运动（图 21-9）。随着肢体的伸长和关节形成，肢体由最初的向前外侧伸直方位转向体壁弯曲。肢体手板和足板的远端各出现四条纵行沟纹，手板和足板逐渐呈现蹼状；至第 8 周，蹼因发生细胞凋亡而消失，手指和足趾形成（图 21-10）。

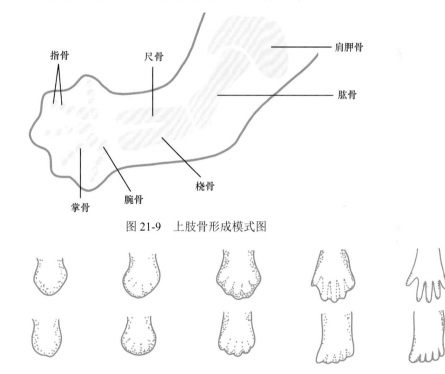

图 21-9　上肢骨形成模式图

| 第5周早期 | 第5周晚期 | 第6周早期 | 第6周晚期 | 第7周 | 第8周 |

图 21-10　胚胎手、足发生的形态变化模式图

三、常见的先天畸形

（一）唇裂

唇裂（cleft lip）是颜面发育过程中最常见的先天畸形，多见于上唇，多因上颌突与同侧的内侧鼻突未愈合所致，故裂沟位于人中外侧。唇裂多为单侧，也可见双侧者，能通过手术修复。如果左、右内侧鼻突未愈合，或两侧下颌突未愈合，可分别导致上唇或下唇的正中唇裂，但均少见。如果内侧鼻突发育不良，导致人中缺损，则出现正中宽大唇裂。唇裂可伴有牙槽突裂和腭裂（图 21-11，图 21-12）。

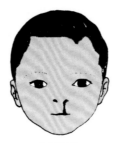 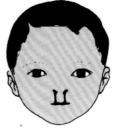 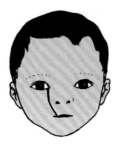

左侧唇裂　　　　　　　　双侧唇裂　　　　　　　　面斜裂

图 21-11　颜面发生的先天畸形模式图

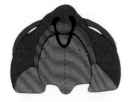 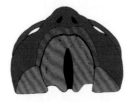 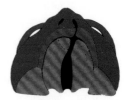

双侧前腭裂伴双侧唇裂　　　　　　　正中腭裂　　　　　　　后腭裂伴单侧前腭裂及唇裂

图 21-12　腭裂模式图

（二）腭裂

腭裂（cleft palate）也较常见，情况较复杂，呈现多种类型。有因正中腭突与外侧腭突未愈合而致的前腭裂，可以是单侧也可以是双侧的，常伴发唇裂，表现为切齿孔至切齿之间的裂隙；有因左、右外侧腭突未在中线处愈合而致的正中腭裂，表现为从切齿孔至悬雍垂间的矢状裂隙；还有两者复合的完全腭裂（图 21-12）。

（三）面斜裂

面斜裂（oblique facial cleft）位于眼内眦与口角之间，因上颌突与同侧外侧鼻突未愈合所致（图 21-11）。

（四）甲状舌管囊肿

甲状舌管在发育过程中没有闭锁，局部残留小的腔隙，或全部残留细长的管道，当上皮细胞分化为黏液性细胞，黏液聚集在里面便形成甲状舌管囊肿（thyroglossal cyst），位于舌与甲状腺之间。

（五）颈囊肿和颈瘘

颈窦若未完全闭锁消失，出生后若干年其上皮分化为黏液性腺上皮，分泌物聚集并使窦腔扩大成为囊肿，即颈囊肿（cervical cyst）。如颈囊肿开放于体表或与咽相通，即为颈瘘（cervical fistula），黏液可从瘘管排出。

（六）四肢畸形

四肢的畸形种类较多，可以发生在肢体的上、中、下各段。

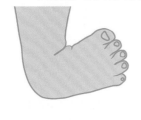

马蹄内翻足　　　　正常足

图 21-13　马蹄内翻足模式图

1. 缺失性畸形（reduction defect） 包括无肢畸形（amelia），表现为一个或多个肢体完全缺如；残肢畸形（meromelia），表现为肢体局部缺如，如短肢畸形（phocomelia）即四肢短小或海豹样手或足畸形（手或足长在短小的肢体上，或直接长在躯干上）。

2. 重复性畸形（duplication defect） 表现为肢体某一部分的重复发生，如多指（趾）畸形（polydactyly）。

3. 四肢分化障碍 某块肌或肌群缺如、关节发育不良、骨畸形、骨融合、马蹄内翻足（talipes equinovarus）（图 21-13）、并指（趾）畸形（syndactyly）等。

唇　裂

唇裂是颜面发生过程中最常见的先天性畸形，发生率约为1∶1000。唇裂多见于上唇，是上颌突与内侧鼻突之间的融合发生障碍所致，但确切原因和发病机制目前尚未完全明了。研究表明，唇裂的发生具有遗传倾向，是一种多基因遗传病，环境因素在唇裂发生过程中也起作用，营养不良、宫内感染、内分泌等因素都有一定关系。根据裂隙的部位可以将上唇裂分为单侧唇裂和双侧唇裂，根据裂开的程度又可分为Ⅰ、Ⅱ和Ⅲ度唇裂。一般认为单侧唇裂的患儿3～6月龄时实施手术修补唇裂为宜，双侧唇裂则略推迟。

（程　欣）

第 22 章　消化系统和呼吸系统的发生

思维导图

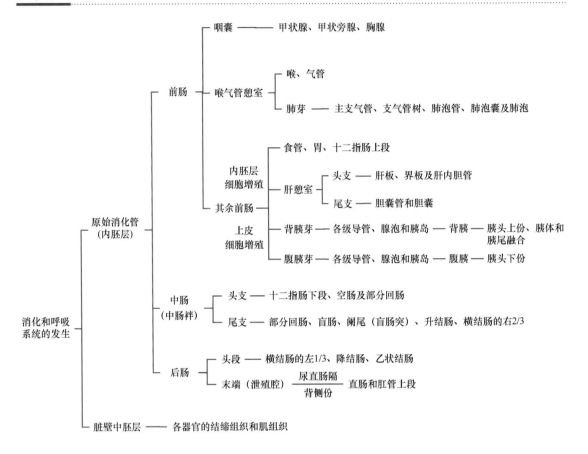

消化系统和呼吸系统的大多数器官由原始消化管分化而成。

人胚胎发育第 3～4 周，三胚层胚盘的头、尾和周边向腹侧卷折，形成圆柱状胚体，内胚层被卷入胚体内，形成一条头尾方向的封闭管道，称原始消化管或原肠（primitive gut）。原始消化管头、尾两端分别由口咽膜和泄殖腔膜封闭，二者分别于第 4 周和第 8 周破裂、消失，原始消化管遂与外界相通。原始消化管头段称前肠（foregut），主要分化为部分口腔底、舌、下颌下腺、舌下腺、胸腺、甲状腺、甲状旁腺、咽、食管、胃、十二指肠上段、肝、胆囊、胰腺、喉及其以下的呼吸管道、肺等器官；中段称为中肠（midgut），其腹侧与卵黄囊相通，主要分化为十二指肠中下段、空肠、回肠、盲肠、升结肠和横结肠的右 2/3 段；尾段称为后肠（hindgut），主要分化为横结肠左 1/3 段、降结肠、乙状结肠、直肠和肛管上段以及膀胱和尿道的大部分（图 22-1）。

消化系统和呼吸系统各器官的上皮组织来自原始消化管的内胚层，结缔组织和肌组织则来自脏壁中胚层。

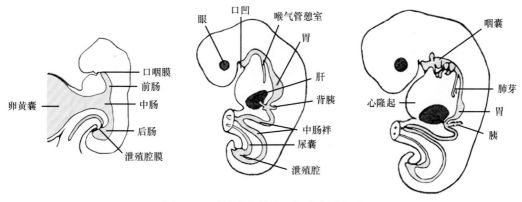

图 22-1 原始消化管的早期演变模式图

一、消化系统的发生

（一）前肠的演变

从口咽膜至肝原基发生处的一段原肠称为前肠。前肠将演化成许多器官，本节主要讨论食管、胃、肝、胆囊和胰腺的发生。

1. 食管和胃的发生 食管由原始咽尾端至胃之间的一段原始消化管分化而来。胚胎第 5 周时，食管很短，随着颈的出现和心、肺的下降，食管也迅速增长。食管上皮增生由最初单层变为复层，管腔曾一度部分或完全阻塞，至第 8 周管腔重新再通。上皮周围的间充质分化为食管壁的结缔组织和肌组织。

胃原基出现于胚胎第 4 周，是前肠尾段形成的梭形膨大。第 5 周时，其背侧缘生长迅速，形成胃大弯（greater curvature of stomach）；腹侧缘生长缓慢，形成胃小弯（lesser curvature of stomach）。以后，胃大弯头端向上膨出，形成胃底。由于胃背系膜（dorsal mesogastrium）生长迅速，形成突向左侧的网膜囊，致使胃沿头尾轴旋转 90°，胃大弯由背侧转向左侧，胃小弯由腹侧转向右侧。胃腹系膜（ventral mesogastrium）连接胃，也连接十二指肠到肝脏和腹前壁。第 6～7 周时，因肝的增大使胃的头端被推向左侧，胃的尾端因十二指肠贴于腹后壁而被固定。这样，胃又沿其背腹（前后）轴旋转，由原来的垂直位变成由左上至右下的斜行位（图 22-2）。

2. 肝和胆囊的发生 胚胎第 4 周初，前肠末端近卵黄囊处的腹侧壁内胚层上皮增生，形成一囊状突起，称肝憩室，是肝和胆囊的原基。肝憩室迅速增大，长入原始横隔内，其末端膨大，分为头、尾两支（图 22-3）。头支较大，是肝的原基。该支生长迅速，其上皮细胞增殖，形成许多分支并相互吻合成网，即肝索。肝索以后分化为肝板、界板及肝内各级胆管。卵黄静脉和脐静脉在肝索间反复分支，形成肝血

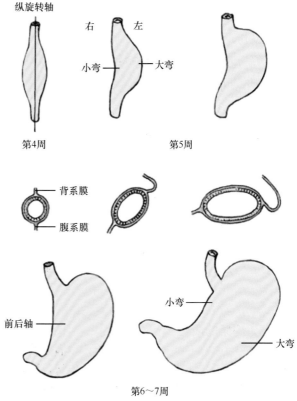

图 22-2 胃的发生模式图

窦。约第6周，肝细胞间出现胆小管，第9周，中央静脉逐渐形成，肝板与肝血窦围绕中央静脉，共同形成肝小叶。第3个月，肝细胞开始分泌胆汁并出现其他功能。原始横隔中的间充质分化为肝内结缔组织和肝被膜。胚胎时期，肝具有造血功能，主要产生红细胞，也产生少量粒细胞和巨核细胞。第5个月后，肝的造血功能逐渐减弱，至出生时基本停止，但保留有少量造血干细胞。

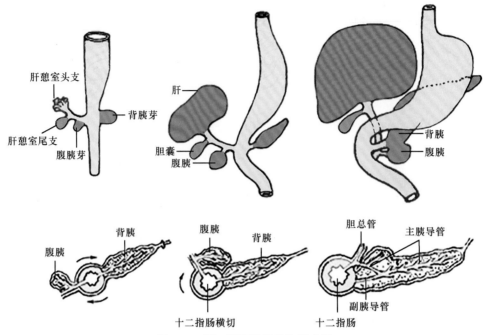

图22-3　肝、胆和胰的发生模式图

肝憩室尾支较小，其近端发育为胆囊管，远端扩大，发育成胆囊，肝憩室根部则发育为胆总管。最初，胆总管开口于十二指肠的腹侧壁，后因十二指肠右侧壁发育快于左侧壁以及十二指肠的转位，胆总管的开口逐渐移至十二指肠的背内侧（图22-3），并与胰腺导管合并共同开口于十二指肠。

3. 胰腺的发生　胚胎第4周末，在前肠末端近肝憩室处，内胚层细胞增生，向背侧和腹侧突出，形成两个憩室。背侧的憩室出现早，位置稍高，称背胰芽（dorsal pancreatic bud）。腹侧的憩室出现晚，紧靠肝憩室尾缘，体积略小，称腹胰芽（ventral pancreatic bud）（图22-3）。背、腹胰芽的上皮细胞增生，形成细胞索。这些细胞索反复分支，其末端形成腺泡，与腺泡相连的各级分支形成各级导管。部分细胞脱离上皮细胞索形成腺泡间的细胞团，后分化为胰岛。于是，背、腹胰芽分化成了背胰（dorsal pancreas）和腹胰（ventral pancreas），二者各有一条贯穿腺体全长的总导管，分别称背胰管（dorsal pancreatic duct）和腹胰管（ventral pancreatic duct）。以后，由于胃和十二指肠方位的变化及肠壁的不均等生长，背胰与腹胰融合，形成胰腺。腹胰形成胰头的下份，背胰形成胰头上份、胰体和胰尾。腹胰管与背胰管远侧段接通，形成主胰管（main pancreatic duct），与胆总管汇合后，共同开口于十二指肠乳头。背胰管的近侧段大多退化消失，在少数个体形成副胰导管（accessory pancreatic duct），开口于十二指肠副乳头（图22-3）。第5个月末，胎儿血液循环中存在胰岛素和胰高血糖素。

（二）中肠的演变

胚胎第4周时，中肠为一条直管，借背系膜连于腹后壁。中肠头段与前肠末端共同形成十二指肠。第5周，由于中肠增长速度比胚体快，致使十二指肠以下的一段中肠向腹侧弯曲，形成一矢状位的"U"形肠袢，称中肠袢（midgut loop）（图22-1）。中肠袢顶部与卵黄蒂相连，并以此为界分为头、尾两支。肠系膜上动脉（superior mesenteric artery）走行于中肠袢背系膜的中轴部位

（图 22-4A）。第 6 周以后，卵黄蒂退化闭锁，脱离肠袢、最终消失。

第 6 周，中肠袢生长迅速，由于肝和中肾的增大，腹腔容积相对变小，迫使中肠袢突入脐带中的胚外体腔即脐腔（umbilical coelom）内，形成生理性脐疝（physiological umbilical herniation）（图 22-4B）。中肠袢在脐腔内不断增长，同时以肠系膜上动脉为轴，逆时针方向（由胚胎腹侧观）旋转 90°，致使中肠袢由矢状位转为水平位，头支转至右侧，尾支转至左侧（图 22-4B）。此时，尾支上出现一囊状突起，称盲肠突（caecal swelling），是盲肠和阑尾的原基。

第 10 周，由于中肾萎缩、肝生长减慢和腹腔容积增大，中肠袢从脐腔退回腹腔，脐腔随之闭锁。中肠袢在退回腹腔时，头支在先，尾支在后，同时逆时针方向再旋转 180°，使头支转至左侧，尾支转至右侧（图 22-4C）。在此过程中，中肠袢继续发育，头支形成空肠和回肠的大部分，退回腹腔后，位居腹腔中部；尾支形成回肠末端和横结肠的右 2/3。盲肠突近段形成盲肠，远段形成阑尾。最初，盲肠和阑尾位置较高，位于肝右叶下方（图 22-4D），后来降至右髂窝，在此过程中，升结肠形成。

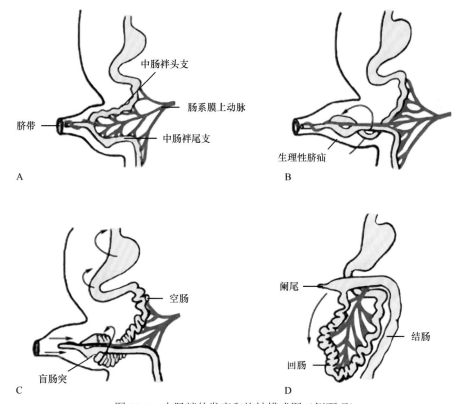

图 22-4　中肠袢的发育和旋转模式图（侧面观）

（三）后肠的演变

当中肠袢退回到腹腔时，后肠的大部分被推向左侧，形成横结肠的左 1/3、降结肠和乙状结肠（图 22-4D）。后肠的末段膨大，称为泄殖腔（cloaca），其腹侧与尿囊相连，末端以泄殖腔膜（cloacal membrane）封闭（图 22-5）。第 6～7 周，尿囊与后肠之间的间充质增生，形成一突入泄殖腔的镰状隔膜，称尿直肠隔（urorectal septum）。当尿直肠隔与泄殖腔膜接触后，泄殖腔即被分为腹、背两份。腹侧份称尿生殖窦（urogenital sinus），主要发育为膀胱和尿道（详见第 23 章）。背侧份称肛直肠管（anorectal canal），发育为直肠和肛管上段。泄殖腔膜被分为腹侧的尿生殖膜（urogenital membrane）和背侧的肛膜（anal membrane），尿直肠隔的尾端形成会阴体（图 22-5）。肛膜外方为一浅凹，称肛凹（图 22-10B）。第 8 周末，肛膜破裂，肛凹加深，演变为肛管下段。肛管上段上皮来自内胚层，下段上皮来自外胚层，两者的分界线为齿状线。

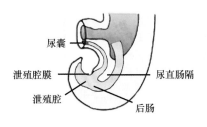
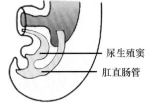
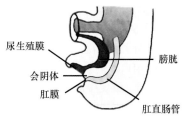

图 22-5　泄殖腔的分隔模式图

（四）消化系统的常见畸形

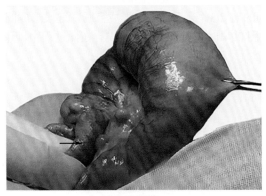

图 22-6　消化管先天性狭窄

1. 消化管狭窄、闭锁和重复畸形　在消化管发生过程中，上皮细胞曾一度过度增生，致使管腔暂时闭塞。以后，过度增生的细胞凋亡（apoptosis），使管腔重新出现。若管腔重建过程受阻，致使某一段消化管管腔过细，称为消化管狭窄（stenosis）（图 22-6）；若完全无管腔，则称为消化管闭锁（atresia），这两种畸形常见于食管和十二指肠。若管腔内留有一纵行隔膜，将某一段消化管分为并列的两份，则称为消化管重复畸形（duplication），多见于回肠。

2. 先天性脐疝（congenital umbilical hernia）　胎儿出生时，肠管从脐部膨出，称为先天性脐疝，是因肠袢未从脐腔退回腹腔或肠袢虽退回腹腔，但脐腔未闭锁所致（图 22-7A）。

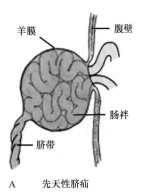
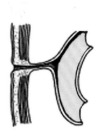
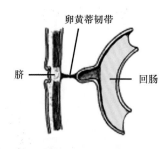

A　先天性脐疝　　　　B　卵黄蒂瘘　　　　C　麦克尔憩室

图 22-7　肠管先天性畸形模式图

3. 卵黄管异常　胚胎第 6 周，卵黄管闭锁并逐渐退化消失。若卵黄管未闭锁，回肠与脐之间残留一瘘管，出生后，肠内容物可通过该瘘管从脐溢出，这种异常称脐瘘（umbilical fistula）或卵黄蒂瘘（vitelline fistula）（图 22-7B）。若卵黄管远段闭锁，基部保留一段盲囊连于回肠，则称为麦克尔憩室（Meckel diverticulum）（图 22-8），其顶端可有纤维索（卵黄蒂韧带）与脐相连（图 22-7C）。

4. 中肠袢旋转异常　中肠袢从脐腔退回腹腔时，应逆时针方向旋转 180°（胚胎腹侧观）。如果未发生旋转、转位不全或反向转位，就会形成种种样样的消化管异位，并常伴有肝、脾、心、肺的异位。

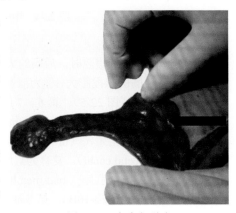

图 22-8　麦克尔憩室

5. **先天性无神经节性巨结肠**（congenital aganglionic megacolon） 由于神经嵴细胞未能迁移至结肠壁，使该段肠壁缺少副交感神经节细胞，因而肠管不能蠕动，致使近端结肠内粪便淤积，久之造成肠壁极度扩张，称为先天性无神经节性巨结肠（图 22-9）。该畸形多见于乙状结肠。

6. **肛门闭锁**（imperforate anus） 肛管与外界不通称肛门闭锁（图 22-10A），可因肛膜未破或肛凹与直肠末端未能相通所致。这种畸形常伴有直肠膀胱瘘（rectovesical fistula）、直肠尿道瘘（rectourethral fistula）及直肠阴道瘘（rectovaginal fistula）（图 22-10B）。

7. **环状胰**（anular pancreas） 腹胰芽有时分为左、右两叶。如果两个叶分别沿相反方向绕十二指肠与背胰融合，则形成一个环绕十二指肠的胰腺，称环状胰（图 22-11）。环状胰大多无症状，但有时会压迫十二指肠和胆总管，甚至造成十二指肠梗阻。

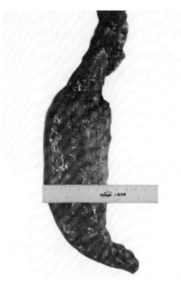

图 22-9 先天性无神经节性巨结肠

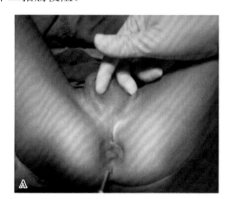

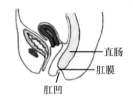

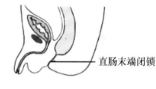

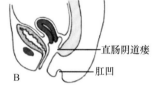

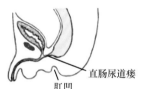

图 22-10 肛门闭锁

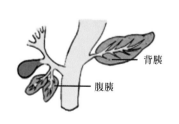

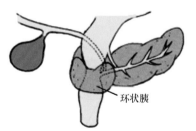

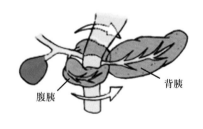

图 22-11 环状胰模式图

二、呼吸系统的发生

（一）气管和肺的发生

胚胎第 4 周初，原始咽尾端底壁正中出现一纵向浅沟，称为喉气管沟（laryngotracheal groove）。喉气管沟逐渐加深，在食管的腹侧形成一盲囊，称为喉气管憩室（laryngotracheal diverticulum）（图 22-1，图 22-12），是喉、气管和肺的原基。喉气管憩室与食管间的间充质隔称气管食管隔（tracheoesophageal septum）（图 22-12）。

第 4 周末，喉气管憩室末端膨大并分为左、右两支，称肺芽（lung bud），是支气管和肺的原基。肺芽反复分支，形成肺内支气管树（图 22-13）。第 6 个月末，支气管分支已达 17 级，出现终末细支气管、呼吸性细支气管和少量肺泡。第 7 个月，肺泡数量增多，肺泡上皮除 I 型细胞外，还出现了Ⅱ型细胞，并分泌表面活性物质（surfactant），肺泡隔内毛细血管也很丰富，因而7个月的早产儿已可存活。出生前数周，肺经历一个快速成熟阶段。这时肺泡增大、肺泡壁变薄，肺泡腔内液体逐渐被吸收，Ⅱ型肺泡细胞增多，表面活性物质的分泌量增加。出生后直至幼儿期，肺仍继续发育，肺泡数量继续增多。

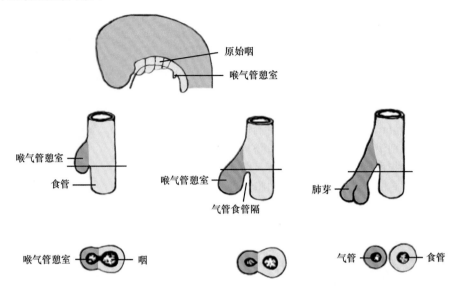

图 22-12　喉气管憩室的发生和演化模式图（第 4 周）

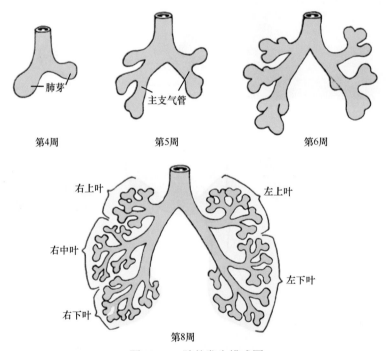

图 22-13　肺的发生模式图

（二）呼吸系统的常见畸形

1. 喉气管狭窄或闭锁（stenosis or atresia of larynx and trachea）　喉和气管在发生过程中曾因上皮过度增生而使管腔闭塞，尔后过度增生的上皮细胞凋亡，管腔随之重现。如果其管腔重建过程受阻，就会出现喉、气管狭窄或闭锁。

2. 气管食管瘘（tracheoesophageal fistula）　如果气管食管隔发育不良，就会使气管与食管分隔不完全，两者之间有瘘管相连，称气管食管瘘，常伴有食管闭锁（esophageal atresia）（图 22-14）。

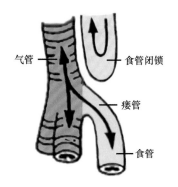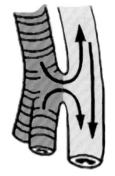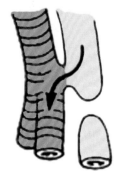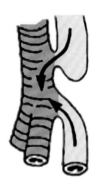

气管　　　食管闭锁

瘘管

食管

图 22-14　气管食管瘘模式图

3. 透明膜病（hyaline membrane disease）　该病多见于妊娠 28 周前的早产儿。由于肺泡Ⅱ型细胞分化不良，不能产生足够的表面活性物质，致使肺泡表面张力增大。胎儿出生后，因肺泡不能随呼吸运动扩张而出现呼吸困难。显微镜检查显示肺泡塌陷，间质水肿，肺泡上皮表面覆盖一层透明状血浆蛋白膜，故称透明膜病。

肺的成熟

　　胎儿在出生前已开始呼吸运动，并吸入羊水，这些运动对刺激肺发育和调节呼吸肌是重要的。分娩时，胎儿呼吸开始，大部分肺内液体迅速被毛细血管和毛细淋巴管吸收，少量可能在分娩时通过气管和支气管排出。当液体从肺泡囊中被吸收时，表面活性物质仍然沉积在肺泡上皮细胞表面，形成一层薄的磷脂液体膜。第一次呼吸时空气进入肺泡，表面活性物液体膜可以防止形成具有高表面吸附力的气-水（血）界面，没有脂类表面活性物质层，肺泡在呼气时会塌陷（肺不张）。出生后肺泡的大小会有所增加，但肺的生长主要是由于呼吸性细支气管和肺泡数量的增加。出生时，肺泡估计只有成人的六分之一，出生后的前 10 年，通过不断形成新的原始肺泡，剩余的肺泡逐渐发育。

（蔡新华）

第23章　泌尿系统和生殖系统的发生

思维导图

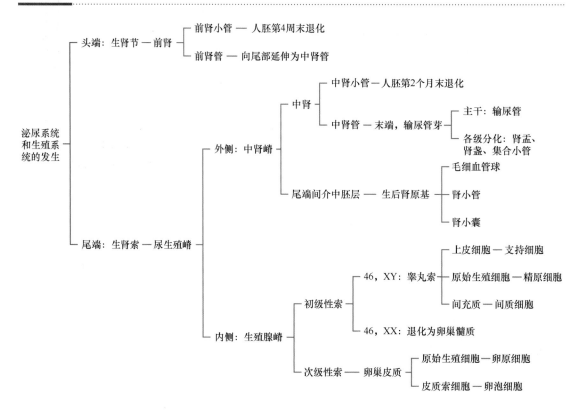

泌尿系统和生殖系统在胚胎发生上有密切关系，其主要器官均起源于间介中胚层。

一、泌尿系统的发生

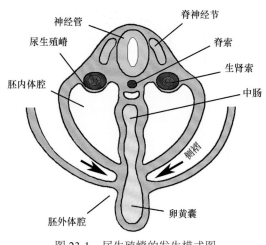

图 23-1　尿生殖嵴的发生模式图
（第 4 周末人胚横切面观）

　　人胚第 4 周初，随胚体侧褶的形成，体节外侧的间介中胚层逐渐向腹侧移动，并最终与体节分离，形成两条纵行的细胞索，其头侧呈节段性生长，称为生肾节（nephrotome），是前肾的原基。其余的间介中胚层形成从头侧至尾侧的左右两条纵行索状增生，称为生肾索（nephrogenic cord），是中肾和后肾的原基。第 4 周末，由于生肾索继续增生，从胚体后壁突向体腔，沿中轴线两侧形成左右对称的一对纵向隆起，称为尿生殖嵴（urogenital ridge），是中肾、生殖腺和生殖管道的原基（图 23-1）。随后尿生殖嵴的中部出现一纵沟，将其分成外侧粗而长的中肾嵴（mesonephric ridge）和内侧细而短的生殖腺嵴（gonadal ridge）（图 23-2）。

（一）肾和输尿管的发生

人胚肾的发生可分为 3 个阶段，即从胚体颈部向盆部相继出现的前肾、中肾和后肾。前肾和中肾是生物进化过程的重演，而后肾是人的功能肾，存留一生，成为成体的肾。

1. 前肾（pronephros） 前肾又称原肾，由前肾小管和前肾管组成。人胚第 4 周初，在颈部第 7～14 体节外侧的生肾节内形成数条横行细胞索，继而索的中央出现管腔，称为前肾小管（pronephric tubule），其内侧端开口于胚内体腔，外侧端均向尾侧延伸，并互相连接成一条头尾走向的纵行管道，称为前肾管（pronephric duct）。前肾在人类无泌尿功能，前肾小管于第 4 周末退化消失，前肾管除与前肾小管相连的部分退化外，其余的部分保留，并向尾端延伸（图 23-3）。

2. 中肾（mesonephros） 第 4 周末，当前肾退化时，中肾在第 14～28 体节外侧的中肾嵴内开始发生，从头至尾相继出现许多横行小管，称为中肾小管（mesonephric tubule）。两侧中肾小管共约 80 对，起初为泡样结构，后演变为横行的"S"形弯曲，其内侧端膨大并凹陷为双层的肾小囊，包绕背主动脉分支而来的毛细血管球构成肾小体；其外侧端与向尾侧延伸的前肾

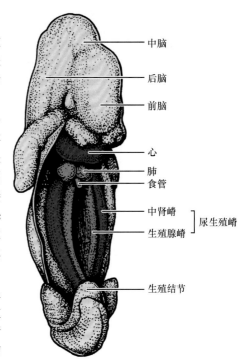

图 23-2　中肾嵴与生殖腺嵴发生模式图
（第 6 周人胚腹面观）

管相连通，此时原来的前肾管改称为中肾管（mesonephric duct），又称"沃尔夫管"（Wolffian duct）。中肾管继续向尾端延伸，从背外侧通入泄殖腔（图 23-3，图 23-4）。中肾管及与其相连的中肾小管等共同形成体腔后壁中线两侧的椭圆形中肾。在人胚，中肾可能有短暂的功能活动，直至后肾形成。至第 2 个月末，中肾大部分退化，在男性中肾管及尾端部分中肾小管保留并演化为生殖管道的大部分；在女性则仅留一小部分成为附件。

3. 后肾（metanephros） 后肾为人体的永久肾，发生于第 5 周初，起源于输尿管芽及生后肾原基。

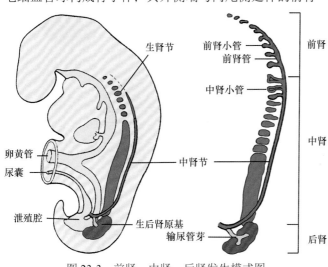

图 23-3　前肾、中肾、后肾发生模式图

（1）输尿管芽（ureteric bud）：输尿管芽是中肾管末端近泄殖腔处向背外侧长出的一个盲管。输尿管芽向胚体背、头侧方向伸长，长入中肾嵴尾端。输尿管芽的主干形成输尿管，末端膨大并分支达 12 级以上，形成肾盂、肾大盏、肾小盏、乳头管和集合管。集合管的末端呈"T"形分支（图 23-5，图 23-6）。

（2）生后肾原基（metanephrogenic blastema）：当输尿管芽长入中肾嵴尾端，即诱导中肾嵴尾端的间介中胚层细胞分化，聚集呈帽状包围在输尿管芽的末端，形成生后肾原基。生后肾原基的外周部分分化形成肾的被膜，内侧部分在集合管分支的弓形盲端诱导下，逐渐分化形成肾单位。集合

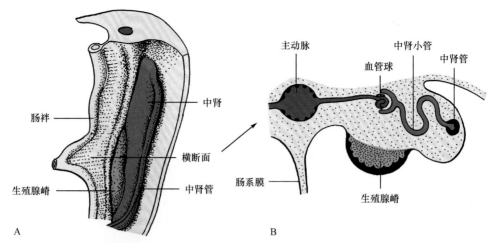

图 23-4　中肾的发生模式图［第 5 周胚体侧面（A）、横切面（B）］

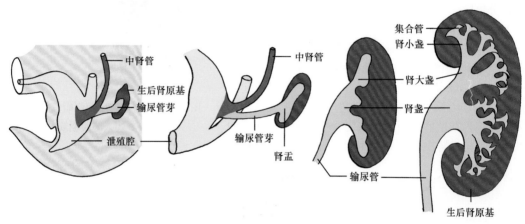

图 23-5　后肾的发生模式图

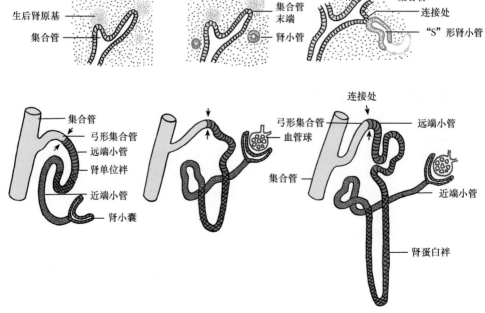

图 23-6　肾单位发生模式图

管首先诱导形成多个细胞团，附于集合管的盲端；细胞团进一步分化成小泡，进而形成"S"形弯曲的小管。小管一端与弓形集合管的盲端接通，另一端膨大并凹陷，形成肾小囊，包绕毛细血管球形成肾小体；小管其余部分逐渐弯曲延长，分化形成肾小管各段。肾小管与肾小体共同组成肾单位。髓旁肾单位发生较早。随着集合管末端不断向皮质浅层生长、分支，相继诱导生后肾原基形成浅表肾单位，直到集合管停止分支为止（图 23-6）。胚胎出生后，不再发生新的集合管及肾单位。出生后肾增大，是由于肾单位的生长，并非数目的增多。

人胚第 3 个月时，后肾已能分辨出皮质和髓质，开始产生尿液，构成羊水的主要成分。由于胚胎的代谢产物主要由胎盘排泄，故胎儿时期肾的排泄功能极弱。

后肾发生于中肾嵴的尾端，故最初位置低，位于盆腔内。随着胎儿的生长及输尿管的伸展，肾逐渐移至腰部。肾在上升的同时，也沿纵轴旋转，肾门从朝向腹侧到转向内侧。

（二）膀胱和尿道的发生

人胚第 4～7 周时，泄殖腔被尿直肠隔分隔为背侧的原始直肠和腹侧的尿生殖窦。尿生殖窦又分为 3 段（图 23-7）：①上段较大，发育为膀胱；其顶端与尿囊相连，连接膀胱与脐之间的尿囊部分缩窄称为脐尿管（urachus），后者于胎儿出生前闭锁，演化为脐中韧带。随着尿生殖窦的扩大，中肾管的尾端输尿管开口处以下的部分并入膀胱壁内，于是输尿管与中肾管分别开口于尿生殖窦。②中段较狭窄呈管状，在女性形成尿道的大部分，在男性形成尿道的前列腺部和膜部。由于尿生殖窦各部的不均衡生长，中肾管在窦壁上的开口下移至中段，即未来的尿道前列腺部，而输尿管仍开口于上段，即以后的膀胱。③下段在女性小部分成为尿道下段，大部分扩大成为阴道前庭；在男性则形成尿道海绵体部。

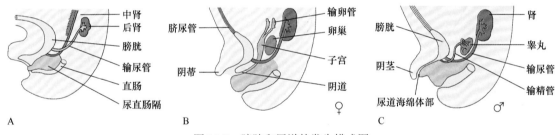

图 23-7　膀胱和尿道的发生模式图

A. 未分化期；B. 女性；C. 男性

（三）泌尿系统的常见畸形

1. 多囊肾（polycystic kidney）　由于集合管盲端和远端小管未接通，或因集合管发育异常、管道阻塞，使肾单位产生的尿液不能排出，致使肾内出现大小不等的囊泡，称为多囊肾，是一种常见畸形。这些囊泡可挤压周围正常组织，严重时引起肾功能障碍（图 23-8A）。

2. 异位肾（ectopic kidney）　肾在上升过程中受阻，使出生后的肾未到达正常位置，称为异位肾。异位肾多位于盆腔内，也有位于腹腔低位处（图 23-8B）。

3. 肾缺如（renal agenesis）　由于输尿管芽未发育，或因输尿管芽未能诱导生后肾原基分化为后肾，则形成肾缺如，又称肾不发生（agenesis of kidney）。肾缺如以单侧多见，此时单肾代偿了双肾的功能，故不出现临床症状。

4. 马蹄肾（horseshoe kidney）　后肾上升过程中受阻于肠系膜下动脉根部，两肾的下端互相愈合，肾呈马蹄形，称为马蹄肾。马蹄肾的位置常较低，多位于下位腰椎水平。由于两侧输尿管受压，易发生尿路阻塞及感染（图 23-8C）。

5. 双输尿管（double ureter）　由于同侧发生两个输尿管芽或一个输尿管芽过早分支而形成双输尿管。此时一个肾有两个肾盂，各连一条输尿管，两条输尿管分别开口于膀胱，或在其下方合并为一条，开口于膀胱。

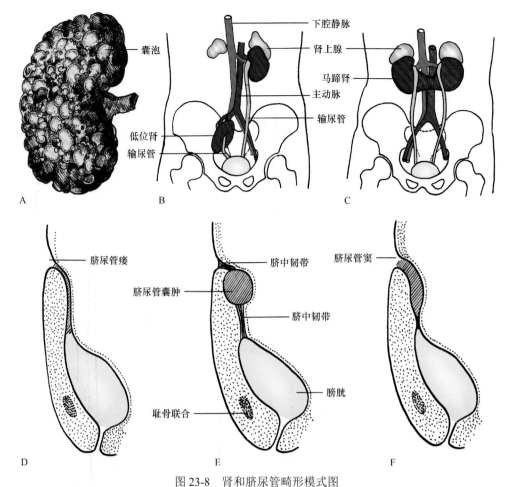

图 23-8　肾和脐尿管畸形模式图
A. 多囊肾；B. 异位肾；C. 马蹄肾；D. 脐尿管瘘；E. 脐尿管囊肿；F. 脐尿管窦

6. 脐尿管的畸形

（1）脐尿管瘘（urachal fistula）：由于脐尿管未闭锁，出生后腹压增高时，膀胱内的尿液可经此从脐部漏出，称为脐尿管瘘（urachal fistula）（图 23-8D）。

（2）脐尿管囊肿（urachal cyst）：由于脐尿管中段局部未闭锁并扩张而形成脐尿管囊肿（urachal cyst），囊内有上皮分泌的液体（图 23-8E）。

（3）脐尿管窦（urachal sinus）：由于脐尿管的脐端未闭锁，形成窦管，称为脐尿管窦（urachal sinus）（图 23-8F）。

7. 膀胱外翻（extrophy of bladder）　由于表面外胚层与尿生殖窦之间没有形成间充质，下腹正中部与膀胱前壁的结缔组织及肌组织缺如，致使下腹壁正中部和膀胱前壁变薄而破裂，膀胱黏膜外露，称为膀胱外翻。

二、生殖系统的发生

人胚的遗传性别虽在受精时已经确定，但直至胚胎第 7 周才能分辨生殖腺性别，而生殖管道及外生殖器的性别分化时间要更晚些。因此，生殖腺、生殖管道和外生殖器的发生均分为早期的性未分化阶段和后期的性分化阶段。

（一）生殖腺的发生和分化

1. 未分化性腺的发生　人胚第 5 周时，左、右中肾嵴内侧的间充质细胞增生，形成一对纵行的生殖腺嵴。而后，生殖腺嵴表面的体腔上皮细胞增殖并长入其深部的间充质内，形成许多不规则的上皮细胞索，称为初级性索（primary sex cord）。

人胚第 3～4 周，卵黄囊顶部近尿囊处的内胚层出现大而圆的细胞，称为原始生殖细胞（primordial germ cell，PGC）。第 6 周时，PGC 表面的整合素与细胞外基质中的纤维粘连蛋白相互作用，使 PGC 以变形运动的方式沿着后肠的背系膜向生殖腺嵴迁移，同时不断增殖。此时的生殖腺尚不能区分性别，故称为未分化性腺（图 23-9）。

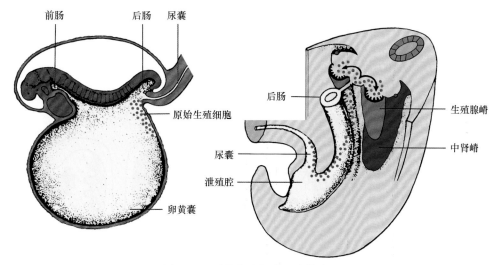

图 23-9　原始生殖细胞迁移模式图

2. 生殖腺的分化　胚胎发生过程中，未分化性腺分化为睾丸或卵巢，其决定因素是原始生殖细胞内有无 Y 染色体。Y 染色体的短臂上有编码睾丸决定因子（testis determination factor，TDF）的性别决定区。TDF 是控制性腺向睾丸分化的开关。如果迁入的原始生殖细胞表达 TDF，性腺就会向睾丸方向分化；如果迁入的原始生殖细胞无 Y 染色体，不表达 TDF，则性腺自然地分化为卵巢。

（1）睾丸的发生：人胚第 7～8 周时，在 TDF 的作用下，初级性索增殖，并与表面上皮分离，向生殖腺嵴的深部生长发育为睾丸索（testicular cord），并由此分化为细长弯曲的生精小管。生精小管的管壁由两种细胞构成，即原始生殖细胞分化来的精原细胞和初级性索分化来的支持细胞，这种结构状态持续至青春期前，直至青春期生精小管才出现管腔。胚胎期，支持细胞分泌抗中肾旁管激素，抑制中肾旁管的发育。第 8 周时，表面上皮下方的间充质分化成为一层较厚的致密结缔组织白膜，将生精小管与表面上皮分开。白膜结缔组织在睾丸后缘增厚，形成睾丸纵隔。分散在生精小管之间的间充质分化为睾丸的间质和间质细胞，后者分泌雄激素（图 23-10）。

（2）卵巢的发生：女性胚胎的染色体组型是 46，XX，无 Y 染色体和 TDF，未分化性腺自然发育为卵巢。人胚第 10 周后，深入未分化性腺的初级性索退化，被基质和血管代替，成为卵巢髓质。生殖腺嵴的表面上皮增殖并再次向深部的间充质伸入，形成次级性索（secondary sex cord），亦称皮质索（cortical cord）。约第 16 周时，次级性索分离成许多孤立的细胞团，进而分化为原始卵泡。每个原始卵泡的周围部分是由次级性索细胞分化而来的一层小而扁平的卵泡细胞；中央部分是由原始生殖细胞分化而来的一个卵原细胞。原始生殖细胞和卵原细胞可分裂增殖，在胚胎早期生殖细胞可高达 600 万个。胚胎第 5 个月后，生殖细胞不再分裂且大量退化消失，仅一小部分卵原细胞分化为初级卵母细胞。出生时，卵巢内的卵原细胞已全部消失，留下的均是初级卵母细胞，约 100 万个，全部进入第一次减数分裂并停止在分裂前期。初级卵母细胞不是干细胞，因此，出生后卵巢内的初级卵母细胞不再增多，只会逐渐减少。卵泡之间的间充质细胞分化为卵巢间质。表面上皮下方的间充质形成薄层的白膜（图 23-10）。

3. 睾丸和卵巢的下降　生殖腺最初位于后腹壁的上部，随着生殖腺增大，逐渐突向腹腔，与后腹壁之间的联系则变成系膜，以睾丸系膜或卵巢系膜悬在腹腔中。自生殖腺尾端到阴囊或大阴

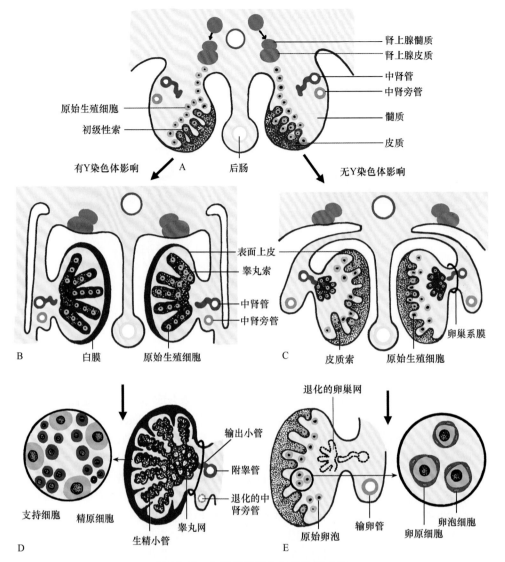

图 23-10　生殖腺的发生与分化模式图

A. 未分化生殖腺（第 6 周）；B. 男性（第 7 周）；C. 女性（第 12 周）；D. 男性（第 20 周）；E. 女性（第 20 周）

唇之间，有一条由中胚层形成的索状结构，称为引带（gubernaculum）。随着胚体生长、腰部挺直，引带相对缩短，牵拉着生殖腺下降。第 3 个月时，卵巢停留在骨盆缘下方，睾丸继续下降，于胚胎第 7～8 个月时抵达阴囊。当睾丸下降通过腹股沟管时，包绕它的双层腹膜形成鞘突，随同睾丸进入阴囊形成鞘膜腔。睾丸降入阴囊后，腹膜腔与鞘膜腔之间的通道逐渐闭合。促性腺激素和雄激素有调节睾丸下降的作用。

（二）生殖管道的发生和演变

1. 未分化期的生殖管道　人胚第 6 周时，胚体内先后出现两对生殖管道，即中肾管和中肾旁管（paramesonephric duct）。中肾旁管又称 Müllerian 管，由中肾管外侧的体腔上皮凹陷形成纵沟后，沟缘愈合而成。中肾旁管头端开口于腹腔；上段位于中肾管的外侧，两管相互平行；中段越过中肾管的腹面弯向内侧，在中线与对侧中肾旁管相遇；下段为盲端，合并后突入尿生殖窦的背侧壁，在窦腔内形成一小隆起，称为窦结节（sinus tubercle），又称 Müllerian 结节。中肾管在窦结节的两侧通入尿生殖窦（图 23-11A）。

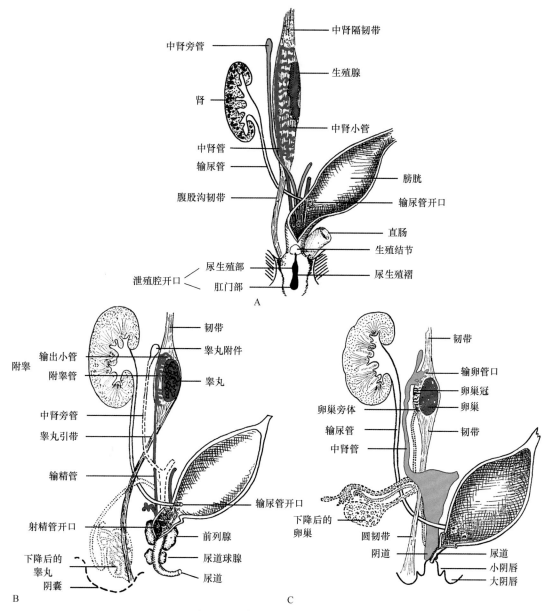

图 23-11　生殖管道的演变模式图

A. 未分化期；B. 男性；C. 女性

2. 生殖管道的分化

（1）男性生殖管道的分化：如果生殖腺分化为睾丸，支持细胞产生抗中肾旁管激素，抑制中肾旁管的发育，使其逐渐退化。而睾丸间质细胞分泌雄激素，促进中肾管演化为附睾管、输精管和射精管；尾端未退化的中肾小管演化为输出小管（图 23-11B）。

（2）女性生殖管道的分化：如果生殖腺分化为卵巢，因无雄激素的作用，中肾管退化；缺少抗中肾旁管激素的抑制作用，中肾旁管则自然发育为女性生殖管道。中肾旁管上段和中段演化为输卵管；下段在中线处合并融合为子宫（图 23-11C，图 23-12）。尿生殖窦背侧的窦结节增生延长为阴道板（vaginal plate），进而演化为中空的阴道，内与子宫相通，末端以处女膜与阴道前庭相隔。处女膜于出生前后穿通，使阴道开口于阴道前庭。残留的中肾管与中肾小管形成卵巢冠及卵巢旁体等结构。

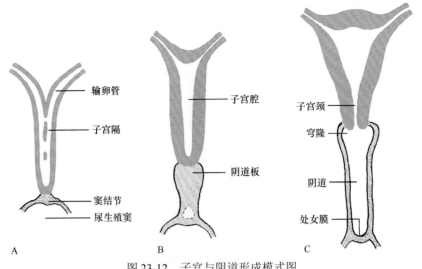

图 23-12　子宫与阴道形成模式图

A. 第 9 周；B. 第 3 个月；C. 初生儿

（三）外生殖器的发生和演变

1. 未分化期的外生殖器　人胚第 9 周前外生殖器不能分辨性别。第 5 周初，外生殖器原基开始形成。在尿生殖膜的头侧形成一个隆起，称为生殖结节（genital tubercle），随后在尿生殖膜的两侧又分别发生两条隆起，内侧的较小为尿生殖褶（urogenital fold），外侧的较大为阴唇阴囊隆起（labioscrotal swelling）。尿生殖褶之间凹陷，为尿道沟，沟底为尿生殖膜（图 25-13）。

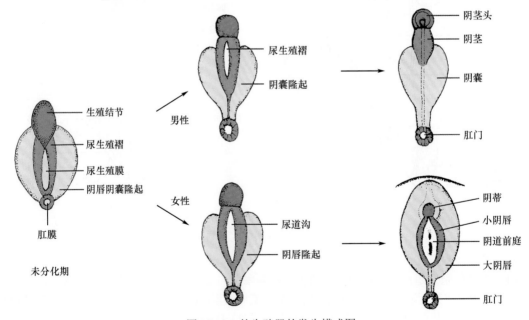

图 23-13　外生殖器的发生模式图

2. 外生殖器的分化

（1）男性外生殖器的分化：在睾丸产生的雄激素作用下，未分化的外生殖器向男性方向发育。生殖结节伸长形成阴茎；两侧尿生殖褶从后向前在中线愈合，形成尿道海绵体部；阴唇阴囊隆起相互靠拢并在中线愈合形成阴囊（图 23-13）。

（2）女性外生殖器的分化：因缺少雄激素的作用，外生殖器原基向女性方向分化。生殖结节略增大发育为阴蒂；两侧的尿生殖褶不合并，形成小阴唇；两侧阴唇阴囊隆起在阴蒂前方愈合，形成阴阜，后方愈合形成阴唇后联合，未愈合的部分形成大阴唇（图 23-13）。尿道沟扩展并与尿生殖窦下段共同形成阴道前庭。

（四）生殖系统的常见畸形

1. 隐睾（cryptorchidism） 出生后 3～5 个月，睾丸仍未降至阴囊，停在腹腔内或腹股沟管等处，即为隐睾。由于腹腔及腹股沟管内温度高于阴囊，故隐睾会影响精子的发生，若双侧隐睾则可导致男性不育症。据统计，约有 30% 的早产儿及 3% 的新生儿有此畸形，多数患儿的睾丸在 1 岁左右降入阴囊，但仍有约 1% 成为单侧或双侧隐睾。

2. 先天性腹股沟疝（congenital inguinal hernia） 若腹膜腔与鞘膜腔之间的通道没有闭合或闭合不全，当腹压增高时，部分小肠可突入鞘膜腔内，形成先天性腹股沟疝，常伴有隐睾（图 23-14）。

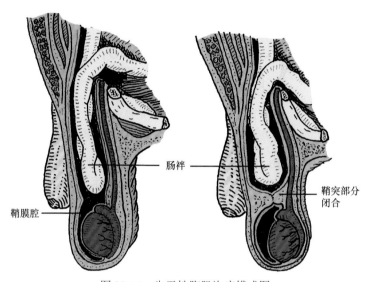

肠袢

鞘突部分闭合

鞘膜腔

图 23-14　先天性腹股沟疝模式图

3. 子宫畸形 多由左、右中肾旁管的下段合并不全所致，由于合并不全的程度不同，常形成以下畸形。①双子宫：左右中肾旁管的下段完全未合并，形成完全分开的两个子宫，称为双子宫（double uterus）（图 23-15A，图 23-15B），常伴有双阴道。②中隔子宫：两中肾旁管的下段合并时，合并的管壁未消失则形成中隔子宫（uterus septus）（图 23-15C）。③双角子宫：若仅中肾旁管下段的上半部分未合并，则形成双角子宫（bicornuate uterus）（图 23-15D）。

4. 阴道闭锁（vaginal atresia） 窦结节未形成阴道板，或阴道板未能形成管腔则导致阴道闭锁（图 23-14E）。有的外观看不到阴道，是由于阴道口处处女膜未穿通所致，此称为处女膜闭锁，或处女膜无孔（imperforate hymen）。

5. 两性畸形（hermaphroditism） 两性畸形又称"两性同体"，亦称为半阴阳，是因性分化异常而导致的性别畸形。患者外生殖器的形态常介于男女两性之间。两性畸形可分为两大类。

（1）真两性畸形（true hermaphroditism）：极为罕见。患者的外生殖器及第二性征介于男女两性之间，体内同时具有卵巢和睾丸，性染色体属嵌合型，即具有 46，XX 和 46，XY 两种染色体组型。

（2）假两性畸形（pseudohermaphroditism）：患者的外生殖器形态介于男女两性之间，但生殖腺只有一种。按生殖腺的性别，此畸形可分为两类。①男性假两性畸形：患者体内只有睾丸，但发育欠佳；外生殖器介于男女两性之间，染色体组型为 46，XY。此畸形主要因雄激素产生不足所致。②女性假两性畸形：患者体内仅有卵巢，但发育不良；外生殖器介于男女两性之间，染色体

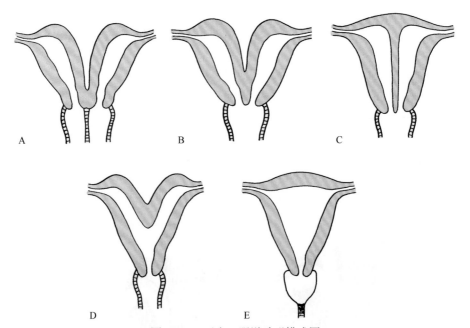

图 23-15　子宫、阴道畸形模式图

A. 双子宫双阴道；B. 双子宫单阴道；C. 中隔子宫；D. 双角子宫；E. 阴道闭锁

组型为 46，XX。此畸形主要是由于肾上腺皮质分泌过多雄激素所致，故又称肾上腺生殖综合征（adrenogenital syndrome），是儿童两性畸形中最常见的一种，临床上早期发现和治疗肾上腺功能失调至关重要。

6. 雄激素不敏感综合征（androgen insensitivity syndrome） 又称睾丸女性化综合征（testicular feminization syndrome）。患者有睾丸，染色体组型为 46，XY，能产生雄激素，但因体细胞及中肾管细胞缺乏雄激素受体，致使中肾管未发育为男性生殖管道，外生殖器也未向男性方向分化。由于睾丸支持细胞产生的抗中肾旁管激素抑制中肾旁管的发育分化，故也不形成输卵管及子宫。但此类畸形患者的外阴向女性方向分化，成年后可出现女性第二性征。

7. 尿道下裂（hypospadias） 两侧尿生殖褶不能在正中愈合，致使尿道外口在阴茎腹侧面，而不在其顶端，即尿道下裂，可能是雄激素生成不足所致，并与遗传有关，发病率为 1/1000～3.3/1000。

性别决定机制的发现

　　人类对性别问题的认识经历了一个漫长的过程。20 世纪初，细胞学家威尔逊（Wilson）和斯特蒂文特（Sturtevant）首次确立了性别决定与染色体的关系，明确提出 XX 性染色体与雌性对应，而 XY 性染色体与雄性对应，并提出在性染色体上可能有一种特异的核成分在性别表型发挥作用。但在其后的 60 年，有关性别决定和分化的研究未取得任何进展，直到 1959 年，雅各布斯（Jacobs）和威尔士人（Welshons）才分别证明了 Y 染色体在小鼠和人类性别决定中起决定性作用。这是一个里程碑式的发现，从这时起科学家们的目光集中在这个只传男不传女的小小 Y 染色体上，开始了对 Y 染色体的精细研究，逐步确立了性别发育的三个水平：即染色体性别、性腺性别和表现型性别，为生殖生物学以及人体胚胎学的快速发展奠定了坚实基础。

（李　臻）

第24章 心血管系统的发生

思维导图

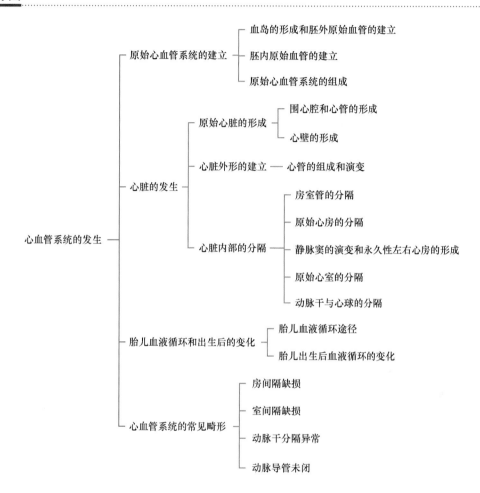

心血管系统是胚胎最早行使功能的系统，其发生适应了胚胎获得氧气和营养物质、排泄二氧化碳和代谢物质以利于快速生长的需要。早在人胚第3周末便开始发生，第4周初原始心脏开始跳动形成血液循环。心血管系统主要由中胚层分化而来，在形成原始心血管系统基础上经过生长、合并、新生和萎缩等改建过程而逐渐完善。

一、原始心血管系统的建立

（一）血岛的形成和胚外原始血管的建立

人胚第15～16天，在卵黄囊壁、体蒂和绒毛膜的胚外中胚层内出现许多间充质细胞聚集而成的细胞团，称血岛（blood island）。血岛周边的细胞变扁，分化为内皮细胞，并围成中空的管道即原始血管或内皮管。部分特化的内皮细胞从内皮管分离并游离到管腔中分化为原始血细胞（primitive blood cell），即造血干细胞（图24-1）。相邻血岛形成的内皮管互相融合通连，并不断向外出芽延伸形成沟通管道，逐渐形成一个丛状分布的胚外内皮管网。

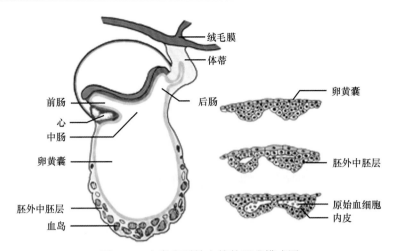

图 24-1　血岛和原始血管的形成模式图

（二）胚内原始血管的建立

人胚第 18～20 天，胚体各处的间充质内出现裂隙，裂隙周围的间充质细胞变扁，围成内皮管，并以出芽方式与邻近的内皮管融合通连，逐渐形成胚内内皮管网。

起初形成的弥散内皮管网分布于胚体内外的间充质中。随着胚胎发育，这些弥散的内皮管网相互连通。人胚第 3 周末，胚外和胚内的内皮管网在体蒂处连通，血液在第 4 周开始流动。此后，有的内皮管因相互融合及血液汇流而增粗，有的则因血液减少而萎缩或消失。

（三）原始心血管系统的组成

原始心血管系统（primitive cardiovascular system）左右对称，主要由心管（cardiac tube）、动脉和静脉组成。

1. 心管　开始为一对，位于原始消化管腹侧。胚胎发育至第 4 周时，左、右心管合并为一条。

2. 动脉　一对背主动脉（dorsal aorta）由心管发出，位于原始消化管的背侧。以后从咽至尾端的左、右背主动脉合并成为一条，沿途发出许多成对的节间动脉和其他一些分支分布于胚体。从背主动脉腹侧发出数对卵黄动脉（vitelline artery）和一对脐动脉（umbilical artery），卵黄动脉分布于卵黄囊，脐动脉经体蒂连通绒毛膜的血管。胚胎头端还有 6 对弓动脉（aortic arch），分别穿行于相应的鳃弓内，连接背主动脉与心管头端膨大的主动脉囊（aortic sac）。

3. 静脉　一对前主静脉（anterior cardinal vein），汇集头颈和上肢的血液；一对后主静脉（posterior cardinal vein），收集躯干和下肢的血液。两侧的前、后主静脉汇合成左、右总主静脉（common cardinal vein），分别开口于心管尾端静脉窦（sinus venosus）的左、右角。一对卵黄静脉（vitelline vein）和一对脐静脉（umbilical vein），分别连接卵黄囊和绒毛膜，均汇入静脉窦。原始心脏连通胚胎、体蒂、绒毛膜和卵黄囊内的血管，逐渐形成了原始心血管系统（图 24-2）。

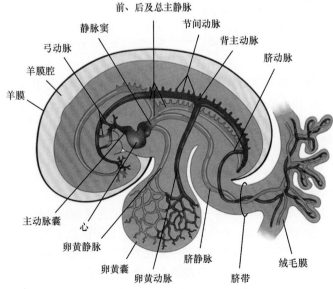

图 24-2　原始心血管系统模式图（约第 26 天）

二、心脏的发生

心脏发生于口咽膜头侧的中胚层，即生心区（cardiogenic area）。

（一）原始心脏的形成

1. 围心腔和心管的形成 人胚第 18～19 天，生心区的中胚层内出现围心腔（pericardial coelom）。围心腔腹侧的中胚层细胞密集，形成头尾走行、左右并列的一对细胞索，称生心板（cardiogenic plate）。生心板的中央逐渐变空，形成一对心管（图 24-3A）。最初，心管位于胚体的头端，随着神经管的闭合和脑泡的形成，胚体头端向腹侧卷曲发生头褶，原来位于口咽膜头侧的心管和围心腔便转到咽的腹侧，原来在围心腔腹侧的心管则转至背侧（图 24-3B、C）。

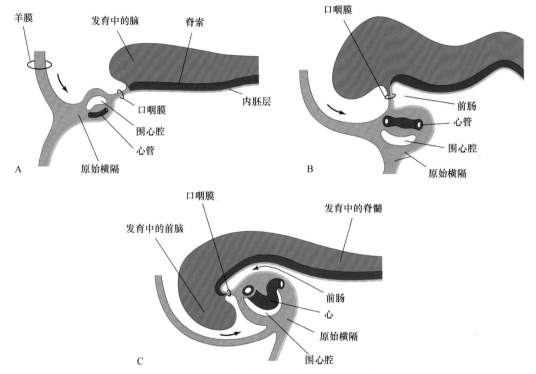

图 24-3 心脏的早期发育模式图（第 4 周人胚头端纵断面）

当胚体发生侧褶时，一对并列的心管逐渐向中线靠拢，并融合成为一条心管（图 24-4A、B）。此时，心管与周围的间充质一起从背侧陷入围心腔，于是在心管的背侧出现了心背系膜（dorsal mesocardium），将心管悬于围心腔的背侧壁。心管陷入后的围心腔改称心包腔（pericardial cavity）。心背系膜的中部很快退化消失，仅在心管的头、尾端存留。

2. 心壁的形成 与此同时，心内皮管（endothelial tube）发育为心内膜（endocardium）的内皮，其周围的中胚层逐渐密集增厚，发育成心肌膜（myocardium）。由心肌膜分泌产生一层较厚的富含透明质酸的细胞外基质，充填于内皮和心肌膜之间，称心胶质（cardiac jelly），将发育为心内膜的结缔组织。心管周围的间充质发育成心外膜（epicardium）。至此，早期的心管已具备心内膜、心肌膜和心外膜三层结构的雏形（图 24-4A、B、C）。

（二）心脏外形的建立

1. 心管的组成 心管的头端与动脉连接，尾端与静脉相连。心管各段因生长速度不同而出现了 4 个膨大，由头端向尾端依次称心球（bulbus cordis）、心室（ventricle）、原始心房（primitive atrium）和静脉窦（sinus venosus）。心球的远侧部较细长，称动脉干（truncus arteriosus）。动脉干头端连接主动脉囊，为弓动脉的起始部。心房和静脉窦早期位于原始横隔（primitive septum transversum）内。静脉窦分为左、右两角，左、右总主静脉、脐静脉和卵黄静脉分别通入两个角（图 24-4D、E）。

2. 心管的演变 在心管发生过程中，由于其头尾两端固定在心包上，而游离部的生长速度又远较心包腔扩展的速度快，因而心球和心室形成"U"形弯曲，称球室袢（bulboventricular loop）。不久，心房渐渐离开原始横隔，移至心室头端背侧，并稍偏左。静脉窦也从原始横隔内游离出来，位于心房的尾端背侧。此时的心脏外形呈"S"形（图 24-4D、E）。心房因受腹侧的心球和动脉干及背侧的前肠限制，故向左、右方向扩展，膨出于心球、动脉干的两侧（图 24-5A）。以后，心房扩大，房室沟加深，房室之间形成狭窄的房室管（atrioventricular canal）。心球的近侧部并入心室，将成为原始右心室；原来的心室将成为原始左心室，左、右心室之间的表面出现室间沟（图 24-6A、B）。至此，心脏已初具成体心脏的外形。

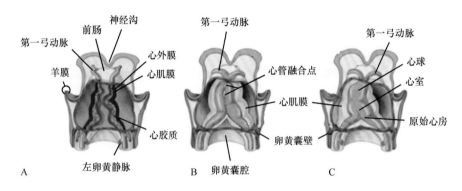

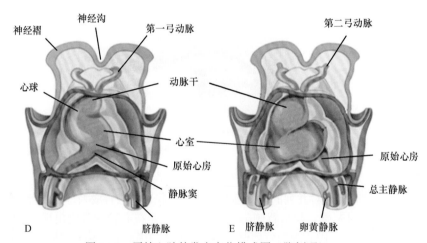

图 24-4 原始心脏的发育变化模式图（腹侧观）

（三）心脏内部的分隔

人胚胎心脏内部的分隔发生于胚胎第 4～7 周，心脏各部的分隔同时进行。

1. 房室管的分隔 胚胎第 4 周，房室管背侧壁和腹侧壁的心内膜增生，各形成一个隆起，分别称为背、腹心内膜垫（endocardial cushion）。两个心内膜垫彼此相对生长，至第 5 周末互相融合，便将房室管分隔成了左、右房室管（图 24-5B）。围绕房室管的间充质局部增生并向腔内隆起，逐渐形成房室瓣，右侧为三尖瓣，左侧为二尖瓣（图 24-5E）。

2. 原始心房的分隔 胚胎发育至第 4 周末，在原始心房背侧壁的中央出现一个薄的半月形矢状隔，称为第一房间隔（septum primum）（图 24-5B）。此隔向心内膜垫方向生长，在其游离缘和心内膜垫之间形成一个孔，称为第一房间孔（foramen primum）。此孔逐渐变小，最后完全封闭。在第一房间孔闭合之前，第一房间隔上部的中央变薄而穿孔，若干个小孔融合成一个大孔，称为

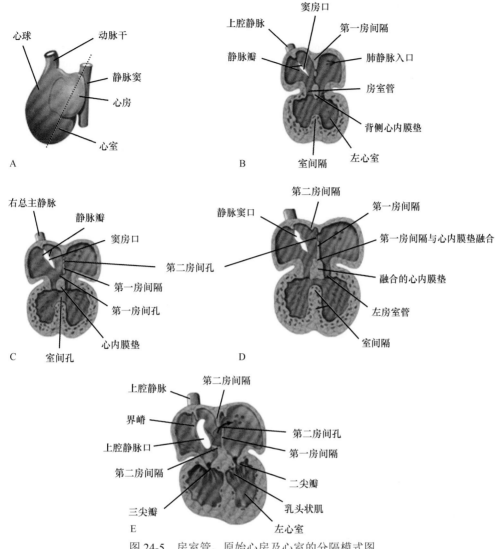

图 24-5　房室管、原始心房及心室的分隔模式图

第二房间孔（foramen secundum）。原始心房被分成左、右两部分，但两者之间仍有第二房间孔沟通（图 24-5C）。

第5周末，在第一房间隔的右侧又长出一个半月形的隔，称为第二房间隔（septum secundum）。此隔较厚，下缘呈弧形（图 24-5D）。当其下缘的前、后角与心内膜垫接触时，游离缘的下方留有一个卵圆形的孔，称为卵圆孔（foramen ovale）。卵圆孔的位置比第一房间隔上的第二房间孔稍低。第一房间隔很薄，上部逐渐融合于左心房的壁，其余部分在第二房间隔的左侧盖于卵圆孔上，称为卵圆孔瓣（valve of foramen ovale）。由于卵圆孔瓣的存在，只允许右心房的血液流入左心房，反之则不能（图 24-5E）。

3. 静脉窦的演变和永久性左、右心房的形成　静脉窦位于原始心房尾端的背面，分为左、右两个角，与左、右总主静脉、脐静脉和卵黄静脉通连。原来的两个角是对称的，以后由于大量血液汇入右角，右角逐渐变大，窦房孔也渐渐移向右侧；而左角则逐渐萎缩变小，其远侧段成为左房斜静脉的根部，近侧段成为冠状窦。

胚胎发育第7～8周，原始心房扩展很快，以致静脉窦右角被吸收并入右心房，成为永久性右心房的光滑部，原始右心房则成为右心耳。原始左心房最初只有单独一条肺静脉在第一房间隔的左侧通入，此静脉分出左、右属支，各支再分为两支。当原始心房扩展时，肺静脉根部及其左、右属支逐渐被吸收并入左心房，结果有4条肺静脉直接开口于左心房。由肺静脉参与形成的部分成为永久性左心房的光滑部，原始左心房则成为左心耳。

4. **原始心室的分隔**　人胚第4周末，心室底壁组织局部增生形成一个较厚的半月形肌性嵴，由此形成室间隔肌部（muscular part of interventricular septum）。此隔向心内膜垫方向伸展，上缘凹陷，与心内膜垫之间留有一孔，称室间孔（interventricular foramen），使左、右心室相通（图24-6A、B）。

胚胎发育至第7周末，由于心球内球嵴（bulbar ridge）的延伸和心内膜垫组织的增生，形成了室间隔膜部（membranous part of interventricular septum），室间孔封闭（图24-6C、D、E）。

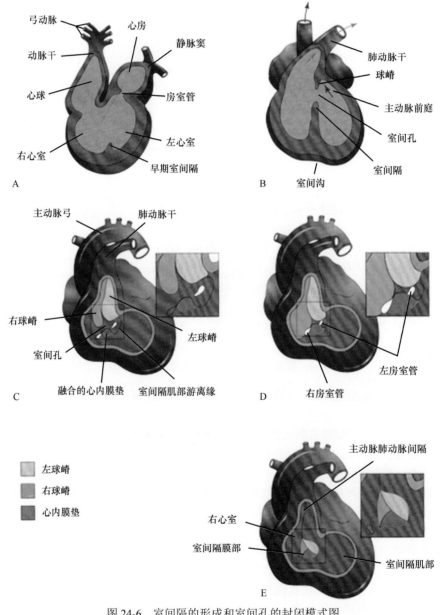

图 24-6　室间隔的形成和室间孔的封闭模式图

5. **动脉干与心球的分隔**　胚胎发育第5周，动脉干和心球的壁内间充质局部增厚，形成一对螺旋状纵嵴，形成动脉干嵴（truncal ridge）和左、右球嵴（图24-7A、B）。以后动脉干嵴和左、右球嵴在中线融合，便形成螺旋状走行的隔，称为主动脉肺动脉隔（aorticopulmonary septum），将动脉干和心球分隔成肺动脉干和升主动脉（图 24-7C、D）。因为主肺动脉隔呈螺旋状，故肺动脉干呈扭曲状围绕升主动脉（图 24-7E、F）。当主动脉和肺动脉分隔完成时，主动脉通连左心室，肺动脉干通连右心室。主动脉和肺动脉起始部的心内膜增厚，形成了半月形的主动脉瓣和肺动脉瓣。

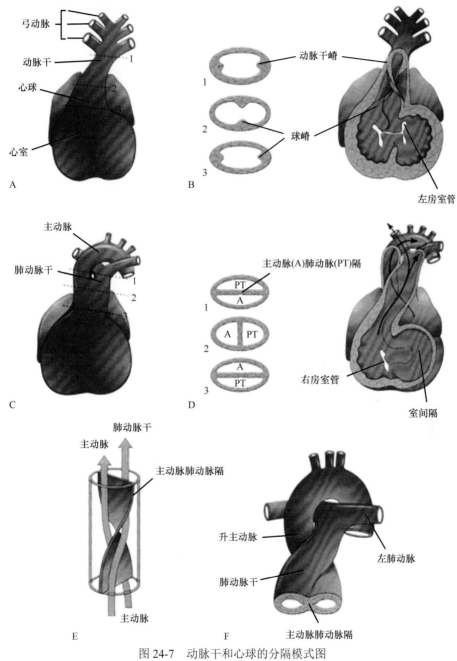

图 24-7　动脉干和心球的分隔模式图

三、胎儿血液循环和出生后的变化

（一）胎儿血液循环途径

来自胎盘富含氧和营养物质的动脉血，经脐静脉流经肝脏时，大部分血液经静脉导管直接注入下腔静脉，小部分经肝血窦再入下腔静脉。下腔静脉还收集由下肢和盆、腹腔来的静脉血，但与来自脐静脉的动脉血相比，其数量很少。

下腔静脉的血液经下腔静脉口入右心房。由于下腔静脉口正对卵圆孔且有瓣膜样导向结构，故从下腔静脉进入右心房的血液，大部分通过卵圆孔直接进入左心房。由肺静脉来的血液回左心房，但数量很少。两者混合后，进入左心室。

左心室的血液大部分经主动脉弓及其三大分支分布到头、颈和上肢，小部分血液流入降主动脉。从头、颈部及上肢回流的血液由上腔静脉导入右心房，经右房室口进入右心室。由于胎儿肺尚无呼吸功能，故右心室的血液仅小部分（5%～10%）入肺动脉，大部分（90%以上）经动脉导管注入降主动脉。

降主动脉血液除少部分供应盆、腹腔器官和下肢外，大部分血液经脐动脉至胎盘，在胎盘内与母体血液进行气体和物质交换后，再由脐静脉送往胎儿体内（图24-8）。

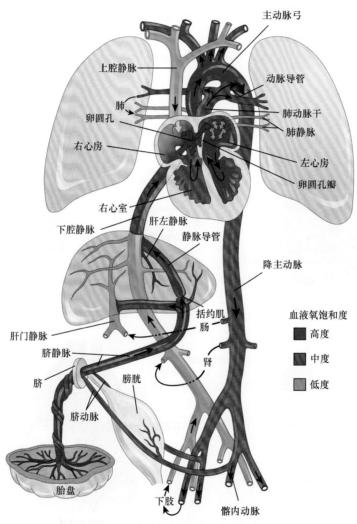

图24-8 胎儿的血液循环途径模式图

（二）胎儿出生后血液循环的变化

胎儿出生后，脐循环中断，肺开始呼吸，血液循环也发生一系列相应改变（图24-9）。主要变化如下：①脐静脉（腹腔内的部分）闭锁，成为由脐部至肝的肝圆韧带；②脐动脉大部分闭锁成为脐外侧韧带，仅近侧段保留成为膀胱上动脉；③肝内的静脉导管闭锁成为静脉韧带；④由于脐静脉闭锁，从下腔静脉注入右心房的血液减少，右心房压力降低；肺开始呼吸，大量血液由肺静脉回流进入左心房，左心房压力增高，于是卵圆孔瓣紧贴于第二房间隔，卵圆孔闭锁；⑤动脉导管闭锁成为动脉韧带。

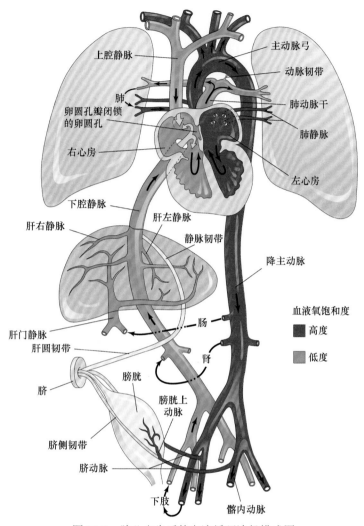

图 24-9　胎儿出生后的血液循环途径模式图

四、心血管系统的常见畸形

由于心血管系统发生过程复杂且变化较大，因而先天性畸形也较多见，最常见的有以下几种。

（一）房间隔缺损

房间隔缺损（atrial septal defect，ASD）最常见的为卵圆孔未闭，可因下列原因产生：①卵圆孔瓣出现许多穿孔；②第一房间隔在形成第二房间孔时过度吸收，导致卵圆孔瓣太小，不能完全遮盖卵圆孔；③第二房间隔发育不全，形成异常大的卵圆孔，以致正常第一房间隔形成的卵圆孔瓣未能完全关闭卵圆孔；④第一房间隔过度吸收，同时第二房间隔又形成大的卵圆孔，导致更大的房间隔缺损。此外，心内膜垫发育不全，第一房间隔不能与其融合，也可造成房间隔缺损。

（二）室间隔缺损

室间隔缺损（ventricular septal defect，VSD）分为室间隔膜性缺损和室间隔肌性缺损两种情况。室间隔膜性缺损较为常见，多由心内膜垫组织扩展时未能与球嵴和室间隔肌部融合所致（图 24-10A）。室间隔肌性缺损较少见，是由于肌性室间隔形成时心肌膜组织发育障碍或过度吸收所造成，可出现在肌性隔的各个部位，呈单发性或多发性。另外的情况是室间隔缺如（absence of interventricular septum），室间隔没有发生，形成共用心室（common ventricle），即两房一室三腔心。

（三）动脉干分隔异常

1. 动脉干永存（persistent truncus arteriosus） 动脉干永存为较常见的畸形。主要由于分隔动脉干的主动脉肺动脉隔严重缺损或未发生，使动脉干未能分隔为肺动脉干和主动脉。动脉干骑跨在左、右心室之上，左、右肺动脉直接从动脉干两侧发出。由于左、右心室均与动脉干相通，使入肺的血量大大增加而造成肺动脉高压。另一方面由于进入体循环的血是混合性的，故供氧不足，患儿出生后，出现衰竭和发绀（图 24-10A）。

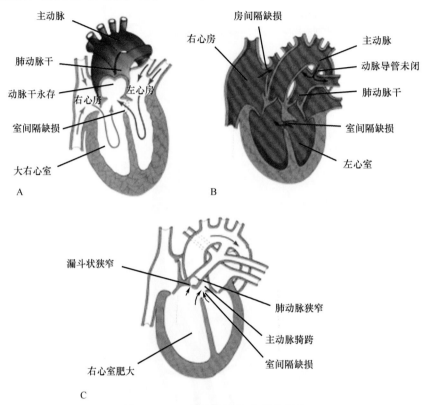

图 24-10　心血管系统的畸形模式图

A. 动脉干永存合并膜性室间隔缺损；B. 主动脉和肺动脉错位合并动脉导管未闭；C. 法洛四联症

2. 主动脉和肺动脉错位（transposition of aorta and pulmonary artery） 主动脉和肺动脉发生中相互错位，以致主动脉位于肺动脉的前面，由右心室发出，肺动脉干则由左心室发出。此种畸形发生的原因是在动脉干和心球分隔时，主动脉肺动脉隔不按螺旋方向生长，而是形成平直的隔板。此畸形常伴有房间隔或室间隔缺损和动脉导管未闭，使肺循环和体循环之间出现多处直接交通（图 24-10B）。

3. 主动脉或肺动脉狭窄（aortic stenosis or pulmonary artery stenosis） 由于动脉干与心球分隔时不均等，以致形成一侧动脉粗大，另一侧动脉狭小，即肺动脉或主动脉狭窄。此时的主动脉肺动脉隔常不与室间隔成一直线生长，因而还易造成室间隔膜部缺损，较大的动脉（主动脉或肺动脉）骑跨在缺损部。

4. 法洛四联症（tetralogy of Fallot） 法洛四联症为最常见的发绀型先天性心脏病，包括四种缺陷，即肺动脉狭窄（或右心室出口处狭窄）、室间隔缺损、主动脉骑跨和右心室肥大。这种畸形发生的主要原因是动脉干与心球分隔不均，致使肺动脉狭窄和室间隔缺损。肺动脉狭窄造成右心室肥大。粗大的主动脉向右侧偏移而骑跨在室间隔缺损处（图 24-10C）。

（四）动脉导管未闭

动脉导管未闭（patent ductus arteriosus）多见于女性，为男性的 2～3 倍，为最常见的血管畸形。发生原因可能是由于出生后的动脉导管壁肌组织不能收缩所致，致使肺动脉和主动脉保持相通状态。由于动脉导管未闭，主动脉的血流必然经动脉导管向右分流，造成肺循环血量大大增加，体循环血量减少，引起肺动脉高压、右心室肥大等，并可发生心力衰竭（图 24-10B）。

卵圆孔未闭与脑卒中

先天性心脏病作为最常见的先天性疾病，通过改变婴儿的心脏结构影响心脏和全身的血液循环。其中，室间隔缺损和卵圆孔未闭导致的房间隔缺损最为常见。卵圆孔一般在出生后 1 年完全闭合，但仍有高达 25% 的成年人存在卵圆孔未闭的情况。虽在大多数情况下卵圆孔未闭不会导致疾病，但有研究表明 40%～50% 不明原因卒中患者有卵圆孔未闭。有学者研究后更提出卵圆孔未闭相关卒中（patent foramen ovale associated stroke，PFO-AS）的医学理念。正常生理情况下，静脉中产生的微小血栓经右心系统进入肺部，并被毛细血管过滤。当心脏存在卵圆孔未闭时，右心系统的血栓可经卵圆孔进入左心系统，导致反常栓塞，并可能引起缺血性脑卒中或短暂性脑缺血。因此一旦卵圆孔未闭引发了相关病症，就有必要实施针对性的治疗。先天性心脏病主要通过药物稳定病情和手术修复进行治疗。

（黄绵波）

第25章　神经系统的发生

思维导图

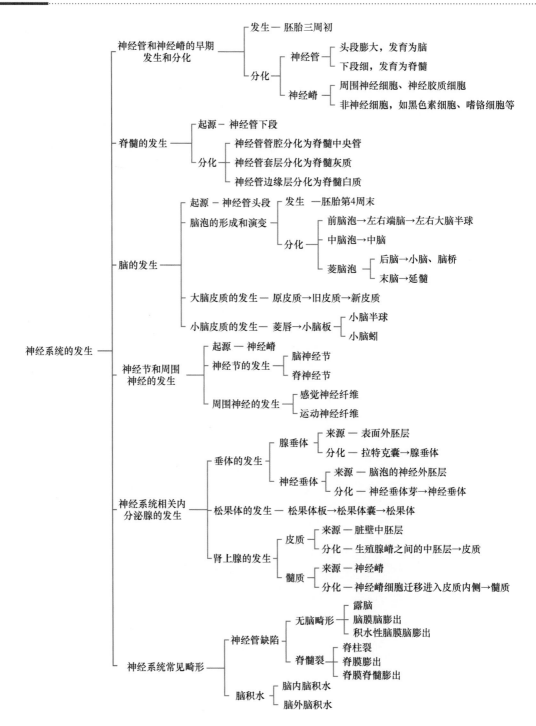

神经系统的发生
- 神经管和神经嵴的早期发生和分化
  - 发生 — 胚胎三周初
  - 分化
    - 神经管
      - 头段膨大，发育为脑
      - 下段细，发育为脊髓
    - 神经嵴
      - 周围神经细胞、神经胶质细胞
      - 非神经细胞，如黑色素细胞、嗜铬细胞等
- 脊髓的发生
  - 起源 — 神经管下段
  - 分化
    - 神经管管腔分化为脊髓中央管
    - 神经管套层分化为脊髓灰质
    - 神经管边缘层分化为脊髓白质
- 脑的发生
  - 脑泡的形成和演变
    - 起源 — 神经管头段
    - 发生 — 胚胎第4周末
    - 分化
      - 前脑泡→左右端脑→左右大脑半球
      - 中脑泡→中脑
      - 菱脑泡
        - 后脑→小脑、脑桥
        - 末脑→延髓
  - 大脑皮质的发生 — 原皮质→旧皮质→新皮质
  - 小脑皮质的发生 — 菱唇→小脑板
    - 小脑半球
    - 小脑蚓
- 神经节和周围神经的发生
  - 起源 — 神经嵴
  - 神经节的发生
    - 脑神经节
    - 脊神经节
  - 周围神经的发生
    - 感觉神经纤维
    - 运动神经纤维
- 神经系统相关内分泌腺的发生
  - 垂体的发生
    - 腺垂体
      - 来源 — 表面外胚层
      - 分化 — 拉特克囊→腺垂体
    - 神经垂体
      - 来源 — 脑泡的神经外胚层
      - 分化 — 神经垂体芽→神经垂体
  - 松果体的发生 — 松果体板→松果体囊→松果体
  - 肾上腺的发生
    - 皮质
      - 来源 — 脏壁中胚层
      - 分化 — 生殖腺嵴之间的中胚层→皮质
    - 髓质
      - 来源 — 神经嵴
      - 分化 — 神经嵴细胞迁移进入皮质内侧→髓质
- 神经系统常见畸形
  - 神经管缺陷
    - 无脑畸形
      - 露脑
      - 脑膜脑膨出
      - 积水性脑膜脑膨出
    - 脊髓裂
      - 脊柱裂
      - 脊膜膨出
      - 脊膜脊髓膨出
  - 脑积水
    - 脑内脑积水
    - 脑外脑积水

神经系统起源于神经外胚层，由神经管和神经嵴分化而成。神经管主要分化为中枢神经系统，神经嵴主要分化为周围神经系统。

一、神经管和神经嵴的发生和分化

（一）神经管和神经嵴的发生

人胚第 3 周初，在脊索的诱导下，其上方的外胚层增厚，称为神经板（neural plate），神经板中央凹陷形成神经沟（neural groove）。在相当于枕部体节的平面上，神经沟首先愈合成管，愈合过程向头、尾两端进展，最后在头尾两端各有一开口，分别称前神经孔（anterior neuropore）和后神经孔（posterior neuropore）（图 25-1）。胚胎第 25 天左右，前神经孔闭合，第 27 天左右，后神经孔闭合，完整的神经管（neural tube）形成。神经管的前段膨大，衍化为脑；后段较细，衍化为脊髓。在由神经沟愈合为神经管的过程中，神经沟边缘与表面外胚层相延续处的神经外胚层细胞游离出来，形成左右两条与神经管平行的细胞索，称神经嵴（neural crest）（图 25-2）。神经嵴参与周围神经系统的形成。

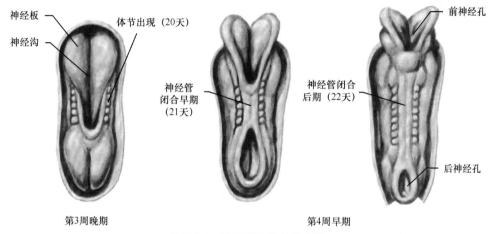

图 25-1　神经管的形成模式图

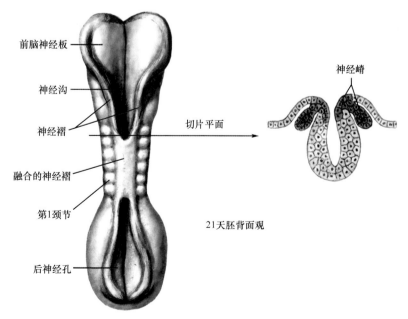

图 25-2　神经嵴的发生模式图

（二）神经管和神经嵴的分化

神经板最初由单层柱状上皮细胞构成，称神经上皮（neuroepithelium）。当神经管形成后，管壁变为假复层柱状上皮，上皮的基膜较厚，称外界膜（external limiting membrane）；管壁内侧也有一层膜，称内界膜（internal limiting membrane）。神经上皮细胞不断分裂增殖并迁至神经上皮的外周，先后分化为成神经细胞（neuroblast）和成神经胶质细胞（glioblast），构成了一层新细胞层，称套层（mantle layer），该层将发育为中枢神经系统的灰质。此时原位的神经上皮停止分化，变成一层立方形或矮柱状细胞，称室管膜层（ependymal layer），该层最终发育成为脑室和中央管的室管膜。套层的成神经细胞起初为圆球形，很快长出突起，突起逐渐增长并伸至套层外周，形成边缘层（marginal layer），该层将发育为中枢神经系统的白质。套层中的成神经胶质细胞分化为星形胶质细胞和少突胶质细胞，并有部分细胞进入边缘层（图 25-3）。

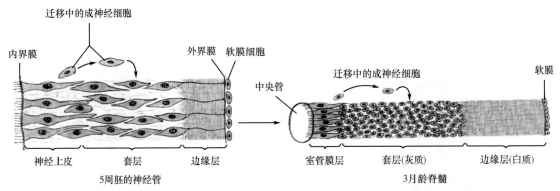

图 25-3　神经管壁上皮的细胞分化模式图

成神经细胞一般不再分裂增殖，起初为圆形，称无极成神经细胞（apolar neuroblast），以后发生两个突起，成为双极成神经细胞（bipolar neuroblast）。双极成神经细胞朝向神经管腔一侧的突起退化消失，成为单极成神经细胞（unipolar neuroblast）。伸向边缘层的一个突起迅速增长，形成原始轴突。单极成神经细胞内侧端又出现若干短突起，形成原始树突，于是成为多极成神经细胞（multipolar neuroblast）（图 25-4）。多极成神经细胞进一步发育成为神经元。

在神经元的发生过程中，最初生成的神经细胞的数目远比以后存留的数目多，那些未能与靶细胞或靶组织建立连接的神经元都在一定时间死亡。这说明神经元的存活与其靶细胞或靶组织密切相关。近年来的研究发现，神经细胞的存活及其突起的发生主要受靶细胞和靶组织产生的神经营养因子的调控，如神经生长因子（nerve growth factor，NGF）、成纤维细胞生长因子（fibroblast growth factor，FGF）、表皮生长因子（epidermal growth factor，EGF）、胰岛素样生长因子（insulin-like growth factor，IGF）等。大量神经元的生理性死亡与这些细胞不能获得靶细胞或靶组织释放的神经营养因子密切相关。

成胶质细胞首先分化为各类胶质细胞的前体细胞，即成星形胶质细胞（astroblast）和成少突胶质细胞（oligodendrocyte）。随后，成星形胶质细胞分化为原浆性星形胶质细胞和纤维性星形胶质细胞，成少突胶质细胞分化为少突胶质细胞。小胶质细胞的形成较晚，来源于血液中的单核细胞。神经胶质细胞出生后仍保持分裂增殖能力（图 25-4）。

神经嵴细胞迁移分化为周围神经系统的神经元和神经胶质细胞。部分神经嵴细胞迁移并广泛分布于全身各处，分化为非神经细胞，如头面部的骨、软骨、肌肉和结缔组织，黑素细胞，肾上腺髓质的嗜铬细胞，甲状腺滤泡旁细胞，颈动脉体 I 型细胞等（图 25-5）。

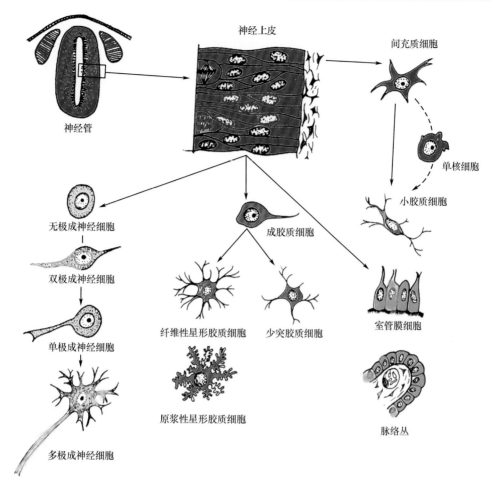

图 25-4　神经上皮的分化模式图

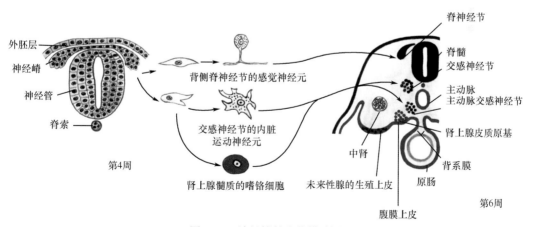

图 25-5　神经嵴的分化模式图

二、脊髓的发生

神经管下段分化为脊髓，其管腔演化为脊髓中央管，套层分化为脊髓的灰质，边缘层分化为白质。神经管的两侧壁由于套层中成神经细胞和成胶质细胞的增生而迅速增厚，其腹部形成左右两个基板（basal plate），背部形成左右两个翼板（alar plate），基板和翼板之间的内表面有左右两条纵沟，称界沟（sulcus limitans）。神经管的腹侧壁和背侧壁变薄变窄，分别形成顶板（roof plate）和底板（floor plate）（图 25-6）。

　　由于成神经细胞和成胶质细胞的增多，左右两基板向腹侧突出，致使在二者之间形成一条纵向的裂隙，位居脊髓的腹侧正中，称前正中裂（anterior median fissure）。同时左右两翼板增大并向内侧推移，在中线愈合而形成一隔膜，称后正中隔（posterior median septum）。基板形成脊髓灰质前角，其中的成神经细胞分化为躯体运动神经元；翼板形成脊髓灰质后角，其中的成神经细胞分化为中间神经元。若干成神经细胞聚集于基板和翼板之间形成脊髓灰质侧角，其内的成神经细胞分化为内脏运动神经元。另外，位于中央管腹侧和背侧的套层，形成脊髓灰质的前连合和后连合。随着套层内的细胞不断增生，成神经细胞的突起延伸至边缘层，并使之不断增厚，由于髓鞘的发生，这些有髓神经纤维形成了脊髓白质。脊膜由神经管周围的间充质分化而成（图 25-6）。

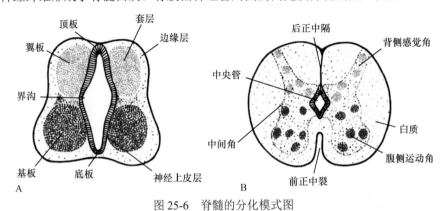

图 25-6　脊髓的分化模式图

　　胚胎第 3 个月前，脊髓与脊柱等长，其下端可达脊柱的尾骨平面。第 3 个月后，脊柱增长比脊髓快，并逐渐超越脊髓向尾端延伸，脊髓的位置相对上移。新生儿脊髓尾端与第 3 腰椎下缘平齐，成人脊髓尾端则平第 1 腰椎下缘，仅以终丝与尾骨相连。节段分布的脊神经均在胚胎早期形成，并从相应节段的椎间孔穿出。当脊髓节段相对高于脊柱后，脊髓颈段以下的脊神经根便越来越斜向尾侧，至腰、骶和尾段的脊神经根则在椎管内垂直下行，与终丝共同组成马尾（图 25-7）。

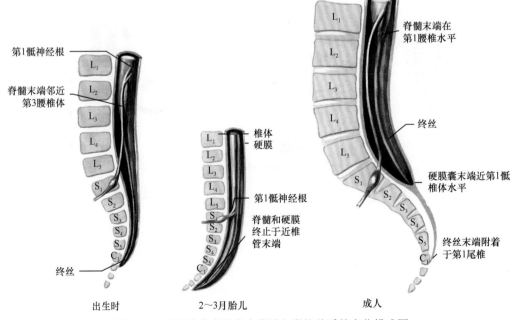

图 25-7　在胚胎发育过程中脊髓与脊柱关系的变化模式图

三、脑的发生

脑起源于神经管的头段，其形态发生和组织分化过程与脊髓相似，但更为复杂。

（一）脑泡的发生和演变

胚胎第 4 周末，神经管头段逐渐形成 3 个膨大，即脑泡（brain vesicle），由前向后分别为前脑泡（forebrain vesicle）、中脑泡（midbrain vesicle）和后脑泡，又称菱脑泡（rhombencephalon vesicle）。胚胎第 5 周，前脑泡的头端向两侧膨大，形成左右两个端脑（telencephalon），以后演变为左右大脑半球，尾端则形成间脑（diencephalon）；中脑泡演变为中脑；菱脑泡演变为头侧的后脑（metencephalon）和尾侧的末脑（myelencephalon），后脑演变为小脑和脑桥，末脑演变为延髓（图 25-8，图 25-9）。

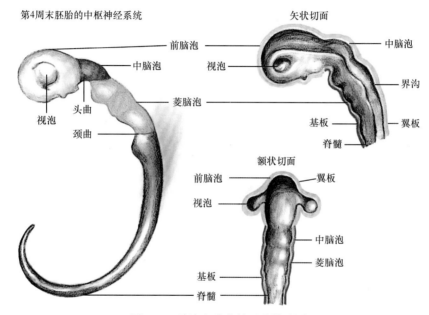

图 25-8　脑泡和脑曲的形成模式图

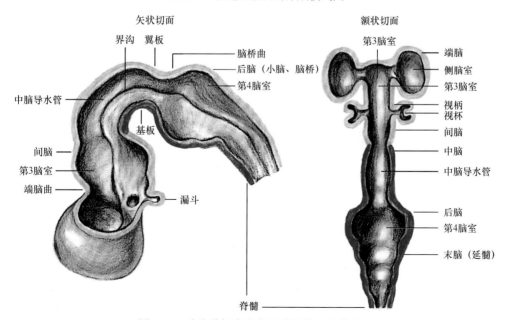

图 25-9　脑泡的初步分化和脑室的形成模式图

随着脑泡的形成和演变，神经管的管腔也演变为各部位的脑室。前脑泡的腔演变为左右两个侧脑室和间脑中的第三脑室；中脑泡的腔很小，形成狭窄的中脑导水管；菱脑泡的腔演变为宽大的第四脑室（图 25-9）。

由于脑的各部发育不平衡，在其发育过程中相继出现了几个不同方向的弯曲。在中脑处凸向背侧的称头曲（cephalic flexure）或中脑曲（mesencephalic flexure）；在菱脑与脊髓之间凸向背侧的称颈曲（cervical flexure）。之后，在端脑和脑桥处又产生了两个凸向腹侧的弯曲，分别称端脑曲（telencephalic flexure）和脑桥曲（pontine flexure）（图 25-9）。

脑壁的演化与脊髓相似，其侧壁上的神经上皮细胞增生并向外侧迁移，分化为成神经细胞和成胶质细胞，形成套层。由于套层的增厚，使侧壁分成了翼板和基板。端脑和间脑的侧壁大部分形成翼板，基板甚小。端脑套层中的大部分细胞迁至外表面，形成大脑皮质；少部分细胞聚集成团，形成神经核。中脑、后脑和末脑中的套层细胞多聚集成细胞团或细胞柱，形成各种神经核。翼板中的神经核多为感觉中继核，基板中的神经核多为运动核（图 25-10C～F）。

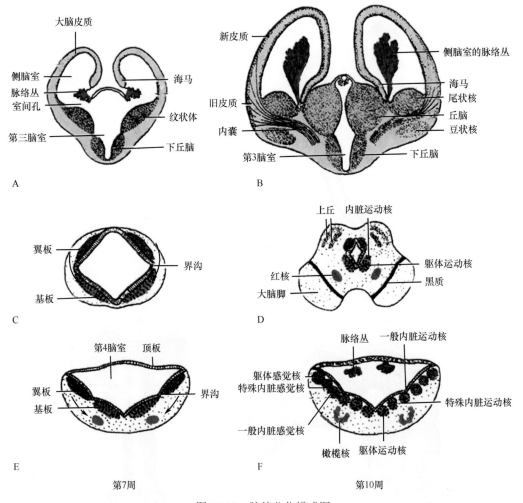

图 25-10　脑的分化模式图
A，B.端脑和间脑（冠状切面）；C，D.中脑（横切面）；E，F.末脑（横切面）

（二）大脑皮质的组织发生

大脑皮质由端脑套层的成神经细胞迁移和分化而成。大脑皮质的发生分 3 个阶段，依次为古皮质（archicortex，archipallium）、旧皮质（paleocortex，paleopallium）和新皮质（neocortex， neopallium）。人类大脑皮质的发生过程重演了皮质的种系发生。海马和齿状回是最早出现的皮质结构，相当于种系发生中的原皮质，与嗅觉传导有关。胚胎第 7 周时，在纹状体的外侧，大量成神经细胞聚集并分化，形成梨状皮质，相当于种系发生中的旧皮质，也与嗅觉传导有关。旧皮质出现不久，神经上皮细胞分裂增殖、分批分期地迁至表层并分化为神经元，形成了新皮质，这是大脑皮质中出现最晚、面积最大的部分（图 25-10A、B）。由于成神经细胞分批分期地产生和迁移，因而皮质中的神经细胞呈层状排列。越早产生和迁移的细胞，其位置越深，越晚产生和迁移的细胞，其位置越表浅，即越靠近皮质表层。胎儿出生时，新皮质已形成 6 层结构。原皮质和旧皮质的分层无一定规律性，有的分层不明显，有的分为 3 层。

（三）小脑皮质的组织发生

小脑起源于后脑翼板背侧部的菱唇（rhombic lip）。左右两菱唇对称性增厚，并在中线融合，形成小脑板（cerebellar plate），为小脑的原基。胚胎第 12 周时，小脑板的两外侧部膨大，形成小脑半球；小脑板的中部变细，形成小脑蚓（图 25-11）。起初，小脑板由室管膜层、套层和边缘层组成。胚胎第 10～11 周，室管膜层的神经上皮细胞增殖并通过套层迁至小脑板的外表面，形成了外颗粒层（external granular layer）。此层细胞仍然保持分裂增殖的能力，在小脑表面形成一个细胞增殖区，使小脑表面迅速扩大并产生皱褶，形成小脑叶片。部分成神经细胞从室管膜层迁移至外颗粒层下方，形成浦肯野细胞层。至第 6 个月，外颗粒层细胞开始分化出不同的细胞类型，部分细胞向内迁移，分化为颗粒细胞，位居浦肯野细胞层深面，构成内颗粒层。套层的外层成神经细胞分化为浦肯野细胞和高尔基细胞，构成浦肯野细胞层；内层的成神经细胞则聚集成团，分化为小脑白质中的核团，如齿状核（dentate nucleus），由于外颗粒层大量细胞迁出，故细胞逐渐稀少，这些细胞分化为篮状细胞和星形细胞，形成了小脑皮质的分子层，原来的内颗粒层则改称颗粒层（图 25-11）。

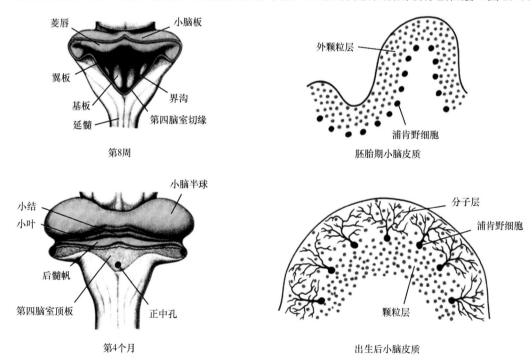

图 25-11　小脑的发生模式图

四、神经节和周围神经的发生

（一）神经节的发生

神经节起源于神经嵴。神经嵴细胞向两侧迁移，分列于神经管的背外侧并聚集成细胞团，分化为脑神经节和脊神经节。这些神经节均属感觉神经节。神经嵴细胞首先分化为成神经细胞和卫星细胞，成神经细胞再分化为感觉神经细胞。成神经细胞最先长出两个突起，成为双极神经元，由于细胞体各面的不均等生长，使两个突起的起始部逐渐靠拢，最后合二为一，于是双极神经元变成假单极神经元（图25-5）。卫星细胞是一种神经胶质细胞，包绕在神经元胞体的周围。神经节周围的间充质分化为结缔组织的被膜，包绕整个神经节。

胸段神经嵴的部分细胞迁至背主动脉的背外侧，形成两列节段性排列的神经节，即交感神经节。这些神经节借纵行的神经纤维彼此相连，形成左右两条纵向的交感链。部分神经嵴细胞迁至主动脉腹侧，形成主动脉前交感神经节。节中的神经嵴细胞分化为多极的交感神经节细胞和卫星细胞。节外的间充质分化为结缔组织被膜。另外，还有部分神经嵴细胞迁入由脏壁中胚层细胞增生形成的肾上腺原基，分化为肾上腺髓质的嗜铬细胞及少量交感神经节细胞。副交感神经节的起源问题尚有争议。有人认为副交感神经节中的神经细胞来自神经管的成神经细胞，也有人认为来源于脑神经节中的成神经细胞。

（二）周围神经的发生

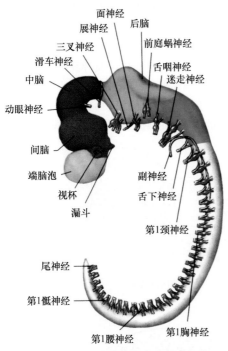

图 25-12　第 36 天人胚的脑神经和脊神经
模式图

周围神经由感觉神经纤维和运动神经纤维构成，神经纤维由神经细胞的突起和施万细胞构成。感觉神经纤维中的突起是感觉神经节细胞的周围突；躯体运动神经纤维中的突起是脑干及脊髓灰质前角运动神经元的轴突；内脏运动神经的节前纤维中的突起是脊髓灰质侧角和脑干内脏运动核中神经元的轴突，节后纤维则是自主神经节节细胞的轴突。施万细胞由神经嵴细胞分化而成，并与发生中的轴突或周围突同步增殖和迁移。施万细胞与突起相贴处凹陷，形成一条深沟，沟内包埋着轴突。当沟完全包绕轴突时，施万细胞与轴突间形成一扁平系膜。在有髓神经纤维，此系膜不断增长并不断环绕轴突，于是在轴突外周形成了由多层细胞膜环绕而成的髓鞘。在无髓神经纤维，一个施万细胞可与多条轴突相贴，并形成多条深沟包绕轴突，也形成扁平系膜，但系膜不环绕，故不形成髓鞘。36 天人胚的 12 对脑神经和 31 对脊神经已清晰可见（图 25-12）。

五、神经系统相关内分泌腺的发生

垂体、松果体和肾上腺并非完全起源于神经外胚层，但它们的组成部分在发生过程中与神经管和神经嵴密切相关，故在本章加以叙述。

（一）垂体的发生

垂体包括腺垂体和神经垂体，分别来源于胚胎时期口凹的表面外胚层和脑泡的神经外胚层。胚胎第 4 周，口凹背侧顶部的外胚层上皮向深部凹陷，形成一囊状突起，叫拉特克囊（Rathke pouch）。稍后，间脑底部的神经外胚层向腹侧朝拉特克囊方向形成一漏斗状突起，即神经垂体芽（neurophyphophyseal bud）。拉特克囊和神经垂体芽逐渐增大并相互接近。至第 2 个月末，囊的根部退化消失，其远端长大并与神经垂体芽相贴。神经垂体芽的远端膨大，形成神经垂体，其起始部变细，形成漏斗柄。而囊的前壁迅速增厚，形成垂体的远侧部。由远侧部再向上长出一结节状突起包绕漏斗柄，形成结节部。囊的后壁生长缓慢，形成中间部。囊腔大部分消失，只残留小的裂隙。此裂隙偶尔下延，于咽的顶壁内形成咽垂体。腺垂体中分化出多种腺细胞；神经垂体主要由神经纤维和神经胶质细胞构成。

（二）松果体的发生

第 5 周间脑顶板的室管膜上皮增厚，形成松果体板（pineal plate）。第 7 周松果体板发生外突，形成松果体囊（pineal sac）。第 8 周松果体囊壁细胞增生，囊腔消失，形成一实质性松果体样器官，即松果体（pineal body）。松果体细胞和神经胶质细胞均由神经上皮分化而来。其中松果体细胞出现早，胚胎第 8 周即开始出现，第 5 个月增生明显，第 6 个月分化明显，细胞器逐渐增多，第 8 个月已近似成年。神经胶质细胞出现较晚，胚胎第 12 周左右开始出现，属于星形胶质细胞。胚胎第 3 个月初，交感神经的分支长入松果体。

（三）肾上腺的发生

肾上腺实质包括皮质和髓质，皮质来源于脏壁中胚层，而髓质来源于神经嵴。

肾上腺皮质发生较早。人胚第 3～4 周，肠系膜根部与发育中的生殖腺嵴之间的中胚层表面上皮增生，并移向深部的间充质，人胚第 5 周分化为肾上腺的胎儿皮质。第 7 周，表面上皮细胞第二次增生，并进入间充质，围绕在胎儿皮质周围，成为永久皮质。胎儿皮质在出生后很快退化，永久皮质在胎儿后期开始分化，到胎儿出生时可见球状带和束状带，到出生后 3 岁才出现网状带。

肾上腺的髓质发生较晚。约在人胚发育第 6 周，神经嵴的细胞迁移并进入胎儿皮质内侧，与肾上腺皮质接触的细胞分化成髓质的嗜铬细胞，其余少量细胞分化成交感神经节细胞。最初髓质细胞混杂在皮质之间，以后逐渐向中心迁移，第 20 周左右，多数髓质细胞迁移至肾上腺中轴。出生后 12～18 月龄时，髓质发育完善。

六、神经系统的常见畸形

（一）神经管缺陷

神经管缺陷是由于神经管闭合和发育不全所引起的一类先天畸形，主要表现是脑和脊髓的异常，并常伴有颅骨和脊柱的异常，发生概率约为 1/700。正常情况下，胚胎第 4 周末神经管应完全闭合，如果失去了脊索的诱导作用或受到环境致畸因子的影响，神经沟就不能正常闭合为神经管。若前神经孔未闭，会形成无脑畸形（anencephaly）；若后神经孔未闭，会形成脊髓裂（myeloschisis）。无脑畸形常伴有颅顶骨发育不全，称露脑（exencephaly）。由于颅骨的发育不全，也可出现脑膜脑膨出（meningoencephalocele），多发生于枕部，缺口常与枕骨大孔相通连。如果脑室也随之膨出，称积水性脑膜脑膨出（meningohydroencephalocele）。脊髓裂常伴有相应节段的脊柱裂（spina bifida）。脊柱裂可发生于脊柱各段，常见于腰骶部。脊柱裂的严重程度不同。其中，中度的脊柱裂比较多见，在患处常形成一个大小不等的皮肤囊袋。如果囊袋中只有脊膜和脑脊液，称脊膜膨出（meningocele）；如果囊中既有脊膜和脑脊液，又有脊髓和神经根，则称脊髓脊膜膨出（meningomyelocele）（图 25-13）。

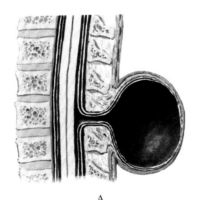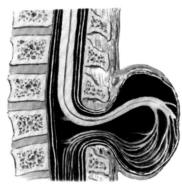

A   B

图 25-13

A. 脊膜膨出模式图；B. 脊髓脊膜膨出模式图

（二）脑积水

　　脑积水是一种比较多见的先天畸形，多由脑室系统发育障碍、脑脊液生成和吸收失去平衡所致，以中脑导水管和室间孔狭窄或闭锁最常见。由于脑脊液不能正常流通循环，致使脑室中积满液体或在蛛网膜下腔中积存大量液体，前者称脑内脑积水（internal hydrocephalus），后者称脑外脑积水（external hydrocephalus），其临床特征主要是颅脑增大，颅骨变薄，颅缝变宽。

"吃"与神经元发育和再生

　　运动促进神经元再生的机制还真跟"吃"有关！来自澳大利亚、德国和中国联合科研团队发现，我们的神经元从血液中摄取硒元素来发展自己。神经元的发生依赖于神经前体细胞。神经前体细胞摄取硒元素是运动介导神经元发生的关键，并且可以延缓衰老和海马损伤带来的学习和记忆障碍。研究者们分别从海马区和脑室下区分离出原代神经前体细胞（neural precursor cells，NPCs）进行体外培养。向其培养基中补充硒（研究使用的培养基中不含硒）后，可以促进 NPCs 的增殖和分化。接着研究者们向 8 周大的小鼠海马和齿状回内连续 7 天注射硒盐，发现硒的补充可以同时促进神经前体细胞的增殖和细胞分化。在神经系统疾病中发现阿尔茨海默病患者脑中 NPCs 的数量明显低于正常人。大脑中的硒含量随年龄增长不断下降，而连续 28 天在饮用水中补充 50nmol/L 的硒，可以显著提高小鼠血浆内和脑内的硒含量，齿状回中增殖状态的 NPCs 细胞数量也增多。并且不论是在损伤前还是损伤后开始补充硒，都可以显著挽救海马损伤带来的认知和记忆障碍。该研究近期发表在《细胞·代谢》杂志上。

（陈英华）

第26章 眼和耳的发生

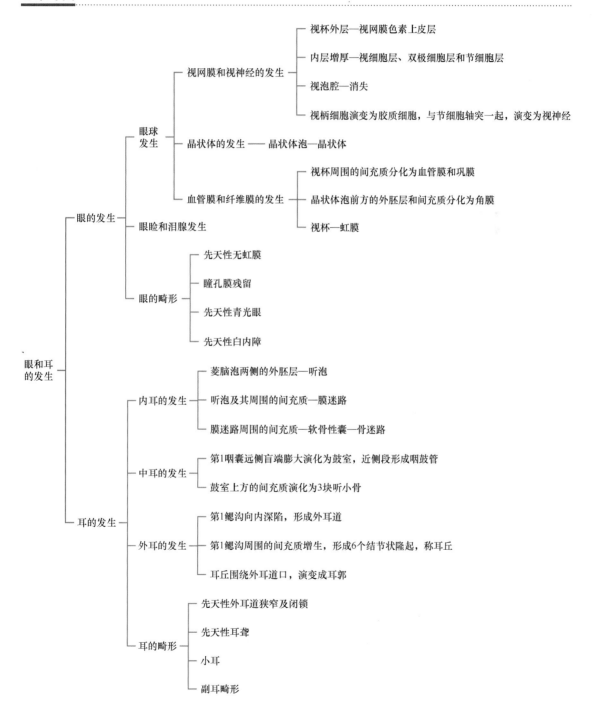

视网膜和视神经的发生
- 视杯外层—视网膜色素上皮层
- 内层增厚—视细胞层、双极细胞层和节细胞层
- 视泡腔—消失
- 视柄细胞演变为胶质细胞，与节细胞轴突一起，演变为视神经

眼球发生
晶状体的发生 —— 晶状体泡—晶状体

血管膜和纤维膜的发生
- 视杯周围的间充质分化为血管膜和巩膜
- 晶状体泡前方的外胚层和间充质分化为角膜
- 视杯—虹膜

眼的发生

眼睑和泪腺发生

眼的畸形
- 先天性无虹膜
- 瞳孔膜残留
- 先天性青光眼
- 先天性白内障

眼和耳的发生

内耳的发生
- 菱脑泡两侧的外胚层—听泡
- 听泡及其周围的间充质—膜迷路
- 膜迷路周围的间充质—软骨性囊—骨迷路

中耳的发生
- 第1咽囊远侧盲端膨大演化为鼓室，近侧段形成咽鼓管
- 鼓室上方的间充质演化为3块听小骨

耳的发生

外耳的发生
- 第1鳃沟向内深陷，形成外耳道
- 第1鳃沟周围的间充质增生，形成6个结节状隆起，称耳丘
- 耳丘围绕外耳道口，演变成耳郭

耳的畸形
- 先天性外耳道狭窄及闭锁
- 先天性耳聋
- 小耳
- 副耳畸形

一、眼的发生

（一）眼球的发生

胚胎第 3 周，在未闭合神经管前端的两侧发生一对视沟（optic groove）。第 4 周，当神经管前端闭合成前脑时，视沟向外膨出形成一对视泡（optic vesicle）（图 26-1）。视泡腔与脑室相通，视泡远端膨大，贴近表面外胚层（surface ectoderm），并内陷形成双层杯状结构，称视杯（optic cup）。视泡近端变细，称视柄（optic stalk），与前脑泡尾端分化成的间脑相连。表面外胚层在视泡的诱导下增厚，形成晶状体板（lens placode），晶状体板内陷入视杯内，形成晶状体凹（lens pit），且渐与表面外胚层脱离，形成晶状体泡（lens vesicle）。眼的各部分就是由视杯、视柄、晶状体泡及它们周围的间充质进一步分化发育形成的（图 26-2）。

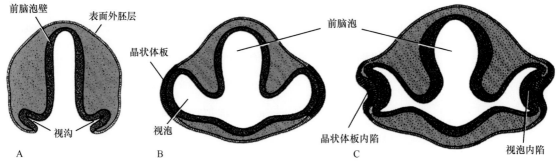

图 26-1　视泡、晶状体泡的发生模式图

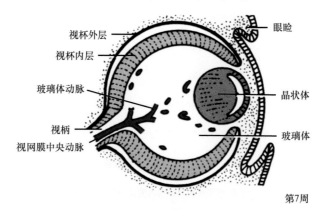

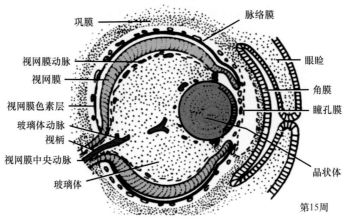

图 26-2　眼球和眼睑的发生

1. 视网膜和视神经的发生 视网膜由视杯内、外两层共同分化而成。视杯外层分化为视网膜色素上皮层。视杯内层增厚，为神经上皮层，自第 6 周起，先后分化出节细胞、视锥细胞、无长突细胞、水平细胞、视杆细胞和双极细胞。视杯两层之间的腔变窄，最后消失，于是两层直接相贴，构成视网膜视部，通称视网膜。第 4 个月胚胎的视网膜已可分辨出各层结构，第 8 个月胚胎的视网膜结构与成人的基本相同。但黄斑区发育较晚，从第 7～8 个月开始分化，至出生后 6 个月才发育完成。在视杯边缘部，内层上皮不增厚，与外层分化的色素上皮相贴，视杯前缘向晶状体泡前方伸展，成为视网膜的睫状体部与虹膜部，即视网膜盲部。睫状体部内层上皮分化为非色素上皮，外层分化为色素上皮；虹膜部内层上皮分化为色素上皮，外层上皮分化出虹膜的平滑肌，即瞳孔括约肌和瞳孔开大肌。

胚胎第 5 周，视杯及视柄下方向内凹陷，形成一条纵沟，称脉络膜裂（choroid fissure）。脉络膜裂内除含间充质外，还有玻璃体动、静脉，为玻璃体和晶状体的发育提供营养。近段成为视网膜中央动、静脉。视柄与视杯相连，也分内、外两层，两层之间夹一腔隙。随着视网膜的分化发育，逐渐增多的节细胞轴突向视柄内层聚集，视柄内层逐渐增厚，并与外层融合，两层之间的腔隙消失。视柄内、外层细胞演变为星状胶质细胞和少突胶质细胞，并与节细胞轴突混杂在一起，于是视柄演变为视神经（图 26-3）。此时脉络膜裂已愈合关闭，若不关闭，则发生视网膜、睫状体和虹膜全部或局部缺损。

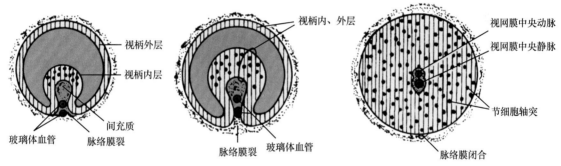

图 26-3 视神经的发生模式图（视柄横切面）

2. 晶状体的发生 晶状体由晶状体泡演变而成。最初，晶状体泡由单层上皮组成。泡的前壁细胞呈立方形，分化为晶状体上皮；后壁细胞呈高柱状，逐渐向前壁方向伸长，形成初级晶状体纤维（primary lens fiber），泡腔逐渐缩小，直到消失，晶状体变为实体的结构（图 26-4）。此后，晶状体赤道区的上皮细胞不断增生、变长并形成新的次级晶状体纤维（secondary lens fiber），原有的初级晶状体纤维及其胞核逐渐退化形成晶状体核。新的晶状体纤维逐层添加到晶状体核的周围，晶状体及晶状体核逐渐增大。晶状体纤维终身不断形成，旧的纤维不断被挤到中心，加入晶状体核。

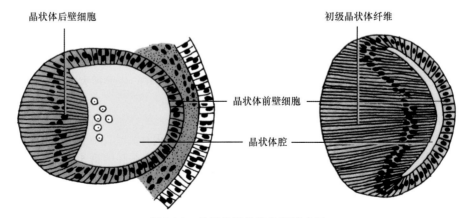

图 26-4 晶状体纤维的发育模式图

3. 血管膜和纤维膜的发生　人胚胎第 6 周，视杯周围的间充质分为内、外两层。内层较疏松，有丰富的血管和色素细胞，后分化成眼球壁的血管膜。晶状体前面的间充质形成一层膜，周边部厚，以后形成虹膜的基质；中央部薄，封闭视杯口，称为瞳孔膜（pupillary membrane）。视杯两层上皮的前缘部分形成虹膜上皮层，与虹膜的基质共同发育成虹膜。视杯周围间充质的外层较致密，含大量胶原纤维，后分化为巩膜。晶状体前方的表面外胚层受晶状体诱导，分化为角膜上皮。胚胎第 7 个月时，瞳孔膜中央开始萎缩退化，形成瞳孔。在晶状体泡与角膜上皮之间充填的间充质内出现一个腔隙，即前房。虹膜与睫状体形成后，虹膜、睫状体与晶状体之间形成后房。出生前瞳孔膜被吸收，前、后房经瞳孔相连通（图 26-2）。

（二）眼睑和泪腺的发生

胚胎第 7 周，眼球前方与角膜上皮毗邻的表面外胚层形成上、下两个皱褶，为眼睑原基（primordium of eyelid），分别分化为上、下眼睑（eyelid）。反折到眼睑内表面的表面外胚层分化为复层柱状的结膜上皮，与角膜上皮相延续。眼睑外面的表面外胚层则分化为表皮，皱褶内的间充质分化为眼睑内的其他结构。第 8 周时，上、下眼睑的边缘互相融合，至第 7～8 月时才重新张开（图 26-2）。泪腺由表皮外胚层上皮下陷形成。泪腺的发育较晚，出生后 6 周才具分泌泪液的功能。

（三）眼的畸形

1. 虹膜缺损（coloboma iridis）　若脉络膜裂在虹膜处未完全闭合，造成虹膜下方缺损，致使圆形的瞳孔呈钥匙孔样，称虹膜缺损。此种畸形严重者可延伸到睫状体、视网膜和视神经，并常伴有眼的其他异常。

2. 瞳孔膜存留（persistent pupillary membrane）　若覆盖在晶状体前面的瞳孔膜在出生前吸收不完全，致使在晶状体前方保留着残存的结缔组织网，称瞳孔膜存留，出生后可随年龄增长而逐渐吸收。若残存的瞳孔膜影响视力，可手术剔除。

3. 先天性白内障（congenital cataract）　出生前晶状体即不透明，为先天性白内障。多为遗传性，也可由于妊娠早期感染风疹病毒而引起。

4. 先天性青光眼（congenital glaucoma）　巩膜静脉窦发育异常或缺失，致使房水回流受阻，眼压增高，眼球膨大，最后导致视网膜损伤而失明，为先天性青光眼。基因突变或母体妊娠早期感染风疹病毒是产生此畸形的主要原因。

5. 眼的其他畸形　若两侧视泡在中线合并，则产生独眼畸形（cyclopia），仅在正中部有一个眼，眼的上方常有一管状鼻。倘若视泡未发生或视泡发育受阻则产生无眼（anophthalmia）或小眼畸形（microphthalmia）。

二、耳 的 发 生

耳分为内耳、中耳和外耳三部分，分别由头部表面外胚层形成的耳板、内胚层来源的第 1 咽囊和外胚层来源的第 1 鳃沟及围绕鳃沟的 6 个结节演变而来。

（一）内耳的发生

胚胎第 4 周初，菱脑泡两侧的表面外胚层在菱脑泡的诱导下增厚，形成听板（otic placode），继之向下方间充质内下陷，形成听窝（otic pit），最后听窝闭合并与表面外胚层分离，形成一个囊状的听泡（otic vesicle）（图 26-5）。听泡初为梨形，以后向背腹方向延伸增大，形成背侧的前庭囊和腹侧的耳蜗囊，并在背端内侧长出一小囊管，为内淋巴管（endolymphatic duct）。管的盲端膨大成囊泡，称为内淋巴囊（endolymphatic sac）。前庭囊形成三个半规管和椭圆囊的上皮；耳蜗囊形成球囊和耳蜗管的上皮。这样，听泡及其周围的间充质便演变为内耳膜迷路（图 26-6）。胚胎第 3 个月时，膜迷路周围的间充质分化成一个软骨性囊，包绕膜迷路。约在胚胎第 5 个月时，软骨性囊骨化成骨迷路。于是膜迷路完全被套在骨迷路内，两者间仅隔以狭窄的外淋巴间隙。

（二）中耳的发生

胚胎第 9 周时，第 1 咽囊向背外侧扩伸，远侧盲端膨大成管鼓隐窝（tubotympanic attic），近

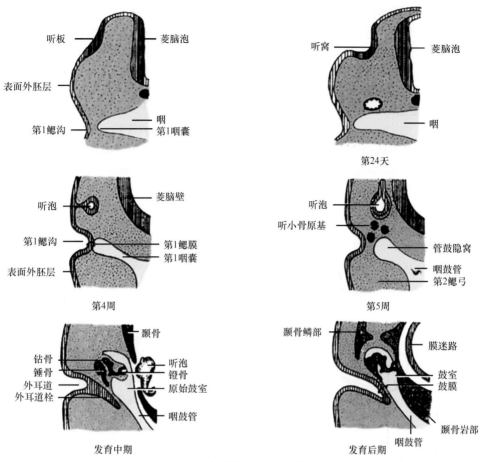

图 26-5 耳的发生模式图

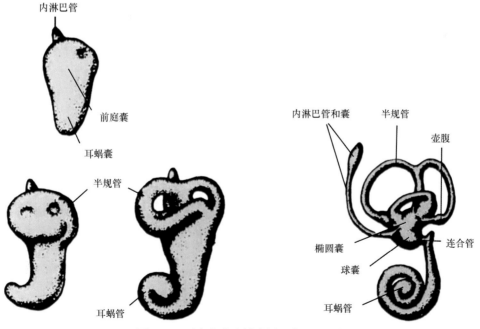

图 26-6 听泡的发育模式图（第 5～8 周）

端细窄形成咽鼓管。管鼓隐窝上方的间充质密集形成 3 个听小骨原基。第 6 个月时，3 个听小骨原基先后经软骨内成骨，形成 3 个听小骨。与此同时，管鼓隐窝的末端扩大形成原始鼓室（primary tympanic cavity），听小骨周围的结缔组织被吸收而形成腔隙并向上部扩展而形成鼓室。听小骨渐入鼓室内。管骨隐窝顶部的内胚层与第 1 鳃沟底的外胚层相对，分别形成鼓膜内、外上皮，两者之间的间充质形成鼓膜的结缔组织（图 26-5）。

（三）外耳的发生

外耳道由第 1 鳃沟演变形成。胚胎第 2 个月末，第 1 鳃沟向内深陷，形成漏斗状管，演变成外耳道外侧段。管道的底部外胚层细胞增生形成一上皮细胞索，称外耳道栓（meatal plug）。胚胎第 7 月时，外耳道栓内部细胞退化吸收，形成管腔，成为外耳道的内侧段（图 26-5）。由外耳道栓形成的外耳道将发育成外耳道骨部。新生儿无骨性外耳道，6 岁以后外耳道与成年人相似。胚胎第 6 周时，第 1 鳃沟周围的间充质增生，形成 6 个结节状隆起，称耳丘（auricular hillock）。前方的 3 个耳丘来自第 1 对鳃弓，后方的 3 个耳丘来自第 2 对鳃弓。这些耳丘围绕外耳道口，演变成耳郭。第 1 耳丘发育形成耳屏，第 2 耳丘形成耳轮脚。第 3 耳丘形成耳轮的大部分，第 4 耳丘形成对耳轮，第 5 耳丘形成对耳屏，第 6 耳丘形成耳轮脚的最下端和耳垂（图 26-7）。

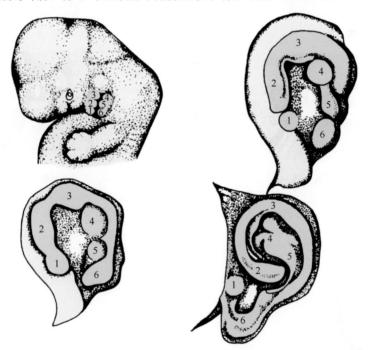

图 26-7　耳郭的发生模式图（1～6，示耳丘 6 个结节状隆起的发生与演变）

（四）耳的畸形

1. 先天性外耳道狭窄及闭锁（congenital atresia or stenosis of the external acoustic meatus） 是由于第一鳃沟和第一、二鳃弓发育异常所致，常伴有耳郭和中耳畸形，耳聋及下颌骨发育不全。

2. 先天性耳聋（congenital deafness） 分遗传性和非遗传性两类。遗传性耳聋属常染色体隐性遗传，主要是由程度不同的内耳发育不全、耳蜗神经发育不良、听小骨发育缺陷和外耳道闭锁所致；遗传因素所致的耳聋，约占新生儿的 0.4%。非遗传性耳聋包括孕期药物中毒、病毒感染等；其他因素如宫内窒息、早产、子痫、新生儿溶血性黄疸等都可引起新生儿先天性耳聋。

3. 小耳（microtia） 耳郭部分或全部缺失，伴有或不伴有外耳道闭锁。轻者仅耳郭较正常小，各部标志尚可辨认；重者局部则为条状或块状突起，严重者可完全缺失（无耳 anotia）。小耳畸形多为单侧，常伴有中耳畸形和听力障碍。

4. 外耳其他畸形　①巨耳畸形（macrotia）：耳郭过度发育呈部分肥大或全部均匀肥大。该畸形甚少见；②颊耳畸形（melotia）：指耳郭移位于颊上；③猿耳畸形（macacus ear）：耳轮外上部向外突起，似猿耳；④招风耳（protruding ear）：舟状窝和耳轮过于向前下方倾斜，使耳郭与头部所成角度较正常大。一般多双侧发生，具有家族性；⑤副耳畸形（accessory auricle）：多发生在耳屏前方或耳轮脚或耳屏与口角之连线上。副耳结节大小不等，但通常较耳屏小，内含软骨组织，可发生于单侧或双侧。

先天性耳前瘘管

先天性耳前瘘管为第一鳃沟的遗迹，可见于一侧或双侧。瘘口多位于耳轮脚前，少数开口于脚屏间切迹至同侧口角的连线上，或耳郭耳垂的其他部位，为一深浅长短不一的盲管。管腔内有脱落的上皮和角化物，可排出腐乳状带臭味的分泌物。临床上一般无自觉症状，无须特殊处理。对反复发生感染者应控制急性炎症后再予以手术切除。

（杜宝玲）

中英文名词对照索引

A

B

C

Y

其 他